医学文献

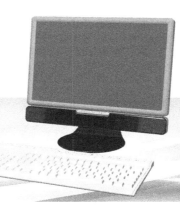

导读

YIXUE
WENXIAN
DAODU

主编
周芙玲

长江出版传媒
湖北科学技术出版社

图书在版编目(CIP)数据

医学文献导读 / 周芙玲主编. —武汉：湖北科学技术
出版社，2021.9（2021.10 重印）
　　ISBN 978-7-5706-1491-2

　　Ⅰ.①医… Ⅱ.①周… Ⅲ.①医学文献—信息检索—研究
②医学—科学研究 Ⅳ.①R

中国版本图书馆 CIP 数据核字(2021)第 172644 号

责任编辑：徐　丹　　　　　　　　　　　　　　　　封面设计：胡　博
───
出版发行：湖北科学技术出版社　　　　　　　　电话：027－87679454
地　　　址：武汉市雄楚大街 268 号　　　　　　邮编：430070
　　　　　　（湖北出版文化城 B 座 13－14 层）
网　　　址：http://www.hbstp.com.cn
───
印　　刷：武汉邮科印务有限公司　　　　　　　　　邮编：430205
───
787mm×1092mm　　　　　1/16　　　　　19.5 印张　　　　416 千字
2021 年 9 月第 1 版　　　　　　　　　　2021 年 10 月第 2 次印刷
　　　　　　　　　　　　　　　　　　　　　　　　定价：98.00 元
───

本书如有印装质量问题 可找本社市场部更换

《医学文献导读》

编 委 会

前 言
PREFACE

医学是一门实践科学，医学科研的目标是揭示生命现象的本质，阐明相关疾病的机制，为维护人类健康和提高疾病诊治水平提供理论和技术支撑。医学研究是以人体为研究对象，揭示生命奥秘和疾病发生与变化的规律，探索有效防治疾病，提高生命质量的技术与方法的实践活动。

医学科研设计与论文写作是临床医师和研究人员的基本功，也是工作总结和交流的工具。文献阅读则是医学科学研究中重要的组成部分，也是研究生科研入门训练的重要环节。阅读文献是研究生认识本专业新进展、学习实验技术、拓展知识面和锻炼科研思维的最佳途径。绝大多数研究生是在中文语境中成长起来的，在阅读外文文献时总是会受到语言和专业知识素养的限制，包括理解和记忆，这成为研究生通过阅读获取相关科学信息需求的主要障碍。因此，通过文献导读的方式帮助每位初学者掌握文献阅读的要领和从阅读中获取尽可能多的科学信息的方法，应该成为研究生科研入门训练的必要环节。

本书由医学文献检索基础、文摘型数据库资源、全文型数据库资源、引文检索系统、医学文献阅读及技巧、医学科研选题与查新、医学科研项目申请、医学科研设计基本内容、诊断试验设计、临床研究设计、动物实验科学、医学科研资料的分析与处理、医学科研中伦理问题、医学论文撰写与 SCI 投稿、医学科技成果鉴定与奖励、医学专利申请、医学基础研究模型、综述文献实例解析、SCI 文献实例解析 19 个章节组成。本书由武汉大学的教授、主任医师、资深医务工作者和博士等共同编写。作者参考国内外最新文献，结合自身丰富的医学教学和科研经验，系统阐述了医学文献阅读、医学文献检索、医学科研设计与医学论文写作的基本知识和方法技巧。内容涵盖了医学文献阅读技巧，科研选题的原则、过程与方法，科研设计的要素、原则，统计资料的分析，医学科研中的伦理问题与相关法规，临床试验设计及诊断试验评价与常用指标，科研设计资料的分析、内容与计划的撰写，医学论文、医学综述写作要求与结构、格式等。本书内容新颖，结构严谨，适合医学本科生、研究生和各类医学科技人员阅读参考，可供临床医学、护理、预防、检验、药学、基础及口腔等专业人员使用，也可作为高等医学院校研究生教材。

周芙玲

2021 年 6 月 12 日

目 录
CONTENTS

第一章　医学文献检索基础

第一节　文献概论

一、概述

文献（document，literature）是指以文字、图像、公式、声频、视频、代码等手段将信息、知识记录或者描述在一定的物质载体上，并能起到存储和传播作用的一切载体。GB3792.1－83《中华人民共和国国家标准文献著录总则》中指出，文献是"记录有知识的一切载体"。其中，"知识"是文献的核心内容，"载体"是知识赖以保存与传播的物质外壳，即可供记录知识的某些人工固态附着物。除常见的书籍、期刊等出版物外，但凡载有文字的如甲骨、金石、拓本、图谱、缩微胶片、视盘、声像资料等，均可归为文献的范畴。

文献是记录、积累、传播和继承知识的最有效手段，是人类在社会活动中获取知识、交流传播知识的最基本手段。文献对人类的重要性主要体现在如下几方面。

（一）文献是人们获取知识的最基本、最主要的来源

文献是人类文明发展到一定阶段（具有可记录的内容与记录的工具、手段时）的产物。人类对社会与自然界中的各种知识的积累、总结与保存，主要是通过文献的记录、整理、传播等来实现的。文献使得知识的传播突破了时空的限制。

（二）文献的内容可以反映人们某一历史阶段的知识水平

文献的记录形式（诸如记录手段、材料、传播方式等）也能反映出当时科技的发展水平。例如在纸张出现以前，人们利用甲骨、树皮、兽皮、竹简、绢帛等记录知识；在印刷术出现以前，人们主要依赖手写、雕刻等方式记录；而如今随着科技的发展，各类电子化、数字化的记录方式不断涌现，可见社会发展水平可以决定文献的内容与形式，而文献的继承、传播与运用，又可以成为社会发展的强大动力。

（三）文献是科学研究的重要基石

查阅文献是一项重要的研究性学习的内容，只有学会查阅文献才有可能走进科学研究的大门；此外，文献资料中记载了大量前人的经验与方法，科学工作者在科学研

究的全过程中都有可能涉及大量文献的查阅，从文献资料中学习，进而开展更深入的研究。

随着时代的发展，人类文明的进步，人们对文献的分类日益细化，如专门记载医学知识的文献则为医学文献。医学文献包含了对疾病的认识、治疗、预防等众多方面，承载了前人和今人大量的实践、理论、方法、构想等知识成果和智慧结晶，是医务工作者及相关工作人员提高医疗水平的重要知识来源，也是推动现代医学不断向前发展的宝库。现代科学技术的蓬勃发展、学科的交叉融合，医学领域形成了众多分支学科，医学文献数量亦在逐年递增。因此，医学生或医务工作者需要具备文献检索的相关知识和技能，才能在海量的文献中搜寻所需的知识。

二、医学文献信息的基市要素

文献由以下 3 个基本要素组成：①记录知识或信息的具体内容，最为关键；②揭示和表达知识信息的标识符号，即文献的表现形式，如文字、图像、声频、视频等；③记录信息符号的物质载体，即文献的存在方式，如纸张、胶片、光盘、磁盘等。

医学是一个知识密集型的学科，医学生只有通过对医学知识的长期学习、及时更新，才能适应现实需求。医学文献中有大量成功经验和失败教训，既有逻辑思维的科学假设，也有实际工作的经验方法，反映了医学技术发展的水平，是医学生及医务工作者获取医学知识的主要来源。医学文献的作用主要体现在以下方面。

（一）知识更新和拓展

对于医学生来说，医学文献最直接的作用便是对医学知识的更新和拓展。目前，医学生教学主要基于教材，教材的编写、出版、发行需要一定的周期，通常 5 年更新一次，所以教材的内容相对滞后于学科本身发展的实际水平；此外，教材的容量有限，因此，需要通过阅读医学文献来扩充医学知识的深度和广度。

（二）培养医学科研思维

医学生在科研、临床的学习过程中需要培养出缜密的医学科研思维，要善于观察新现象、提出新问题，通过提出问题和解决问题来构建科研思维。在此过程中需要查阅文献、分析文献与利用文献，了解所提问题的现状、动向、成功或失败的经验教训，利用他人的成果结合自身的知识、理论和智慧来解决问题，进行新思维的构建。

（三）提升个人竞争力

信息时代需要人们具有从海量信息中快速筛选并消化信息的能力，医学生可以通过医学文献信息检索，迅速找到有用的信息并将其消化，从而缩短接受新信息的周期，进而提升竞争力；当步入医生的职业生涯，个人医疗技术水平便是自己的核心竞争力，每位医生的直接经验是有限的，在医疗过程中能否高效利用医学文献，是提高医疗技术水平中的关键一环。

（四）促进医学知识交流

不同国家、地区由于地域限制，不同人群由于语言、文化等因素影响，对医学知识的交流传播会产生一定的障碍，而医学文献在医学知识交流中能够承担桥梁作用。尤其是在面对全球健康问题上，没有一个国家、地区或人群能够独自应对，正如在2020年新型冠状病毒疫情的严峻形势下，医学文献在医学知识交流中所起的作用得到充分的体现，全球医务工作者和科研人员通过文献进行抗疫经验的交流和知识的获取，终会达到合作共赢的目的。

当医学生面对浩如烟海的医学文献时，如何对医学文献信息价值进行判断和筛选，是医学生必须掌握的基本技能，也是工作后开展诊疗、科研过程中的必备技能，可基于以下几点要素。

1. 实用性：是衡量医学文献信息的首要要素。文献的查阅从需求出发，因此，文献所传递的信息能够帮助解决查阅者的实际需求，具有使用价值；同时，亦指文献中所记载的经验、方法等是可以效仿、行之有效的。

2. 科学性：可通过对文献传递的信息是否具有科学价值，文献中涉及的设计、方法等是否合理可靠，论据是否严谨等方面进行判断。

3. 逻辑性：医学文献具有专业性强、探索价值高等特点，因此，文献需具备逻辑性，即在提出问题、解决问题的论述中，应结构严谨，层次清楚，用词准确，才有利于阅读和传播。

三、文献的类型和特征

随着人类文明的进步，多种多样的物质材料被用来记录和传播知识。早期有甲骨、兽皮、竹简、石刻等载体，直到纸张和印刷术出现后，人类便开始以纸张为主要载体，对知识进行保存和传递。随着信息化时代的到来，出现了多种非纸张载体，如音像磁带、胶卷、光盘等，且随着记录与存取技术的发展而日益多样化。根据载体类型、出版类型、加工深度的不同，对文献进行分类。

（一）按载体类型分类

1. 纸张型：是一种以纸介质为载体、以手写或印刷方式为记录手段而形成的文献类型，是最常用的一种文献载体，也是一种传统的记录知识信息的方式。该类型文献具有容易携带，方便阅读，可直接翻阅或做标记，大量印刷成本较低等优点，但是存在如信息存储密度低，容量小，所需存储空间大，不易长久保存，无法实现信息的自动化提取和高速传递等缺点。

2. 缩微型：又称缩微资料、缩微复制品，是以光学材料和技术生成的文献形式。目前主要的种类有缩微胶片、缩微胶卷和微卡片。文献的缩微化是文献服务工作中的重要组成部分，许多大型文献信息中心会将如学位论文、研究报告、珍本、善本等文献制作成缩微品来进行长期保存。优点有体积小，信息存储密度高，易保存和流通，保存、检索和传递可实现自动化，管理方便，可实现永久保存。缺点主要是需要专门的阅读设备，检索、阅读与人们传统阅读习惯不符合、易产生不便。

3. 声像型：又称视听型，是指利用电、磁、声、光等原理和技术直接记录声音、文字和图像的文献形式，能够给人以直观、形象的感受，尤其是在表现和传递难以用文字来描述的信息，如罕见的自然现象、复杂的实验结果等，具有不可替代的表现力。声像型文献按人的不同感官接收方式，分为视觉资料、听觉资料、视听资料三种类型。随着声像技术与电子技术的发展，该类文献所占比例在逐年增加。

4. 电子型：是指应用数字化技术将文献存储在光、磁载体上，通过计算机或网络进行阅读的文献，包括电子图书、电子报刊、电子新闻、电子会议记录等。随着计算机、通讯、网络等技术的快速发展，电子型文献已成为一种重要的信息来源，正在改变着人们的阅读习惯，并极大地提升了信息的传递速度，加速了社会信息化的进程。该类型文献具有信息容量大、密度高，存取、检索方便，能实现远距离传输，出版周期短、内容更新快，可将文本、图像、声音等融为一体，表现力丰富等特点。但是，该类文献对阅读设备要求高，使用成本较高。

（二）按出版类型分类

1. 图书：是对某一领域的知识进行系统阐述或对已有研究成果、技术、经验等进行归纳、概括的一种出版物，是目前最常见的文献类型。图书的内容系统、论述全面。按照内容、著述目的、使用特点等，可将图书划分为普通图书和工具书两种。普通图书是供读者进行系统阅读或精读的，主要包括教科书、专著、科普读物、文学著作等；工具书则是供读者查阅的图书，包括辞典、百科全书、年鉴等。图书中所记载的知识可靠、观点成熟，但是，由于成书过程较长，使得其无法包含最新的信息，其反映的知识内容也相对滞后。

1972 年国际标准化组织（international organization for standardization，ISO）颁布了国际标准书号（international standard book number，ISBN）。ISBN 是专门为识别图书等文献而设计的国际编号，一个国际标准书号只有一个或一份与之对应的出版物。早期 ISBN（2007 年 1 月 1 日前）由 10 位数字组成，分 4 个部分：组号（国家、地区、语言的代号）、出版者号、书序号和检验码。新版 ISBN（2007 年 1 月 1 日起）由 13 位数字组成，分为 5 段。

2. 期刊：又称杂志，它是指有固定的名称、版式、开本，汇集若干作者分别撰写的多篇文章、资料或线索，依照相对固定的出版周期，使用连续的卷期号或年月顺序号作为时序的标识，计划连续出版的出版物。期刊是随着近代科学的发展而产生的，是现代文献的一种主要类型。最早的期刊是 1665 年在法国创刊的《学者杂志》和英国皇家学会创办的《皇家学会哲学汇刊》。期刊按其内容或使用对象，可划分为学术性期刊、技术性期刊、知识普及性期刊、检索性期刊等；按照出版周期，可分为周刊、半月刊、月刊、季刊等。期刊具有内容广泛而新颖、出版周期短、传递信息快、数量庞大、流通范围广等特点。

国际标准期刊号（international standard serial number，ISSN）是为连续出版物（例如报纸、期刊、年鉴等）所分配的具有唯一识别性的代码，通常由 8 位数字组成。例如，著名的医学期刊 *The Lancet* 的 ISSN 号为 0140－6736。

3. 会议文献：是在各种会议上进行宣读或交流的论文、报告等资料。会议文献常常是尚未发表的研究结果，能够反映某一时期内某学科或领域中的最新研究成果、研究水平和发展趋势，并逐渐成为了解某学科或领域新动向的重要信息来源。会议文献的形式包括会前产生的预印本、议程和发言提要、论文摘要；会议期间的讲话、报告、讨论记录及在会上的临时性材料等；会议结束后整理发行的会议汇编、论文集等。具有专业性强、内容新颖、传递信息迅速等特点。

4. 学位论文：是指高校或研究机构的学生为取得学位而撰写的学术论文，包括学士论文、硕士论文和博士论文。学位论文的内容通常是学生在导师指导下，经过长期调查研究和文献资料查阅，对某一专业学科领域做出的全面系统的论述，提出的独创性的见解，因此具有较高的参考价值。学位论文大多不会公开出版发行，目前如中国知网、万方数据库等可提供学位论文的检索。

5. 科技报告：又称技术报告，是对某项科学研究和革新成果的系统总结，或研究过程中对阶段进展情况的实际记录。科技报告具有很高的情报价值，是快速了解学科前沿发展（尤其是高科技领域）的重要资料来源。科技报告按报告所反映的研究进展程度可分为初期报告、进展报告、中间报告、终结报告等；按流通范围可分为机密报告、非密限制发行报告、公开报告等。具有形式多样，内容系统详尽、资料准确可靠，时效性强等特点。

6. 专利：是各国政府用法律形式保护科学技术发明创造的一种制度，是知识产权的一种具体体现形式。专利文献主要包括专利申请书、专利说明书、专利检索工具以及与专利相关的其他文献。根据专利种类，专利文献可分为发明专利文献、实用新型专利文献和外观设计专利文献三大类。专利文献具有内容新颖、出版迅速、领域广泛、实用性强、文字严谨、拥有法律效力等特点。

7. 技术标准：是标准化组织或机构对产品、工程建设等的质量、规格、生产过程及检验方法等所做的技术规定，是从事生产建设的技术人员和管理人员必须遵循的技术规范，具有法律约束力。狭义的标准文献指按规定程序制订、经公认的权威机构批准的一整套在特定范围内必须执行的规格、规则、技术要求等规范性文献；广义的标准文献指与标准化工作有关的一切文献，包括标准形成过程中的各种档案、宣传推广标准的手册以及揭示报道标准文献信息的目录、索引等。按内容可将标准分为基础标准、产品标准、方法标准等；按成熟程度可分为法定标准、推荐标准、试行标准；按使用范围可分为国际标准、区域标准、国家标准、行业标准、企业标准等。标准文献具有针对性和时效性的特点，反映当时技术所能达到的水平，随着社会经济的发展和技术水平的提高，标准会不断被修订、补充、替代甚至废止。

8. 产品资料：是生产商为宣传和推销其产品而印发的介绍产品情况的文献，主要是针对产品的规格、性能、特点、构造、用途、使用方法等的具体介绍和说明。产品资料有助于了解各生产商出厂的产品现状，是掌握产品市场情况及发展动向的重要信息来源。

9. 政府出版物：指各国政府及其所属机构出版的文件资料。政府出版物内容广泛，是了解各国政治、法律、军事、经济、文化、教育、方针政策等的权威性信息和重要参考资料。按文献性质，政府出版物可分为行政性文件和科技文献两大类，前者主要涉及政府法律、司法资料、规章制度、政策等；后者包括研究报告、科技资料、技术政策等。

10. 其他类型资料：主要指档案资料、舆图、图片等零散资料。档案资料包括文书档案和科技档案，是记录各种事实进行过程的卷宗材料，有一定的保密性；舆图包括地图、地形图、地质图、行政区划图、各种教学挂图等；图片包括各种新闻照片、美术作品等。上述资料，规格不同，外形各异，无法装订成册，通常需专门的方法进行整理和保管。常见文献类型的特点如表 1-1 所示。

表 1-1　常见文献类型的特点

类型	特点
图书	单本独立性明显，结构系统性强，观点具有相对的稳定性，文体统一，篇幅具有较强灵活性
期刊	报道及时，内容广泛，连续出版，在一段时间内主题性较强
专利文献	数量庞大，涉及学科领域广阔，内容新颖，具有实用性和可靠性
标准文献	具有严肃性，法律性，时效性和滞后性
政府出版物	内容可靠，有助于了解某一国家的科技、经济政策，以及科技活动、科技成果等
科技报告	内容专深、可靠、详尽，而且不受篇幅限制，可操作性强，报告迅速
会议论文	传播信息及时，内容新颖，专业性强，质量较高，代表某一学科或领域最新学术研究成果
学位论文	理论性和系统性较强，内容专一，阐述详细，具有独创性

（三）按加工深度划分

1. 一次文献：也被称为原始文献，是以作者本人的生产、科研、社会活动等实践经验和研究成果为基础而创作的文献，所载的知识信息比较新颖、详细、具体。诸如期刊论文、专著、研究报告、专利说明书、会议论文、学位论文、标准资料等，均属一次文献。是人们最主要的文献信息来源和检索对象，具有明显的创新性、实用性和学术性等特征。

2. 二次文献：是对一次文献进行加工整理和提炼压缩，是人们为了便于全面了解和准确查找所需的一次文献资料，将广泛分散的原始文献汇集起来，按照一定特征进行加工整理和提炼压缩，而形成另一类新的文献形式，包括目录、索引、文摘、题录等。相对于一次文献而言，二次文献是由分散、无序到集中、有序的过程，有助于读者在较短时间获取较多的文献信息，具有汇集性、检索性、系统性等特点，可为查找一次文献提供线索。

3. 三次文献：是在充分利用二次文献提供的线索上，选用大量一次文献，对其内容进行分析、整理、浓缩、评述等深加工而形成的文献。可分为综述研究、参考工具书和文献指南三大类型，其中，综述研究类文献包括专题述评、总结报告、动态综述、进展通信、信息预测等；参考工具类文献包括词典、百科全书、手册、年鉴等；文献指南类文献包括专科文献指南、索引与文摘、服务目录等。三次文献具有系统性、综合性、知识性和概括性等特点。

4. 零次文献：也称灰色文献，是指未经正式发表或未进入正式交流渠道的最原始的文献，如实验数据、观测记录、书信、手稿、笔记和一些仅供内部使用、无法通过公开正式的订购途径获得的书刊资料等。它具有原始性、新颖性、分散性和非检索性等特征。

在文献信息的层次结构演变中，零次文献和一次文献是最基本的信息源，二次文献是检索原始文献信息的主要工具，三次文献是对文献信息进行高度浓缩，既是文献信息检索的对象也是检索文献信息的工具。从零次文献、一次文献到二次文献、三次文献的演变过程，是文献信息由博到约、由繁到简、由分散到集中、由无序到有序的过程，使得人们获取信息变得有章可循、有源可溯。

四、医学文献的现状和发展趋势

医学文献是医学科学技术发展过程中的知识记录和信息反映，是人类与疾病长期斗争和实践中所积累的成果，是医学科学传播与发展的知识宝库。随着医学科学的蓬勃发展，医学文献增长迅速，数量庞大，出版类型呈现多样化，且出现了多学科相互渗透和交叉的现象。计算机和现代通信技术在医学文献信息交流传播中发挥重要的作用，使得医学文献呈现缩微化、声像化、一体化、电子化的发展趋势，为医学文献的快速传递和交流提供了便利的条件。

（一）数量庞大

近 20 年来，科技文献数量激增，医学文献是整个科技文献的重要组成部分，其增长速度、数量居各学科之首。2009—2018 年，我国临床医学研究论文发表数是 30.23 万篇，占比从 2009 年的 5.06% 增至 2018 年的 13.57%，其中，2018 年我国临床医学研究论文数位居全球第二。

（二）类型复杂

科学技术的进步，知识载体的多样化，使得文献类型日益复杂。除了传统的印刷型医学文献外，还有如录像带、电影、幻灯等视听型，缩微胶片、缩微胶卷、缩微卡等缩微型，磁盘、光盘、数字化期刊等电子型载体。各类型文献并存互补，便于读者根据需求进行选择。

（三）文种多样

全世界出版的文献文种正在不断增加，目前已近 80 种。其中最为常见的仍是英文文献，约占 70%。医学文献的语种亦在急剧增多，如美国《化学文摘》收录的语种有 50 多种，文种多样化能够丰富医学文献，却造成了文献阅读和使用中的语言隔阂，在一定程度上阻碍了国际医学科技信息的交流，增加了最新医学信息和知识的获取难度。

（四）内容交叉重复

近年来，随着医学与其他学科的综合交叉、彼此渗透，一方面使得学科更加细化和深化，另一方面学科出现交叉融合及综合化，必然会导致科技文献内容上的交叉和重复。一般专题范围的文章除了刊登在本专业的刊物上，也可以刊登在边缘刊物或综合刊物上；一种专业刊物上报道的内容会涉及多个学科，一篇专题论文又会涉及几个专业；同一篇文章可以用不同形式、不同文字在不同范围内多次发表。上述均是学科交叉渗透的必然结果。

（五）知识更新迅速

科学技术的迅速发展，知识信息的更新速率加快，使得文献使用的寿命缩短。文献内容更是落后于科学技术的发展步伐，有些文献还未出版或刚出版便有可能被新知识所替代，各种新知识信息的不断推出，导致科技文献的老化周期已由原来的 50 年缩短到 5～10 年，甚至更短。因此，医学工作者必须树立终身学习理念，将知识更新贯穿于整个诊疗和科研的生涯中。

（六）交流传播速度加快

多媒体和互联网的普及和应用，为文献信息的快速传递与交流提供了便利条件。1865 年美国总统林肯被刺的消息，在 12 周后才传到英国王宫，而 1981 年里根总统被刺的消息，仅 5 分钟便传遍了世界。对某种疾病的治疗方法或药物的情报信息在报刊上一公布，就会立刻传播到世界各地。为了打破传统科技出版物评审和出版周期漫长的缺点，"预印本"逐渐被科研工作者所接受，预印本是指研究成果尚未在正式出版物上发表，基于和同行交流的目的，自愿先在学术会议上或通过互联网发布的科研论文、科技报告等文章，具有交流速度快、利于学术争鸣、可靠性高的特点。在 2020 年新型冠状病毒疫情期间，许多以预印本方式发表的最新抗疫成果或经验得以快速地与全球同行分享。

（七）电子化发展

文献类型复杂化给医学文献的管理和利用带来很多新问题，为了解决问题，便于管理和使用，医学文献呈现出电子化发展的趋势。20 世纪 60 年代中期以后，美国采用计算机进行文献检索已取得巨大成果，实现了联机和联网国际互联检索，大大改善了文献的利用，促进了文献资源共享。随着网络技术的发展，医学文献电子化将会快速发展，利用通信设备将会极为方便地获得全球范围内的电子化医学信息。

第二节　外文医学文献检索工具的运用

一、文献检索策略和方法

（一）检索策略的含义

广义的检索策略是指为实现检索目标，根据检索需求选择相应的数据库、确定检索方式、检索途径及相应检索表达式进行检索的一系列操作或方案。狭义的检索策略仅指确定检索表达式进行检索的系列操作。

（二）文献检索技术

1. 布尔逻辑检索：是计算机文献检索中最常用的检索方式，指通过标准的布尔逻辑关系来表达检索词与检索词之间逻辑关系的一种查询方法，这种查询方法允许我们输入多个检索词，各个检索词之间的关系可以用逻辑关系词来表示。

1）逻辑"与"：用"and"进行连接，表示它所连接的两个检索词必须同时出现在查询结果中，例如，输入"bladder and cancer"，它要求查询结果中必须同时包含 bladder 和 cancer。该运算符有利于缩小检索范围，提高查准率。

2）逻辑"或"：用"or"进行连接，它表示所连接的两个检索词中任意一个出现在查询结果中就可以，例如，输入"bladder or cancer"，就要求查询结果中可以只有 bladder，或只有 cancer，或同时包含 bladder 和 cancer。该运算符可扩大检索范围，防止漏检，提高查全率。

3）逻辑"非"：用"not"进行连接，它表示所连接的两个检索词中应从第一个检索词概念中排除第二个检索词，例如，输入"automobile not car"，就要求查询的结果中包含 automobile，但同时不能包含 car。该运算符可缩小检索范围，增强检索的准确性；但是，如果使用不当，易排除有用文献信息，导致漏检。

当一个检索表达式含有多个布尔算符时，执行的优先顺序如下：（ ）＞not＞and＞or。

2. 截词检索：截词是指在检索词的合适位置进行截断，然后使用截词符进行处理，这样既可节省输入的字符数目，又可达到较高的查全率。尤其在西方语言中，如在检索词的单复数形式、同一词英美不同拼法、词根相同词等情况，使用截词符提高查全率的效果显著。常用的截词符号有"?""＊""＄"等。

1）按截词位置的不同，截词可分为以下 4 种。

（1）前截词：截词符后方一致，如 ＊computer 可表示 minicomputer、microcomputer 等。

（2）后截词：截词符前方一致，如 comput * 可表示 computer、computers 等。

（3）前后截词：截词符中间一致，如 * comput * 可表示 minicomputer、micro-computer 等。

（4）中间截词：截词符前后一致，如 wom? n 可表示 woman、women 等。

2）按截词的字符数量不同，截词可分为以下 2 种。

（1）有限截词检索：指在检索词词干后面加若干个截词符，用以替代 0 个或者 1 个字符，常用"?"来表示有限截词，如 colo? r 可表示 color、colour。

（2）无限截词检索：指在检索词词干后面加一个截词符，表示不限制词尾可变化的字符位数，常用" * "来表示无限截词，如 color * 可表示 coloration、coloring、colorful 等。

3. 限定检索：又称为限定字段检索，是利用检索词出现的字段进行的检索。几乎所有计算机检索系统均支持限定检索，可以制定检索某一字段或某几个字段，使得检索结果更为准确，减少误检。常用的限制符有 in、＝、［ ］等。

4. 词组检索：也称为短语检索或字符串检索，是指所检信息与所输入的词组完全一致的匹配检索技术，是提高检索准确度的一种常用方法，常用""来表示。如"medical retrieval"则仅会检索出现包含与 medical retrieval 完全相同字符串的文献，而 medical information retrieval、medical book retrieval 等文献则不能被检索出来。

5. 位置检索：又称邻近检索，用于表示检索词与检索词之间的相互关系和前后次序，通过对检索词之间位置关系的限定，可以进一步增强选词指令的灵活性。常见的位置算符：W 算符、N 算符、S 算符、F 算符、C 算符等。如 W 算符（with）：通常写作 A（nW）B，表示词 A 与词 B 之间至多可以插入 n 个其他的词，同时 A、B 保持前后顺序不变。其中（W）或用（）表示其连接的两个检索词必须按序出现，中间不允许插词，只能有一空格或标点符号。N 算符（near）：通常写作 A（nN）B，表示词 A 与词 B 之间至多可以插入 n 个其他的词，同时 A、B 不必保持前后顺序。其中（N）表示其连接的两个检索词的顺序可以互换，但两词间不允许插词。

6. 精确检索与模糊检索：精确检索就是指输入的检索词在检索结果中的字序、字间间隔等均是完全一样的；模糊检索就是输入的检索词在检索结果中出现即可，字序、字间间隔等可以发生变化。

（三）文献检索的方法

1. 直接法：又称常用法，是指直接利用检索系统（工具）检索文献信息的方法。它又可分为顺查法、倒查法和抽查法。

1）顺查法：是指按照时间的顺序，由远及近地利用检索系统进行文献信息检索的方法。这种方法能收集到某一课题的系统文献，它适用于较大课题的文献检索。例如，已知某课题的起始年代，需要了解其发展的全过程，就可以用顺查法从最初的年代开始查找。

2）倒查法：是由近及远，从新到旧，逆着时间的顺序利用检索工具进行文献检索的方法。这种方法有利于最快地获得最新资料。

3）抽查法：是指针对项目的特点，选择该项目有关的文献信息最可能出现或出现最多的时间段，利用检索工具进行重点检索的方法。

2. 追溯法：是指利用文献后面所列的参考文献，逐一查找原文（被引用文献），进而再从查找到的原文后所列的参考文献目录扩大文献检索范围的方法。该方法如同滚雪球一样，依据文献间的引用关系进行文献检索。

3. 循环法：又称分段法或综合法。它是分期交替使用直接法和追溯法，以期取长补短，相互配合，获得更好的检索结果。

（四）文献检索步骤

检索步骤是指实施文献检索策略的具体操作流程，因检索需求、检索系统等的不同，每个具体问题的检索步骤会有所不同，在操作中可根据实际情况进行相应调整，文献检索常规步骤如下。

1. 分析检索课题，明确检索要求。分析课题检索的目的，明确课题所涉及的学科范围和专业面，确定检索的文献类型，确定检索时间范围及新颖程度的要求，分析用户对检索的查全与查准要求。

2. 选择检索工具，确定检索方法。根据检索课题的要求，选择最能满足检索要求的检索工具进行检索；根据检索的目的、范围和各种具体条件，选用不同的检索方法，如直接法、追溯法、循环法。

3. 选择检索途径、检索词，编写检索策略式。检索词的确定原则上包括：①选择规范检索词，优先选择与问题相关的主题词及其同义词、相近词；②同一概念的几种表达方式，对于词根相同者可用截词符，并考虑其上下位概念词；③选择外文文献中的习惯用语；④不选用禁用词、动词和形容词，尽量少用不能表达研究实质的高频词。

利用布尔逻辑算符、位置算符、截词符、限制符等制定检索策略式。将检索词进行组配，确定检索词之间的概念关系或位置关系，能够准确表达检索需求的内容。优化检索策略有助于快速、准确及全面地获得检索结果，提高检索的查全率和查准率。

4. 评价检索结果，调整检索策略。根据制定好的检索策略，在相应数据库进行检索。对检出结果的处理，首先应浏览记录标题和摘要，删除肯定不相关的记录，再导出可能相关或肯定相关的记录。当检索文献量较大时，为提高文献管理效率，一般需要借助文献管理软件，对题录或文献信息进行浏览、去重、筛选和排序等，评价检索结果中所有肯定相关或可能相关的原始研究文献，以备进一步全文筛选评价，确定文献是否最终被纳入和排除。如果对检索结果不满意，可以通过调整检索策略，重复上述步骤，重新进行检索以获取更好的检索结果。

5. 获取原始文献。获取原始文献的原则是由近及远，主要是利用检索获得文献线索，常用方式有：利用计算机检索系统中提供的全文或全文信息链接；通过网上申请订购、文献全文求助平台等方式获得原文；利用馆际互借系统申请原文传递；与原作者联系，通过作者提供原文。

（五）文献检索的基本要求

1. 全面性：即扩大检索，增加检出文献量。

查全率（recall ratio，R）是指检出的相关文献量与检索系统中相关文献总量的比率，是衡量信息检索系统检出相关文献能力的尺度。

查全率（R）＝（检索出的相关信息量/系统中的相关信息总量）×100％

可采取以下措施，提高查全率：①选择更多的数据库进行检索；②取消或者放宽限定条件，如扩大检索年限，取消文献类型限制等；③不同的检索方式有不同的特点，采用多种检索方式相结合，可以适当扩大检索；④主题词检索时采用扩展检索，选用所有副主题词或扩展下位副主题词；⑤增加各种形式的自由词（如同义词、近义词、全称简称等）进行检索，使用 OR 算符；⑥应用截词检索；⑦减少 AND 或 NOT 的使用次数；⑧采用邻近算符检索时，不要过于严格；⑨采用模糊检索。

2. 准确性：即缩小检索，减少检出文献量。

查准率（precision ratio，P）是指检出的相关文献量与检出文献总量的比率，是衡量信息检索系统检出文献准确度的尺度。

查准率（P）＝（检索出的相关信息量/检索出的信息总量）×100％

可采取以下措施，提高查准率：①减少所检数据库的数量；②减少所检数据库的检索年限，限定检索文献类型等；③限定字段检索，如将检索词限定在篇名关键词或主题词等特定字段；④采用主题词检索，并借助主题词表选用更确切的下位词进行检索，选择特定的限定词进行组配检索；⑤自由词检索时进行各种限定；⑥增加 AND 的组配，减少 OR 的组配；⑦词组检索时采用精确检索。

查全率和查准率之间存在着相反的相互依赖关系，如果提高查全率，就会降低其查准率，反之亦然。因此，应当根据具体课题的需求，合理调整查全率和查准率，以保证检索效果。

二、美国 medline/pubmed 信息资源

（一）Medline 数据库概述

Medline 是美国国立医学图书馆（the national library of medicine，NLM）建立的国际性综合生物医学信息书目数据库，是当前国际上最权威的生物医学文献数据库之一。收录文献来自医学索引（index medicus）、牙科文献索引（index to dental literature）、国际护理索引（international nursing index）三种检索工具。它收录了 1966 年以来世界上 70 多个国家和地区，40 多种语言出版的 4 800 多种生物医学期刊文献，其中我国有 40 多种。年报道量 40 多万条，75％为英文文献。自 1975 年以后，开始收录文献摘要。Medline 数据库内容涉及基础医学、临床医学、护理学、牙科学、兽医学、药物学、营养卫生、卫生管理等学科，涉及生物学、人文科学、情报科学等领域。

20 世纪 90 年代以来，Medline 纳入了许多基于互联网的信息检索系统中，如 PubMed、OVID、Web of Knowledge 等，其中，自 1997 年起 PubMed 免费提供 Medline 检索服务，已成为 Medline 检索最主要的途径。

（二）医学主题词表

医学主题词表（medical subject headings，MeSH）是美国国立医学图书馆（NLM）编制的用于标引、编目和检索生物医学文献的英文受控词系统。MeSH 是一部动态词表，自 1963 年开始，NLM 为了使 MeSH 能够及时准确地表达医学文献的内容，与医学文献保持同步的发展水平，每年要对词表的内容做一些修改补充和调整。

1. MeSH 主体部分包括字顺表和树状结构表，附属部分包括副主题词表及其使用范围、主题词和副主题词变更表。

1）字顺表（alphabetic list）：是医学主题词表的主表，按照英文字顺进行排列。

2）主题词（headings）：又称叙词（descriptors），是经过规范化处理的，以基本概念为基础的表达信息内容的词和词组，也称受控词。为了检索需要，将某些具有多种写法或者多个同义词的概念统一规范到一个名称，这个名称就是主题词。

3）副主题词（subheadings）：又称限定词（qualifiers），与主题词进行组配，对某一主题词的概念进行限定或复分，使主题词具有更高的专指性。副主题词前加"/"号以便和主题词相区别。

4）款目词（entry term）：又称入口词，是 MeSH 表收入一部分不用作主题词的同义词或近义词。

5）树状结构表（tree structure）：又叫范畴表或分类表。它将所有的主题词按其学科性质、词义范畴等，分别归属在 16 个大类中。它是字顺表的辅助索引，帮助了解每一个主题词在医学分类体系中的位置。在每一个大类中主题词和非主题词逐级排列，按等级从上位词到下位词，用逐级缩排方式来表达等级隶属关系，同一级的词按字顺排。

字顺表按主题词字顺排列，便于读者按字顺查找主题词，在查到主题词后，利用其下边的树状结构号，在树状结构表中根据其上下位主题词选择准确的主题词。树状结构表按树状结构号排列，便于从学科体系查找和确定主题词，在确定主题词后，再按字顺在字顺表中找到该主题词，通过它的各种注释准确使用该主题词。两表排列体系不同，但以树状结构号作桥梁和纽带，在检索时将主题法和分类法配合使用，既可发挥主题法专指、灵活、方便、直接检索的特点，又可发挥分类法系统、稳定、扩检和缩检的优点。

2. 医学主题词表特点包括：①对医学文献中的自然语言进行规范，使概念与主题词能够单一对应；②保证文献的标引者和检索者之间在用词上的一致性；③可进行主题词、副主题词组配，提高主题标引或检索的专指度；④可以对主题词进行扩检和缩检；⑤可以对主题词进行加权标引以便实施加权检索；⑥具有动态性。

（三）PubMed 概述

PubMed（https：//pubmed. ncbi. nlm. nih. gov/）是国际上生物医学领域最重要、最权威的数据库之一，由美国国立医学图书馆（NLM）下属的国家生物技术信息中心（NCBI）研发，作为 Entrez 数据库查询系统的一部分。PubMed 具有信息资源丰富、更新及时、免费提供题录和文摘、可提供原文的网址链接（部分原文免费）、检索词自动转化匹配、操作简便快捷等特点。2019 年 11 月，新版 PubMed 上线，在界面和功能上做了许多变化，如新版 PubMed 界面以 Learn、Find、Download 和 Explore 代替了原有的 Using、Tools 和 Resources 的列表风格，新版 PubMed 将最佳匹配的相关性排序设为默认排序以替代旧版 PubMed 默认的日期排序。

PubMed 每条记录都有唯一的识别号 PMID（pubMed unique identifier），其主要来源包括以下类别。

1. MEDLINE：是 PubMed 的主体，记录标记为 [PubMed-indexed for MEDLINE]。

2. In Process Citations：尚未经过规范化处理的数据，该库中的记录只具有简单的书目信息和文摘，记录标记为 [PubMed-in process]。当该库中数据被标引 MeSH 词、文献类型及其他数据等加工处理后转入 MEDLINE。

3. OLDMEDLINE：收录 1966 年以前出版且未被 MEDLINE 收录的文献记录，OLDMEDLINE 的记录没有 MeSH 字段和摘要，记录标记为 [PubMed-OLDMEDLINE]。

4. Publisher-Supplied Citations：出版商提供的是正本期刊的电子文献，若有部分没有被 MEDLINE 收录，PubMed 仍会将其保留，每条记录标有 [PubMed-as supplied by publisher]。

（四）PubMed 运用

1. 检索途径与方法：进入 PubMed 主页（图 1-1），页面上部为检索区，包括基本检索、高级检索（advanced search）。页面中部为 PubMed 的 4 个专栏，包括 "Learn" "Find" "Download" 和 "Explore"，下方为 "Trending Articles" 和 "Latest Literature" 及相关文献链接，页面底部为 NCBI 资源总览及相关支持系统汇总。

1）基本检索：在 PubMed 首页的检索框中直接输入关键词、篇名、作者、刊名等检索词后，点击 "Search"，就可得到相关检索结果。PubMed 检索中常用的字段及简要说明见表 1-2。

表 1-2　PubMed 检索中常用的字段及简要说明

字段名称	简要说明	字段名称	简要说明
Affiliation	检索作者单位	Issue	期
All Fields	全字段检索	Journal	刊名

字段名称	简要说明	字段名称	简要说明
Author	检索作者	Language	语种
Author-First	第一作者	MeSH Major Topic	主要主题词
Author-Last	最后一个作者名	MeSH Subheadings	副主题词
Book	检索 PubMed 中的电子书	MeSH Terms	主题词
Conflict of Interest Statements	利益冲突说明	Other Term	其他主题词
Date-Completion	某篇文献在 PubMed 系统中建立并处理完成时间	Pagination	起始页码
Date-Create	某篇文献在 PubMed 系统中建立时间	Pharmacological Action	药理作用
Date-Entry	文献添加到 PubMed 数据库中的时间	Publication Type	文献类型
Date-MeSH	被标引主题词的日期	Publisher	出版商
Date-Modification	最后更新日期	Secondary Source ID	次要来源 ID
Date-Publication	出版日期	Subject-Personal Name	人名主题词
EC/RN Number	FDA 物质登记系统中的物质编号，酶学委员会指定的物质编号	Supplementary Concept	补充概念、物质名及其同义词
Editor	书或者章节的编辑	Title	标题
Filter	由 PubMed 系统链接的外部资源站点所使用的用来限定文献的技术标识	Text Words	检索标题、摘要、其他摘要、主题词、副主题词、文献类型、物质名、作者名等
Grant Number	基金编号	Title/Abstract	标题和摘要检索
ISBN	国际标准书号	Transliterated Title	非英语文章的翻译名
Investigator	协作者名缩写	Volume	卷

（1）自动词语匹配检索：PubMed 具有强大的词表系统对其检索进行支持，会自动对输入的检索词进行相应的分析、匹配、转化后检索，是 PubMed 最具特色的检索功能之一。其基本原理是：对输入的检索词，首先在多个索引词表（MeSH 转化表、刊名转化表、著者索引等）进行搜索、比对，并自动转换为相应的 MeSH 主题词、著者或刊名，再将检索词在所有字段（all fields）中检索，并执行"OR"布尔逻辑运算。如有多个检索词或短语词组，则继续将其拆分为单词后分别在所有字段中检索，单词

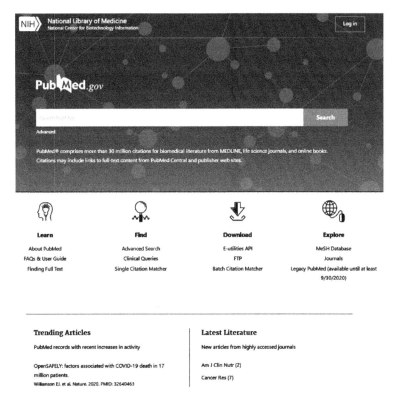

图 1-1　PubMed 主界面

之间的布尔逻辑关系为 "AND"。该检索具有较好的查全率，同时保证一定的查准率。

（2）著者检索：通过著者进行检索时，可在检索框中输入著者姓的全称和著者名的首字母缩写，姓在前、名在后，一般格式为 "著者姓空格著者名首字母缩写"，例如输入 Wang X，系统会自动到著者字段去检索，并显示检索结果。但是，很有可能检索出 Wang XS、Wang C、Wang Z 等，因此，可将作者姓名用引号引起，如 "Wang X" 进行作者精确检索。姓氏相同且著者名首字母也相同的人可能会有很多，为了提高著者检索的查准率，可结合著者单位、主题等信息进行检索。此外，2002 年以后的文献，PubMed 可实现对姓名全称的检索，而且姓名排列先后顺序不限。

（3）期刊检索：在检索框中输入期刊名全称、标准的 MEDLINE 形式的简称或 ISSN 号，例如：*European urology*、*Eur Urol* 或 0302-2838，PubMed 将会检索出该期刊被 PubMed 收录的文献。当刊名与 MeSH 主题词相同时，如 cell、cancer 等，为避免发生误检，可将刊名添加双引号并采用刊名字段限定检索。

2）高级检索。

（1）检索构建器：应用检索构建器可以便捷地实现多个字段的组合检索，提高查准率；同时，结合检索史操作，可以完成复杂的布尔逻辑运算。首先，在检索框左侧的下拉菜单中选择检索字段（系统默认为所有字段）（图 1-2）；在检索框中输入检索词后，可以点击检索框右下角 "Show index" 选项，显示输入检索词的相关索引词，帮助正确选词；选择布尔逻辑运算符 AND、OR 或 NOT 后，检索词及运算符就会进入到"Query box"框中，重复上述步骤，完成检索式的构建，点击"Search"进入检索结果页，点击"Add to history"进入检索史页面。

（2）检索史：在高级检索界面的下方，可见本次检索以来所有检索式的具体内容和命中条数等信息，包括检索式序号、检索提问式、检索结果数、检索时间。点击"Action"栏的"……"会出现 3 个选项"Add query""Delete"和"Save to my NCBI"，其中，点击"Add query"后，该条检索式便会进入到"Query box"框，反复上述操作，可在"Query box"框中继续构建新的检索式。

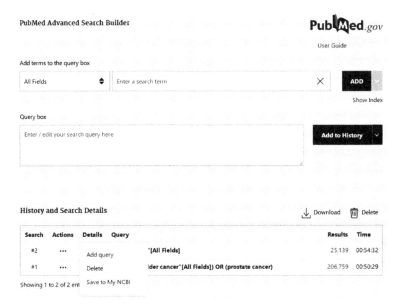

图 1-2 PubMed 高级检索界面

3）MeSH 主题检索：在 PubMed 中，医学主题词表即 MeSH 词表，一方面对同义词作为入口词与主题词相关联，在主题词标引后，检索主题词即可同时检索到包含当前检索主题词文献和包含当前检索入口词文献。另一方面，MeSH 词表对有上下级关系的词以树状结构关联。可以通过选择树状结构中的上位词和下位词对检索结果进行控制。选择上位词可以扩大检索结果范围，选择下位词可以缩小检索结果范围。

进入 PubMed 网站首页，在检索框下方的"Explore"列表中选择"MeSH Database"进入到 MeSH 的检索页面（图 1-3）。页面主要包括以下内容：①主题词的简单介绍；②"Subheadings"（可以和该主题词组配的副主题词）；③"Restrict to MeSH Major Topic"（可进行勾选表示仅检索主要主题词）；④"Do not include MeSH terms found below this term in the MeSH hierarchy"（可进行勾选表示不进行扩展检索）；⑤"Entry Terms（款目词）"列表；⑥最下方是该主题词的树状结构表。

按照课题需求对上述内容进行勾选后，点击页面右上角的"Add to search builder"，检索框中便会出现检索式，如果课题涉及多个主题词，可以选择检索框下方的布尔逻辑运算符 AND、OR 或 NOT 进行逻辑组配。

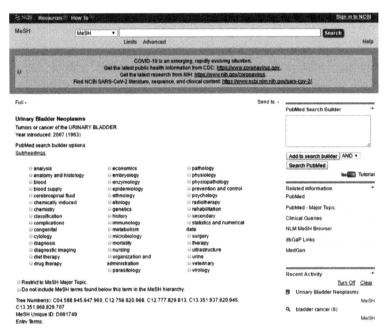

图 1-3　PubMed MeSH 主题检索界面

4）期刊导航：进入 PubMed 网站首页，在检索框下方的"Explore"列表中选择"Journals"进入期刊导航页面（图 1-4）。在检索框输入期刊主题词、刊名全称或缩写或者 ISSN 直接查找期刊信息。可提供包括刊名缩写、出版商、创刊年份、出版频次、语种等信息。

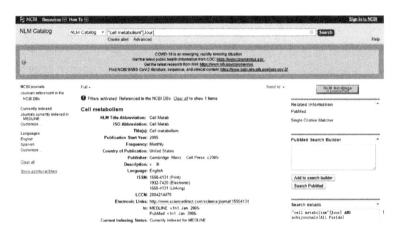

图 1-4　PubMed 期刊导航界面

5）临床查询：临床查询可以使用户方便快捷地检索到有关临床方面的文献，如临床疾病的诊断、治疗、病因和预后等；也可以检索临床实践过程中遇到的一些具体问题，如系统性综述、临床试验、循证医学、实践指导以及有关遗传学方面的问题等。

进入 PubMed 网站首页，在检索框下方的"Find"列表中选择"Clinical Queries"进入到临床查询页面。包括"临床研究类型（clinical study categories）""系统评价（systematic reviews）"和"医学遗传学（medical genetics）"三类资源检索（图 1-5）。

"临床研究类型"提供疾病的病因（etiology）、诊断（diagnosis）、治疗（therapy）、预后（prognosis）及临床预测指南（clinical predictions guides），共 5 个选项的查询，"检索范围（scope）"提供"Broad"和"Narrow"选项，以提高灵敏性或特异性。

"医学遗传学"下拉菜单提供所有（all）、诊断（diagnosis）、鉴别诊断（differential diagnosis）、临床描述（clinical description）、遗传咨询（genetics counseling）等选项来查询相关的文献。

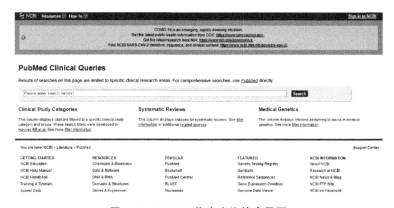

图 1-5　PubMed 临床查询检索界面

2. 检索结果的处理。

1）检索结果显示和排序：文献检索结果概览页（图 1-6），点击页面右上角的"Display options"选项，可对检索结果的显示和排序方式进行选择。

检出文献的显示格式系统默认为 Summary 格式，包括篇名、作者、刊名、出版年月、期卷码、DOI 号、PMID 号、非英文文献的原文语种、综述类型文献会显示"Review"字样；如果文献能够免费获取全文，会显示"Free PMC article"字样。除了默认的 Summary 格式外，选择 Abstract 格式会显示篇名、作者、刊名、出版年月、期卷码、DOI 号、PMID 号、摘要、关键词、出版类型、MeSH 主题词、化学物质（substances）等信息。

可以按照最佳匹配（best match）、最近新增（more recent）、出版时间（publication date）、第一作者（first author）、期刊名称（journal）等方式进行排序，并可设置每页显示条数（10 条、20 条、50 条、100 条或 200 条）。

点击概览页中的篇名，进入该篇文献的细览页，如图 1-7 所示。如页面显示出刊名、出版年月、期卷码、篇名、作者、单位信息、PMID 号、DOI 号、摘要、关键词、利益冲突申明（conflict of interest statement）、文献中的图片（figures）、相似文献（similar articles）、被引文献、参考文献、MeSH 等信息。此外，新版 PubMed 可通过点击细览页左右两侧的箭头，快速预览前一篇或后一篇文献。如果用户所在单位订购了该电子期刊的全文，点击页面右上方"Full Text Links"下方的链接便可获得全文。

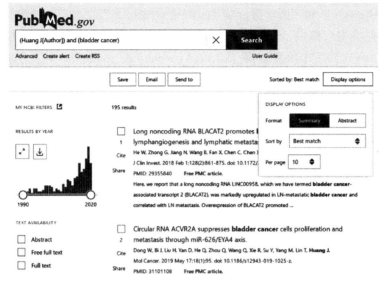

图 1-6 PubMed 检索结果概览页

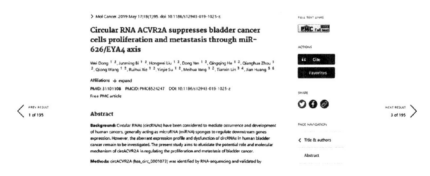

图 1-7 PubMed 检索结果细览页

2）检索结果聚类筛选：文献检索结果概览页左侧提供了多种筛选功能，可从多维度筛选检索结果，如按年份、文献可获取性（摘要、全文、免费全文）、文献类型（临床试验、Meta 分析、随机对照实验、综述等）、出版日期（最近 1 年、5 年、10 年）等。还可以点击下方"Additional filters"对检索结果进行如物种、语言、性别、杂志等的过滤，来进行检索结果的筛选和提炼。此外，新版 PubMed 检索结果页面左侧增加了发文趋势图。

3）检索结果输出：可以在检索概览页上方，通过点击"Save""Email"和"Sent to"选项对检索结果进行保存和输出。

（1）Save：点击"Save"后，会出现"All results in this page"或者"All results"的选项，以及选择 Summary（text）、Abstract（text）、PubMed、PMID、CSV 等格式对结果进行保存。

（2）Email：是将检索的结果发送到指定的邮箱中，可对发送的文献数量及文献格式进行限定。

（3）Sent to：点击"Sent to"后，会有多种导出类型的选择，如 Clipboard、Collections、My Bibiography、Citation manager 等。其中，Clipboard 在检索概览页，每篇文献篇名前的复选框中勾选所需文献，在"Sent to"下拉菜单中选择"剪贴板（clipboard）"后，点击"Go to the Clipboard page"选项可将选中的文献暂存在剪切板中；Collections：注册了 My NCBI 账号的用户可以将检索结果发送到 My NCBI 的 Collections，以后再登录 My NCBI 时可调用这些文献记录；My Bibiography 是帮助用户保存、管理和共享书目文献的一种参考工具，注册了 My NCBI 账号的用户可以将检索结果发送到 My NCBI 的我的书目（my bibiography），以便后续对检索结果进行管理；Citation manager 产生一个适用于文献管理软件使用的文件。

三、荷兰医学文摘数据库（Embase）

（一）Embase 数据库概述

Embase 是全球权威的生物医学与药理学文摘数据库，收录了超过 95 个国家及地区出版的 8 300 种期刊、3 440 万条生物医学记录，其中，包括 Medline 数据库未收录的近 3 000 种期刊，每年新增记录超过 150 万条。此外，还收录了从 2009 年开始，每年 7 000 个会议的超过 295 万条的会议摘要。Embase 数据库覆盖了各种疾病、药物和医疗器械信息，尤其涵盖了大量北美洲以外的（欧洲和亚洲）医学刊物，能够满足生物医学领域的用户对信息全面性的需求。可通过网址 https：//www. embase. com 进入数据库，图 1-8 为数据库主界面。Embase 检索中常用的字段及中文译名见表 1-3。

表 1-3 Embase 检索中常用的字段及中文译名

字段名称	字段标识符	字段中文译名
Abbreviated journal title	ta	期刊名称缩写
Abstract	ab	摘要
Accession number	an	文献编号
Article title	ti	篇名
Author address	ad	作者地址
Affiliation	ff	作者工作机构
Author email	em	作者邮箱
Author name	au	作者名字
Author's first name	af	作者姓氏
CAS registry number	rn	CAS 登记号

续表

字段名称	字段标识符	字段中文译名
Clinical trial number	cn	临床试验号
Conference date	dc	会议时间
Conference editor	ed	会议编辑
Conference location	lc	会议地点
Conference name	nc	会议名称
Country of author	ca	作者所在国家
Country of journal	cy	期刊出版国
Device manufacturer	df	设备制造商
Device trade name	dn	设备商标名称
Digital Object Identifier（DOI）	do	数字对象标识符
Drug manufacturer	mn	药品制造商
Drug trade name	tn	药品商标名称
Index term	de	Emtree 主题词
ISSN	is	国际标准刊号
Issue	ip	期号
Language of article	la	原文语种
Language of summary	ls	文摘语种
Molecular sequence number	ms	分子序列号
Original non-English title	tt	非英文原文篇名
Original non-English abstract	oa	非英文原文摘要
Original non-English author keywords	ok	非英文原文关键词
Page range	pg	起止页码
Publication date	pd	出版时间
Publication type	it	出版类型
Publication year	py	出版年份
Source title	jt	期刊名称
Source type	pt	资源类型
Start page	sp	起始页码
Subheading	lnk	副主题词
Volume	vi	卷号

（二）Embase 数据库的运用

1. 检索规则。

1）Embase 支持 AND、OR 和 NOT 三种布尔逻辑运算符进行组配检索。

2）支持"NEAR/n"和"NEXT/n"两种邻近算符，两者均表示两个检索词之间的间隔不能超过 n 个单词，但是"NEAR/n"连接的两个词的先后顺序可变，而"NEXT/n"连接的两个词的先后顺序不能变。

3）可使用截词符"＊""?""＄"进行检索，"＊"表示 1 个或者多个字母，"?"表示 1 个字母，"＄"表示 0 个或者 1 个字符。此外，还有":"和"/"两种字段限制符。

2. 检索方法。

1）快速检索（quick search）：是 Embase 默认的主界面（图 1-8），进行快速检索界面，可直接在检索框中输入单词、短语或者检索式，系统将在全字段范围内进行检索；亦可便捷地实现多个字段的组合检索，在检索框左侧下拉菜单中选择所需的字段，在检索框输入检索词时，系统会自动启动"Autocomplete"功能，根据 Emtree 主题词表指引并提示用户选择合适的主题词进行检索；并可对布尔逻辑运算符 AND、OR 或 NOT 进行选择。此外，检索框下方提供包括发表时间、文献类型等限定选项，在检索时可根据需要进行选择。

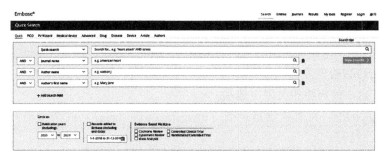

图 1-8　Embase 主界面（快速检索界面）

2）高级检索（Advanced search）：在 Embase 主界面中点击"Advanced"，进入高级检索界面（图 1-9），提供了多种对检索词或检索式进行修饰或限定的选项，主要选项如下。

（1）Mapping：系统默认执行"Map to preferred term in Emtree""Search also as free text in all fields""Explode using narrower Emtree terms""Search as broadly as possible"，即对检索词进行全字段检索，系统会自动将检索词与 Emtree 主题词进行匹配，并对主题词的下位词进行检索，以便尽可能执行宽泛的检索，同时，可根据需要勾选"Limit to terms indexed in article as 'major focus'"选项，在进行主题词匹配检索时仅检索主要主题词。

（2）Date：可对发表年份（publication years from）或者 Embase 收录时间（records

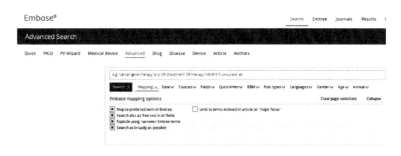

图 1-9　Embase 高级检索界面

added to embase）进行限定。

（3）Fields：列出了 45 个常用字段及标识符，可将检索词限定在特定字段中。

（4）循证医学（evidence based medicine，EBM）：可限定检索结果中循证医学文献的类型，包括 Cochrane 系统评价（cochrane review）、系统评价（systematic review）、Meta 分析（meta analysis）、随机对照实验（randomized controlled trial）等类型。

（5）Publication types：可对文献的出版类型进行限定，包括论文（article）、会议摘要（conference abstract）、综述（review）等类型。

（6）Animals：可以通过选择动物细胞（animal cell）、动物实验（animal experiment）、动物模型（animal model）、动物组织（animal tissue）等来限定检索的文献。

此外，还提供了包括年龄（age）、语言（languages）、性别（gender）等限定选项。

3）药物检索（drug search）：是 Embase 特色检索途径，在 Embase 主界面中点击"Drug"，进入药物检索界面（图 1-10），除了 Mapping、Languages、EBM 等限定选项外，还提供下述 3 种药物相关限定选项。

（1）Drug fields：可对药物制造商（drug manufacturers）或药物商品名称（drug trade names）进行限定。

（2）药物副主题词（drug subheadings）：包括药物不良反应（adverse drug reaction）、药物分析（drug analysis）、药物配伍（drug combination）、药物浓度（drug concentration）、药物剂量（drug dose）、药物毒性（drug toxicity）等选项。同时，还可以选择逻辑算符 AND 或 OR 对所选中的副主题词进行逻辑组配。

（3）给药方式（routes of drug administration）：系统对给药方式进行详细的分类，提供了 47 种给药途径选项，如颅内给药（intracisternal drug administration）、皮内给药（intradermal drug administration）、十二指肠内给药（intraduodenal drug administration）、胃内给药（intragastric drug administration）、皮下给药（subcutaneous drug administration）等。可选择逻辑算符 AND 或 OR 对所选择的给药方式进行逻辑组配。

4）疾病检索（disease search）：即可按照疾病名称或疾病症状等相关检索词开展的检索途径，在 Embase 主界面中点击"Disease"，进入疾病检索界面。除增加了疾病副主题词（disease subheadings）选项外，其余选项与高级检索类似。系统中提供了包

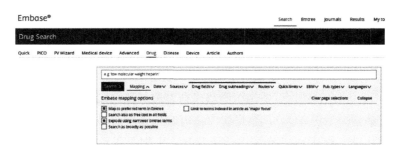

图 1-10 Embase 药物检索界面

括并发症（complication）、先天性疾病（congenital disorder）、诊断（diagnosis）、耐药性（drug resistance）、药物治疗（drug therapy）等 14 种疾病副主题词，可通过选择逻辑算符 AND 或 OR 对所选择的疾病副主题词进行逻辑组配。

5）PICO 检索：是基于 EBM 理论的一种将信息格式化的检索方式，按照对象（patient/ population）、干预（interventions）、对照（comparisons）、预后（outcomes）、研究设计类型（study design）构建检索框架。在页面左侧输入检索词后可通过匹配最佳的 Emtree 主题词进行检索。

Embase 提供的其他类型检索模块，还包括医疗器械检索（medical device search）、设备检索（device search）、文章检索（article search）、作者检索（authors search）等。

3. 检索结果的处理：Embase 检索结果界面主要分为两个部分，上部分为检索历史区，下部分为结果显示区。

检索历史区主要显示本次检索以来所有检索式的具体内容和命中条数。可以对检索式进行保存（save）、删除（delete）、打印浏览（print view）、导出（export）、发送电子邮件（email），亦可以通过"Combine"选项，将历史检索式按照 AND 或 OR 逻辑运算符进行逻辑组配，构建复杂检索式。

结果显示页可设置每页显示条数（25 条、50 条、100 条、200 条），可按照相关性、发表年份、收录时间进行排序。同时，还可借助页面左侧过滤器（filters）对检索结果进行聚类和分析，目前设置的过滤器有药物（drugs）、疾病（diseases）、设备（devices）、年龄（age）、性别（gender）、研究类型（study types）、出版类型（publication types）等 16 种。

检索结果中每条记录显示篇名、作者、刊名、出版年份、期卷码、被引次数（通过点击"Cited by"可连接到 Scopus 数据库，显示施引文献的详细信息）及"摘要（abstract）""标引词（index terms）"和"全文（view full text）"的链接；还可通过点击结果显示页面右上角的"Show all abstracts"选项，在页面中显示检索到的所有文献的摘要。

结果显示页还提供了显示（view）、打印（print）、输出（export）、发送电子邮件（email）、原文订阅（order）、添加到剪贴板（add to clipboard）等多种输出方式。

四、美国生物学文摘数据库（OVID-BP）

（一）BIOSIS Previews 数据库概述

BIOSIS Previews（BP）由美国生物科学信息服务社（BIOSIS）编辑出版，是关于生命科学的文摘索引数据库。BP 数据库中的内容覆盖生命科学的所有相关领域，包括生物学、生物化学、临床和实验医学、药理学、生物工程学、植物学、动物学、农学和兽医学等。目前，BP 主要整合在 Web of Science（WOS）及 Ovid 检索平台上。本文以 Ovid 检索平台上的 BP 为例，进行数据库使用的介绍。

（二）BP 数据库的运用

1. 检索方法：进入 Ovid 检索平台数据库选择界面，选择 BIOSIS Previews 数据库，即进入基于 Ovid 平台 BIOSIS Previews 数据库的检索界面。

1）基本检索（basic search）：进入 BP 主界面即是基本检索页面（图 1-11），直接在输入框中输入检索词，检索词可以是单个词或词组，用逻辑组配符表明词之间的逻辑关系，点击"Search"即可检索；检索框下方可以限定（limits）检索文献的出版年份、语种、出版类型等。

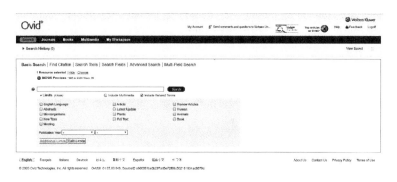

图 1-11　基于 Ovid 平台 BIOSIS Previews 数据库主界面

2）引文检索（find citation）：利用已知文献的某些特征（如文章题名、期刊名称、作者姓氏、卷期号、出版年份、DOI）查找特定文献的详细信息，即可快速准确查找该篇文章的详细信息（图 1-12）。期刊名称、作者姓氏可用截词，需要选中检索框后"Truncate Name（adds'＊'）"，并在检索框中输入期刊名称或作者姓氏时使用截词符"＊"。

3）规范化主题词检索工具（search tools）：规范化主题词检索工具 Search Tools 包含下述 6 个下拉选项。匹配主题词（map term）、树状结构（tree）、主题词轮排表（permuted index）、主题词范围注释（scope note）、下位词扩展检索（explode）和副主题词（subheadings）。

4）检索字段（search fields）：在检索字段界面中提供了可用于检索的所有字段及

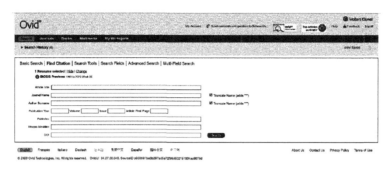

图 1-12 引文检索界面

其缩写，选择一个字段后，在检索框中输入与字段相符的检索词即可（图 1-13）。如选择文献类型（literature type），输入 literature review，点击 "Display Indexes" 选项会显示与所输检索词相关词表，再点击 "Search" 即可进行检索。

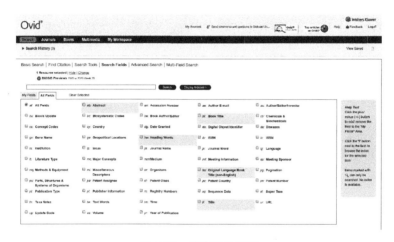

图 1-13 检索字段界面

5）高级检索（advanced search）：提供 "关键词"（keyword）、"著者"（author）、"篇名"（title）、"期刊名"（journal）四个途径进行检索（图 1-14）；检索框下方 "Map term to Subject Heading" 可进行勾选，实现检索词与主题词之间的匹配；可以限定（Limits）检索文献的出版年份、语种、出版类型等，在 "Limits" 提供的选项中进行勾选即可。

6）多字段检索（multi-field search）：在检索框中输入检索词，点击 "All Fields" 下拉菜单选择检索字段，限制检索词在所选字段中检索，可以点击 "Add New Row" 增加输入框，在检索框左侧选择逻辑组配符（AND、OR、NOT）。

2. 检索结果的处理。

1）文献检索结果的显示：文献检索结果会出现在检索页面的下方，可设置每页显示条数（5 条、10 条、25 条、50 条、100 条）。在检索结果文献的显示页上方设有显示（view）栏目，有 "篇名"（title）、"题录"（citation）和 "文摘"（abstract）供选择。

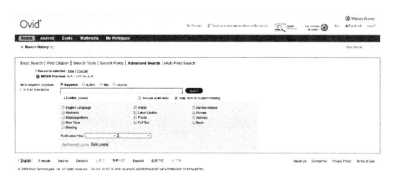

图 1-14 高级检索界面

在文献题录右侧有"文摘（abstract reference）、详细显示（complete reference）、全文（full text）、图书馆收藏单位（library holdings）、因特网资源（internet sources）"栏目，需要购买的全文注有"Pay Per View"。

2）检索结果输出：在显示（view）栏目上方有打印（print）、发送电子邮件（email）、输出（export）、加入文件夹（add to myProjects）等多种输出方式。

第三节 中文医学文献检索工具的运用

一、中国生物医学文献服务系统（sinoMed）

（一）概述

SinoMed 由中国医学科学院医学信息研究所/图书馆研制，2008 年首次上线服务。整合了中国生物医学文献数据库（CBM）、中国医学科普文献数据库（CPM）、西文生物医学文献数据库（WBM）、北京协和医学院博硕学位论文库（PUMCD）等多种资源，是集文献检索、引文检索、开放获取、原文传递及个性化服务于一体的生物医学中外文整合文献服务系统。

2019 年 5 月，新版 SinoMed 系统正式上线。新版立足于对生物医学文献题录数据和引文数据的深度揭示、规范及 DOI 等外部资源链接信息的有效整合，全面优化检索流程，拓展检索途径，提高检索的智能化程度，丰富扩展原文获取渠道。可通过网址 http：//www. sinomed. ac. cn 登录 SinoMed 系统，图 1-15 为 SinoMed 的主界面。

SinoMed 涵盖资源丰富、专业性强，能全面、及时反映国内外生物医学领域研究的新进展，涉及学科范围广，年代跨度大，更新及时。SinoMed 主要子库如下。

1. 中国生物医学文献数据库（CBMdisc）：收录 1978 年至今国内出版的生物医学学术期刊 2 900 余种，其中 2019 年在版期刊 1 890 余种，文献题录总量 1 080 余万篇。全部题录均进行主题标引、分类标引，同时对作者、作者机构、发表期刊、所涉基金

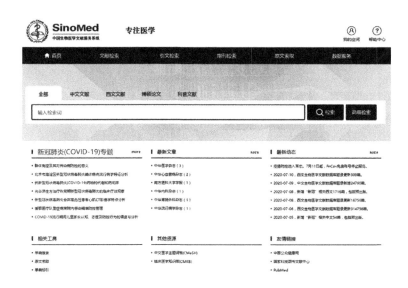

图 1-15 SinoMed 主界面

等进行规范化加工处理；2019 年起，新增标识 2015 年以来发表文献的通信作者，全面整合中文 DOI（数字对象唯一标识符）链接信息，以便更好地支持文献发现与全文在线获取。

2. 中国生物医学引文数据库（CBMCI）：收录 1989 年以来中国生物医学学术期刊文献的原始引文 2 000 余万篇，引文总量达 640 余万篇。所有期刊文献引文与其原始文献题录关联，以便更好地支持多维度引文检索与引证分析。

3. 西文生物医学文献数据库（WBM）：收录 2 900 余万篇世界各国出版的重要生物医学期刊文献题录，其中协和馆藏期刊 6 300 余种，免费期刊 2 600 余种；年代跨度大，部分期刊可回溯至创刊年。

4. 北京协和医学院博硕学位论文库（PUMCD）：收录 1981 年以来北京协和医学院培养的博士、硕士学位论文全文，涉及医学、药学等领域及相关专业，内容前沿丰富。

5. 中国医学科普文献数据库（CPM）：收录 1989 年以来近百种国内出版的医学科普期刊，文献总量达 43 万余篇，重点突显养生保健、心理健康、生殖健康、运动健身、医学美容、婚姻家庭、食品营养等与医学健康有关的内容。

（二）SinoMed 系统的运用

1. 检索方法：SinoMed 系统根据检索资源的不同，分为多资源的跨库检索和仅在某一资源的单库检索（包括中文文献、西文文献、博硕论文和科普文献），该系统支持快速检索、高级检索、主题检索和分类检索等。

1）跨库检索：指在 SinoMed 系统集成的所有资源库中进行同步检索。SinoMed 系统首页的检索框即是跨库快速检索框，其右侧是跨库检索的高级检索，点击后进入跨库高级检索。

2）快速检索：默认在全部字段内执行检索，同时，整合了智能检索功能，简化检索过程，全面检索结果，支持布尔逻辑运算符和通配符（图1-16）。当在检索框中输入多个检索词时，词间可用空格进行分隔，系统默认为"AND"布尔逻辑运算关系。当输入多个英文单词作为一个检索词时，或者检索词中含有特殊符号，如"—""（"等，需要用英文半角双引号标识检索词，如"hepatitis B virus""$1，25\text{-}(OH)_2D_3$"。

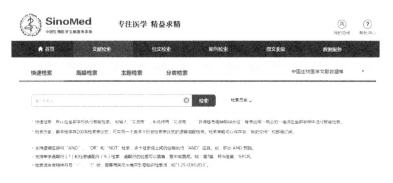

图 1-16　SinoMed 快速检索界面

3）高级检索：通过多个检索词之间的逻辑组配来构建复杂检索表达式进行检索，具体检索步骤如下。

首先，选择检索字段，高级检索中提供包括常用字段、全部字段、核心字段、中文标题、英文标题、摘要、关键词、主题词、特征词、分类号、作者、第一作者、通讯作者等22个检索字段，其中，2019年新版系统，新增"核心字段""通讯作者"和"通讯作者单位"检索字段。

然后，在检索框中输入检索词，根据需要增加检索框，并选择逻辑运算符 AND、OR 或 NOT 来对各检索词进行组配，构建检索式，确认无误后，点击检索框下的"检索"按钮执行检索（图1-17）。

4）主题检索：是基于主题概念采用规范化的主题词进行文献检索，支持多个主题词同时检索（图1-18）。输入检索词后，系统将在《医学主题词表（MeSH）》中文译本及《中国中医药学主题词表》中查找对应的中文主题词。也可以通过主题检索页面右侧的"主题导航"，浏览主题词树来查找所需主题词。

同时，通过选择合适的副主题词、设置是否加权（即加权检索）、是否扩展（即扩展检索），使检索结果符合需求。加权检索是一种缩小检索范围、提高检准率的有效方法；扩展检索是对该主题词及其下位词进行检索，是一种扩大范围的检索。

5）分类检索：是从文献所属的学科角度进行查找。系统根据《中国图书馆分类法》对文献进行分类标引和检索。分类检索可单独使用，亦可与其他检索方式组合使用，来发挥其族性检索的优势。检索时，可用类名查找或在分类检索页面右侧的"分类导航"查找具体类目，并通过选择是否扩展、是否复分，使检索结果符合需求。可使用逻辑运算符"AND""OR"和"NOT"进行组配。

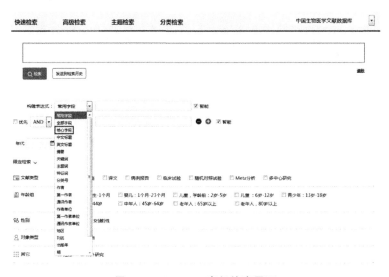

图 1-17　SinoMed 高级检索界面

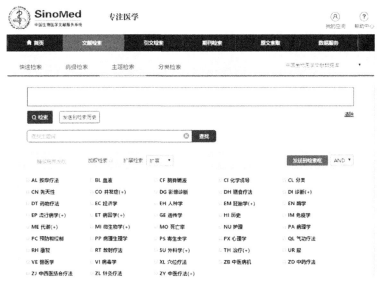

图 1-18　SinoMed 主题检索界面

6）限定检索：指可通过对文献类型、年龄组、性别、对象类型等常用限定条件进行选择，对检索结果进一步的限定，可减少二次检索操作，提高检索效率。

7）引文检索：指可通过被引文献题名、主题、作者/第一作者、出处、机构/第一机构、资助基金等途径查找引文，帮助了解感兴趣的科研成果在生物医学领域的引用情况。同时，可对发表年代、施引年代等进行限定检索，亦可对检索结果进行发表时间、期刊、作者、机构、期刊类型等维度的聚类筛选。最后，还可以在引文检索结果页面，通过点击"创建引文报告"按键，获取引文分析报告。

8）期刊检索：指能够对中文生物医学学术期刊、中文生物医学科普期刊及西文生物医学学术期刊进行一站式整合检索，直接查看该刊某年、某卷期发表的文献。可在"检索入口"处选择刊名、出版地、出版单位、期刊主题词或者 ISSN 直接查找期刊，亦可在期刊检索页面下方通过"首字母导航"逐级查找所需期刊信息。

2. 检索结果处理。

1）检索结果显示和排序：文献检索结果概览页，可以设置检出文献的显示格式（题录、文摘）、每页显示条数（20 条、50 条、100 条），还可以按照入库、年代、作者、期刊、相关度、被引频次等方式进行排序。

2）检索结果聚类筛选：SinoMed 系统可对检索结果进行包括主题、学科、时间、期刊、作者、机构、基金、地区、文献类型、期刊类型共 10 个维度的聚类筛选。通过点击每个维度右侧"＋"，展示其下具体的聚类结果，可勾选一个或多个聚类项进行过滤操作，从而对检索结果进行筛选精炼。

3）检索结果输出：在检索结果页面，可根据需要选择输出检索结果，包括输出方式、输出范围、保存格式。其中，输出方式有 SinoMed、NoteExpress、EndNote、RefWorks、NoteFirst；保存格式包括题录、文摘、自定义和参考文献。

3. 原文索取：原文索取是 SinoMed 提供的一项特色服务，可以通过两种方式进行原文索取：一是在检索结果页面直接索取；二是在 SinoMed 首页点击进入"原文索取"。

4. 个性化服务：在 SinoMed 系统进行在线注册后，便拥有了 SinoMed 系统"我的空间"，能够享有检索策略定制、检索结果保存和订阅、检索内容主动推送及邮件提醒、引文跟踪等一系列的个性化服务。

二、中国知网数据库（CNKI）

中国知识基础设施工程（china national knowledge infrastructure，CNKI）于 1999 年 6 月，由清华大学、清华同方发起始建，以实现全社会知识资源传播共享与增值利用为目标的信息化建设项目，经过多年努力，采用自主开发、国际领先的数字图书馆技术，建成了世界上全文信息量规模最大的"CNKI 数字图书馆"，并正式启动建设《中国知识资源总库》及 CNKI 网格资源共享平台，是世界上最大的连续动态更新的中国学术文献数据库，数据每日更新。该平台提供涵盖学术研究、行业知识、学习教育等多种资源，包括《中国学术期刊网络出版总库》《中国博士学位论文全文数据库》《中国优秀硕士学位论文全文数据库》《中国重要会议论文全文数据库》等多个数据库资源。

CNKI 提供快速检索、高级检索、专业检索、作者发文检索、句子检索、知识元检索、引文检索等多种检索方式。此外，中国知网系统中能够提供两种全文下载格式（PDF 格式和 CAJ 格式），注意在下载 CAJ 格式文章之前，需提前下载并安装 CAJ 浏览器，否则可能导致下载错误。

三、重庆维普期刊数据库（VIP）

重庆维普资讯有限公司自1993年成立以来，公司的业务范围已涉及数据库出版发行、知识网络传播、期刊分销、电子期刊制作发行、网络广告、文献资料数字化工程以及基于电子信息资源的多种个性化服务。于2000年成立"维普资讯网"，经过近20年的发展，已成为中国最大的综合性文献服务网。维普中文期刊服务平台是在中文科技期刊数据库的基础上研发而来，收录了1989年至今国内出版发行的15 300余种科技期刊、6 900万篇期刊全文，平台数据每日进行更新，涵盖医药卫生、农业科学、机械工程、自动化与计算机技术、化学工程、经济管理、政治法律、哲学宗教、文学艺术等35个学科大类。该数据库提供一般检索、高级检索、检索式检索等检索方式。

四、万方数据资源系统

万方数据知识服务平台是在原万方数据资源系统的基础上，经过改进、创新而成，是国内一流的品质信息资源出版、增值服务平台。该平台整合数亿条全球优质知识资源，集期刊、学位、会议、科技报告、专利、标准、科技成果、法规、地方志、视频十种知识资源类型，期刊资源包括国内期刊和国外期刊，其中国内期刊共8 000余种，涵盖自然科学、工程技术、医药卫生、农业科学、哲学政法、社会科学、科教文艺等多个学科；国外期刊共包含40 000余种世界各国出版的重要学术期刊。学位论文资源主要包括中文学位论文，学位论文收录始于1980年，年增30余万篇。会议资源包括中文会议和外文会议，中文会议收录始于1982年，年收集3 000多个重要学术会议，年增20万篇论文；外文会议收录了1985年以来世界各主要学/协会、出版机构出版的学术会议论文共计766万篇全文（部分文献有少量回溯）。专利资源来源于中外专利数据库，收录始于1985年，目前共收录中国专利2 200余万条，国外专利8 000余万条。收录范围涉及十一国两组织，最早可追溯到18世纪80年代。该平台可实现海量学术文献统一发现及分析，支持多维度组合检索，包括快速检索、高级检索、专业检索、作者发文检索等。

参考文献

[1]　罗爱静.医学文献信息检索[M].3版.北京,人民卫生出版社,2015.

[2]　郭继军.医学文献检索与论文写作[M].4版.北京,人民卫生出版社,2013.

[3]　郭继军.医学文献检索[M].3版.北京,人民卫生出版社,2012.

第二章　文摘型数据库资源

第一节　文献数据库资源概况

一、文献数据库

（一）文献数据库概述

文献数据库是文献资料的汇总，其内容与其传统的文献信息是相对应的。一种书刊或一篇文献的内容和形式特征经著录后形成一条款目，款目是文献信息的基本单位，由篇名、作者和主题等著录项目组成，著录项目在文献数据库中称为字段，一个字段又可细分为若干个子字段。文献数据库是由一系列连续的记录、字段和子字段组成，并形成了一个分级树型结构。

（二）文献数据库分类

按照数据库存储内容形式的不同，文献数据库可以分为 5 种。

1. 书目数据库（bibliographic database）：书目数据库是经过加工提炼的数据库，能够为检索者提供文献出处，检索结果是文献的特征信息而非原文，是科研人员检索相关文献的常用工具。其特点是收录的文献资料量大，文献检索标识准确、完整、规范，提供的检索途径多，检索功能强大等，但仅能提供文摘。书目数据库包含了一次文献、三次文献的信息，包括题目、作者、文献出处、摘要、关键词等文献的特征信息。如常用的 PubMed、中国生物医学文献数据库（CBM）、中文生物医学期刊文献数据库（CMCC）、医学文献分析与检索系统（MEDLINE）。

2. 事实数据库（fact database）：事实数据库又称指南数据库，收录有关人物、机构、事物、过程、现象等方面事实性的描述信息。事实数据库包含人物传记数据库、机构名录数据库、药典数据库、行业标准数据库等。电子版的词典、年鉴、指南、百科全书等也属于该类数据库。医学和药学方面的事实数据库有美国医生数据咨询库（physician data query，PDQ）、Drug Information Full text 等。PDQ 为典型的事实数据库，为医生提供肿瘤诊断、治疗、预后、临床研究等详细资料。

3. 数值数据库（numeric database）：用数值来表示的数据集合。主要收录从实验、观测、统计等工作中产生的相关的数据、数值，包括各种统计数据、实验数据、临床检验数据等，如人口统计、发病率、死亡率、动物的生理参数、药物的理化参数等。WHOSIS（世界卫生组织统计信息系统）、PubMed 网站中提供的 Protein、美国国立医学图书馆编制的化学物质毒性数据库（registry of toxic effects of chemical substances，RTECS）都是数值数据库，这些数据库记录了 10 万种化学物质的急慢性毒理实验数据。

4. 全文数据库（full-text database）：收录的为文献全文，方便快捷，是目前科研工作者喜欢的数据库类型。但全文数据库与书目数据库相比，存在文献收录范围较小、可检索途径较少、文献标引深度较浅等问题。国内的全文数据库主要由数据集成商制作。目前国内较大的 3 个中文全文数据库有清华同方公司的中国知网（CNKI）、维普资讯网（VIP）和万方数据集团公司的万方数据资源系统。国外的全文数据库多由出版商或代理商开发并发行，如 Elsevier 公司的 Science Direct、Springer 公司的 Spring Link、OVID 公司的期刊全文数据库等。

5. 多媒体数据库（hypertext database）：多媒体数据库收录了图像、声频、视频、动画和文字等多种媒体信息。国内如中新金桥的软件通，国外如美国国立医学图书馆的人体结构图像库、蛋白质结构数据库均为多媒体数据库，可以检索和观看蛋白质大分子的三维结构。

二、文摘型数据库资源

（一）文摘的定义

文摘（abstract）是对一篇文献的内容进行简略、准确的描述，包括论文的目的（purposes）、研究方法（methods）、重要的结果（results）和结论（conclusions）等。文摘能够精炼并且准确地反映文献的内容，同时着重反映创新思想和作者注重突出的主题和观点，通常文摘的字数一般控制在一定数量之内。

（二）文摘型数据库

文摘型数据库是通过对不同的文献进行重要部分的展示，如文献的题名、著作者、作者单位、来源出版物名称（如刊名）、出版年、所在卷期和页码、原文语种等，成为检索者获取论文总体及个体信息的首选工具，并以此获取原始文献。文摘型数据库具有收录信息全、检索功能强、全文链接、定题跟踪等优势。

（三）文摘型数据库的优势与价值

1. 信息获取快捷、全面：文摘型数据库最大的优势就是信息传递速度快，信息的获取、复制、传递、检索非常方便，通过简单的几步操作，便能够快速获得所需要的重要信息。检索者可以从题目、主题、作者、作者单位、年限以及分类等方面进行检索，缩短了查阅文献的时间。文摘型数据库具有高质量的检索系统，内容更新及时，与全文信息链接，篇幅较短，资源丰富等特点，及时收录国际前沿研究进展，同时还可以掌握整个学科的发展进程。题目和文摘的重要作用是，使检索者在检索后，就能够获取所需的文献信息，节约了大量的时间，这样便可以全面掌握某一研究领域状况及最新研究成果，获得更多的相关准确的检索结果，掌握本学科领域的核心出版物，特别是核心期刊。

2. 信息更新及时：时效性高，有利于科研人员及时掌握最新科研动态。

3. 信息易于共享：文摘型数据库可以借助网络共享世界各地的文献资料，通过全球的网络连通。

（四）文摘数据库的分类

期刊论文、会议论文集、会议论文、书和书的章节、文献报告和报告章节、学位论文。

第二节　《科学引文索引》

一、《科学引文索引》概况

（一）《科学引文索引》概述

《科学引文索引》（science citation index expanded，SCI）创刊于 1961 年，是美国科学信息研究所出版的文献检索工具。SCI 收录涵盖多种学科的数千种核心期刊。其中极具影响力是"引文索引"（citation Index）功能，它报道的科研成果文献可以被其他文献引用，由此展示文献之间的联系与被引文献的影响力。它不仅是文献检索工具，还可以作为评价科研成果的依据。

（二）《科学引文索引》的作用

SCI 囊括 22 000 种学术期刊，100 年科技文献与引文，3 100 万发明专利，6 万个学术会议。SCI 提供文献检索，分析研究趋势，发现研究热点，揭示文献资料之间的潜在联系，同时可以管理检索策略，参考文献以及全文。并且，可以利用 Microsoft Word 在写作的同时能够自动生成文中以及文后参考文献，参考文献格式包括上千种。此外，评估科研机构的科研能力一部分是通过被 SCI 收录的论文情况；科研人员的研究成果被 SCI 的收录情况，也可以反映个人的科学研究水平。

1. SCI 在研究生学习和工作中的作用：开展论文的开题查新、确定研究课题；掌握相关领域的最新进展；帮助论文的写作；提供投稿期刊的建议和助于论文的发表。

2. SCI 在科研管理人员工作中的作用：科学研究机构的能力评估；开展学术交流合作。

二、《科学引文索引》收录文献类型

（一）期刊论文（journal article）

学术论文期刊是以论文为主体，坚持实事求是地反映某领域的科研成果。学术论期刊具有很强的时效性，科研工作者应该好好把握这一特性，充分利用学术期刊论文的价值。

（二）会议论文（conference papers）

在各类学术会议上首次公开的论文。会议论文属于公开发表的论文。

（三）科技报告（scientific and technical report）

科技报告由专业人员依据相关规定完整而真实地撰写某科研项目的报告。

（四）专著（monograph）

专著又称著作，是某一专门的研究题材。

（五）少量书评（book review）

书评是以"书"为对象，剖析书籍的形式和内容，简要概括图书精要，以使阅读更加高效；书评具有导读功能，一方面可以为读者推荐优秀的图书，另一方面为读者提供图书价值判断参考。

三、《科学引文索引》检索规则

（一）国内外检索系统通用检索方法

布尔检索法，输入一个或多个关键词，通过布尔逻辑运算符来描述关键词之间关系的查询方法。

（二）逻辑词

And，"与"，同时出现两个关键词；Or，"或"，出现两个关键词中的任意一个；Not，"非"，只出现第一个关键词而没有第二个关键词。

1. 运算算符：Same 连接两个检索词时，在一个句子中同时出现两个检索词的文献为检索文献；With 连接两个检索词时，两个关键词既要同时出现在一条记录中，也要同时出现在一个字段里；Near♯，"♯"为常数，代表前后两个检索词之间有 0～♯个单词，代表两个词的相邻程度。

2. 运算次序：复合逻辑检索式中，运算依次是 Not、And、Near、With、Or，括号可以改变运算次序。

3. 截词符：有限截词符"?"（为任意一个字符）和无限截词符"＊"（多个字符）。用"＊"可检索某单词的不同拼写，如用 Viru＊，可检索到 Virus、Viruses 等所有词首含有 Viru 的单词。

4. 词组或短语检索用" "表示。

5. 字段限定用"＝"号。

6. 特殊情况：当 And、Or、Not 等存在于检索词中时，要用双引号将其引起来。否则，将作为运算符使用。

四、《科学引文索引》检索界面

（一）Web of Science 简介

ISI Web of Knowledge 是 Thomson Reuters 公司推出的信息检索平台，利用其可以检索多个领域的文献信息，对多个数据库进行检索，从而提供最前沿、可靠的学术信息。Web of Scienc 提供普通检索、被引参考文献检索和高级检索等途径。

（二）Web of Science 普通检索

通过主题、人名、单位等检索。
1. 期刊名称的输入方式可选取期刊的浏览列表中的期刊名称。
2. 作者检索时，姓写全称，名写拼写的首字母。
3. 作者单位检索时，可以直接利用邮政编码进行检索。

（三）Web of Science 被引参考文献检索

被引参考文献检索又称为引文检索（cited reference search）。引文参考文献是 SCI 数据库的特色。通过作者、被引著作、文献出版年代三个字段检索文献。

检索步骤：①在 Cited Author 输入作者；②在 Cited Work 输入期刊名称或书名缩写等；③在 Cited Year 输入文献发表年份。最后，点击 Search 按钮，查找文献。

（四）Web of Science 高级检索

高级检索是结合普通检索和检索策略组合运用的复杂检索。

（五）Web of Science 检索历史（search history）

1. Open History：打开保存的检索历史，再次检索。
2. Save History：在检索之前或之后都可以存储检索历史。

（六）Web of Science 重新开始新的检索

点击 HOME 返回到主页后，点击 New Session 可清除所有痕迹，便可以开始新的检索。

（七）退出

点击 Log out 退出。

五、《科学引文索引》检索结果处理及分析

1. 二次检索可按学科类别、文献类型、作者、来源出版物、会议标题、机构等进行二次检索。

2. 查看被引频次，可越查越新，了解后面的研究；查看参考文献，可越查越旧，了解前面的研究；查看相关记录，可越查越深，了解相关的研究。

3. 分析检索结果、引文分析报告：按照作者、会议标题、国家/地区、来源出版物、学科类别进行分析。

1）出版年分析：了解、判断课题的发展趋势。

2）著者分析：发现该研究方向的优秀研究人员，为机构储备人才，选择同行评审专家，以及潜在的合作者。

3）机构：发现该研究方向领先的大学或机构，有利于相互合作，互利共赢。

4）国家/地区：发现该领域高产出的国家和地区。

5）引文分析报告：呈现该领域的总体趋势，获得论文总被引次数和篇均被引次数以及 H 指数。迅速锁定领域内的高影响力、高热点论文。

第三节　《科学文摘》数据库

一、《科学文摘》数据库概况

（一）《科学文摘》数据库概述

《科学文摘》（science abstracts，SA）印刷版创刊于 1898 年，目前出版 5 个分册：A. 辑物理文摘、B. 辑电气与电子工程文摘、C. 辑计算机与控制文摘、D. 辑信息技术文摘、E. 辑生产和制造工程学文摘。电子版称为 INSPEC（international information service for the physics and engineering communities）。INSPEC 由英国 OVID 信息公司提供，是基于 Web 方式检索的文摘索引数据库，从属于 Web of Knowledge 平台。由英国电气工程师学会（institute of electrical engineering，IEE）出版的 INSPEC 是国际上权威的科技文献信息数据库，主要涵盖物理、电子与电气工程、计算机与控制、信息技术、生产和制造工程学等领域的内容。其中期刊论文占整个数据库的 66%，一般会议论文占 21%，定期出版的会议论文占 11%，其余的报告、图书、技术报告、著作章节、学位论文等占 2%。在 1976 年之前还包含相应学科的专利。文献涉及 40 多种语言，其中英语占 94%，中国出版的期刊有 120 多种收录在其中。自 2005 年始，INSPEC 更推出 INSPEC Archive，将资料回溯到 1898 年。INSPEC 收录超过 700 万条科学与技术文献，每年增录 35 万条信息，是科技研究领域不可缺少的研究工具。

（二）《科学文摘》数据库收录文献类型

1. 科技期刊：科技期刊是按出版内容、方式等多种方式发行的自然科学杂志[35]。

2. 会议录：在一定范围的学术会议和专业性会议后，将会上宣读、讨论的论文或报告，加以编辑出版的文献。

3. 科技图书：科技图书的任务是传递科学技术、宣传科研精神，并对科研成果进行介绍、推广，对国民教育起到重要的作用。科技图书中没有特别花哨的内容，主要是科学技能，在语言方面比较严密规整。

4. 科技报告：记载某科研项目的实验及研究进展情况的报告。

5. 学位论文：学位论文是为完成学士、硕士或博士学位而撰写的论文，在格式等方面有严格要求。学位论文是重要的文献来源。一般不在刊物上公开发表，但通过学位授予单位、指定收藏单位和私人途径获得。

二、《科学文摘》数据库数据库检索系统

INSPEC 数据库完善且丰富的索引体系不仅提供了主题和书目检索，还提供的叙词表和分类代码索引，以及特别索引项。

（一）《科学文摘》数据库数据库索引机制简介

1. INSPEC 数据库检索字段：标题（title，TI）；摘要（abstract，AB）；主题字段（subject Term）；非控制词（uncontrolled Index，UI）；控制词（controlled Index，CI）；特殊索引（special indexes）；分类代码（classification codes，CC）；处理代码（treatment codes，TC）；化学物质索引（chemical indexing，CX）；数值数据索引（numerical data index，ND）；天文学对象索引（astronomical object indexing，AO）。

（二）《科学文摘》数据库自由语言检索

在 INSPEC 数据库中，标题、摘要、非控制词为自由词字段。

1. 标题（title）：期刊论文标题、会议录标题、会议论文标题、书名、报告名、论文名或者专利名。

1）非英语种标题提供了英语翻译，原始的语种标题也可以显示并检索。

2）由于有些标题含义过于广泛，读者不能直接从中猜测出文章的主旨，INSPEC 专业的索引人员在标题后加上适当的词句来帮助读者更清楚地了解文章的方向。如 Spreading the net（bank communication）从标题 Spreading the net 很难猜出这篇文章的主题是什么，但是看了括号中的短语（bank communication），我们能明白这是一篇关于银行通信的文章，读者凭此就能马上判断这篇文章的信息在不在自己要查询的范围之内，从而大大地提高了检索效率。

2. 摘要（abstract）：文摘是来源出版物的内容概要。在 INSPEC 中的每一条记录都含有文摘，可能来源于作者或者 INSPEC 的学科专家。文摘字段不可以单独检索，

而只可以在 Topic Subject 字段中检索。

3. 非控制词（uncontrolled terms）：包含在 Topic Subject 检索，用来描述或代表文件的关键概念，包含了由 INSPEC 索引人员添加的非 INSPEC 叙词表的检索词，这些检索词来自文章标题、文摘、全文或者标引人员的意见。在普通检索页面，非控制词索引可以同控制词组配检索，也可以在高级检索中单独使用。非控制词索引在检索以下问题时非常有效：①新出现的研究课题；②有机物（在 INSPEC 化学索引中未覆盖）；③1987 年以前的无机物检索（INSPEC 中无化学索引），可使用分子式而不是化学物质名称；④检索既是常规检索词也是专业词的词汇，如 virus、protein 等；⑤缩写词和制造者的品牌名称等。

4. 自由语言检索存在的问题：在使用自由语言检索时，相对主题检索来说比较自由，因此要注意一些情况，以提高检索的准确性。一般读者经常会碰到的一些问题有拼写（如 center、centre）、首字母缩略词、术语、标点。如果忽略以上这些变化，检索结果的相关性就会降低不少，从而降低了检索的效率。在这种情况下，读者可采用 INSPEC 完善的主题索引检索。

（三）《科学文摘》数据库主题索引机制

1. 叙词控制词索引（thesaurus controlled indexing）：控制词（controlled indexing）用来描述文章的主要概念的关键词或词组。

1）叙词控制词索引的优点：①标准化的关键词可避免因书写等原因出现遗漏的检索结果；②提高检索的相关性，过滤掉无用的文献；③获得用自由词检索而漏掉的文献。如：web site、network 等；④检索词的层级结构。；⑤提炼检索内容。

2）查寻相关叙词控制词索引，共有 3 种途径：①叙词表检索（inspec thesaurus）。叙词表检索是为查询 INSPEC 数据库的控制词而设的。②通过书目信息中的控制词超链接，检索到 INSPEC 数据库里的文献，都包含英文标题、摘要等书目信息和 INSPEC 的分类代码、挖掘词、处理代码、化学索引等完善的索引系统，在该处可以查寻到控制词，点击控制词超链接检索所有与其相符的记录。③运用 Analyze results 功能。在 ISI Web of Knowledge，利用"Analyze results"对所查询到的结果进行分析。通过主题检索，点击"Analyze results"中的 Controlled Index，也可以得到准确的控制词。

2. 分类代码（classification code）检索。

1）分类代码等级分类既提供了较宽泛的上位学科范围，也包括特定的下位学科的细分。INSPEC 利用专一的分类代码来分类文献，以表示它的学科主题。INSPEC 宽泛的上位学科分为 5 类：A＝Physics（物理）；B＝Electrical Engineering and Electronic（电子工程与电器）；C＝Computers and Control Engineering（计算机与控制）；D＝Information Technology（信息技术）；E＝Manufacturing and Production Engineering（制造与产品工程）。这些代码是基于上述的分类组成，它用单一字符与其后的 4 位阿拉伯数字表示。分类的级别字符（A、B、C、D 或 E）表示学科领域，第一位阿拉伯数字表示范围最大的第一级，第二位阿拉伯数字表示第二级，依此类推到第四级。

2）查寻相关的分类代码的方法：

分类代码检索功能使用分类代码进行检索，可以检索到更加具体的词或者词组，再结合主题词检索，使所得到的结果更加准确。ISI Web of Knowledge 平台的 INSPEC 数据库提供 3 种途径可供读者查询相关的分类代码。

（1）通过书目信息中的 Classification Codes 超链接查询相关的分类代码。在 IN-SPEC 数据库里检索到的每个信息，都包含英文标题、摘要等完整的书目细节和 INSPEC 的分类代码、控制词等索引系统，点击 Classification Codes 超链接检索所有的相关记录，不必再到普通检索界面进行检索。

（2）查询 INSPEC 分类代码表。在 INSPEC 数据库 General Search 页面，点击 Classification 检索项的 Inspec Classification 进入 INSPEC 分类检索辅助工具页面，在检索框中输入检索词，浏览提示结果，从中找寻更加具体精确的分类代码。

（3）利用"Analyze results"结果分析功能。在 ISI Web of Knowledge 平台上，利用"Analyze results"对所查寻到的结果进行全景式分析。

3）分类检索提示。

（1）分类检索经常被用于将检索范围从一般到更具体。

（2）用范围较宽的代码可以引导使用者找到命中数据库的所需数据，并且提高检索结果的相关性。

（3）使用特殊的分类代码可以得到非常精确的检索结果。

3. 处理代码（treatment code）：用于区分文献所涉及研究的类型，它可以说明文章是否涉及了某个方法的应用或者实现过程，或者该文章涉及的是理论研究还是市场发展。

INSPEC 数据库中可用的文件处理类型（treatment type）包括 9 个。①应用（Application）：设备、方法、计算机程序等的具体应用的文献。②引文（bibliographic literature survey）：含有书目或有参考文献的文章。③经济（economic commercial market survey）：经济和商业方面的文献，如价格、市场。④一般性综述（general or review）：某一研究领域的全面概述、介绍性的文献。⑤新发展（new developments）：主要为专利文献。⑥应用（practical）：工程师可直接利用的应用价值的文献。⑦产品评述（product review）：产品对比、指南。⑧理论（theoretical mathematical）：理论性的文献。⑨实验（experimental）：实验设备、方法、结果的文献。

4. 化学物质索引（chemical indexing）。

1）解决使用自然语言检索化学物质时引起的问题。例如：①用多种方式表示的化合物或合金；②化学式与英文单词拼写相同；③化学式的字母相同但大小写不同。

2）角色代码：赋予化学物质一个角色代码（role indicator）。

化学检索的优点是满足特殊检索需求，需注意以下情况：①检索简单分子式的化合物时，直接检索该物质；②当检索的物质中元素的位置可变时，应考虑所有可能的形式。

5. 天文学对象索引（astronomical object）。

6. 数值数据检索（numerical indexing）。

第四节 BIOSIS Previews 数据库

一、BIOSIS Previews 数据库概述

(一) BIOSIS Previews 数据库

BIOSIS Previews (BP) 数据库是 Biosciences Information Service of Biological Abstracts (BIOSIS) 编辑出版的文摘、索引型数据库。BP 提供普通检索与高级检索，涵盖了《生物学文摘》(biological abstracts，BA)、《生物学文摘/报告、述评、会议资料》(biological abstracts/report，reviews and meetings，BA/RRM) 和《生物研究索引》的内容。主要包括传统领域（分子生物学、医学、药理学、动物学等），跨学科领域（生物化学、试验临床兽医药学、公共卫生学等）和相关领域（仪器、试验方法等）。

(二) BIOSIS Previews 数据库优点

1. 随时把握生物学、生命科学方面的突破性研究进展，保持科学研究与最新的发展同步。

2. 回溯性研究，查阅已报道过但尚未完成的理论和试验，调查现有研究工作的发展进程，避免重复现有研究，从而节省时间和精力。

3. 按照特定的生命科学领域专业字段进行检索，得到精准检索结果。

4. BIOSIS Previews 收录的信息，极具国际性，包括世界上 100 多个国家的出版物，其中欧洲和中东地区占 52%，北美占 31%，亚澳地区占 14%。

(三) 收录文献类型

期刊论文；会议文献；专题讨论文；综述；书目；图书。

二、BIOSIS Previews 数据库检索规则

(一) 布尔逻辑算符用于组配检索词和检索结果

1. AND：检索结果中必须出现所有的检索词。

2. OR：检索结果中至少出现其中某一个检索词。

3. NOT：检索结果中不出现含有某一检索词。

4. SAME：检索词出现在同一个句子中或者一个关键词短语里，其顺序是任意的。

5. 检索不区分大小写，可使用引号对一个特定的短语进行检索，例如："Nucleic Acid"，可以得到准确的检索结果。若不用引号，则按照 Nucleic AND Acid 的方式进行检索。

6. 在一个检索式中出现多个布尔逻辑算符时，计算次序如下：SAME＞NOT＞AND＞OR，可利用圆括号来提前运算优先级。

（二）通配符可检索词根相同词尾不同的检索词

1. "＊"代表 0 个到多个字母，如输入"Viru＊"，命中结果包括 Virus、Viruses 等。
2. "?"代表 1 个字符，如输入"Car?"，命中结果包括 Cars、Care 等。
3. "＄"表示 0 或 1 个字母，如输入"Acid＄"，命中结果包括 Acid、Acids 等。

（三）普通检索

常规检索中可供检索的字段包括主题、作者、期刊来源、作者地址、生物系统分类、主概念、概念代码、化学物质和生化物质、专利权人、会议信息、国际书刊号、专利号。

（四）主题检索

主题检索可以检索大多数标引的字段。BIOSIS Previews 在 Authority File 中的自由词（natural language）作为控制字汇（controlled vocabulary），而不再只以编码（codes）作为专有名词的控制查询。

1. Author：包括原文中出现的作者、编者或者发明人的姓名。作者姓名的显示方式为：首先是姓，随后是名或者名的首字母。

2. Journal：包含期刊的全名。输入"science＊"，可检索 Science Progress、Science 等。

3. Book：包含书的全名，有主标题，也有副标题。如果不是英语标题，则会被翻译成美式英语。当检索一本图书时，可使用主题和来源文献两种方式。

4. Patent Number：可检索专利的授予国以及专利号。1995 年以前的专利信息包含在标题字段。

5. Address：包含源文献中出现的作者、编者或者发明人的地址信息。BIOSIS Previews 未对地址或者地址缩写词进行标准化。为了得到完整的检索结果，应使用截词和地址的不同写法。

6. Concept Code/Heading：是 5 位数字的代码，用于代表原文中涉及的较宽泛的生物学概念。能够增加检索的准确性，同时可以替代多个同义词。

7. Patent Assignee：包括被授予专利权的个人或者组织名，如果文献中提供专利人的城市和国家信息，也将在此显示。

8. Meeting Info：包括会议标题、召开地、主办方、主办日期等信息。

9. Title：指原文中列出的文章、图书、专利的标题。由于 1992 年只采用美式拼写，所以为了结果更加准确，在检索时推荐使用英式拼写和美式拼写。BIOSIS Previews 对非英语标题提供了美式英语译文。

10. Abstract：文献摘要。

11. Organisms：包括所有生物，上位生物分类或者细胞序列的正式名称或俗名。其中还包括补充性词汇以说明生物体进化状态、年代、性别等。在补充信息中同时还包括新分类和化石信息。

12. Major Concepts：在原文中所涉及的生命科学领域的 168 个主要学科领域。

13. Super Taxa：上位学科分类用于指代生物体种以上的高层级的分类术语。

14. Biosystematic Codes/Names（生物系统代码/名称）：为 5 位数字的编码，代表了生物系统中的学科，每一个编码代表一个学科名称。

15. Taxa Notes：指在原文中提及的主要的生物体的普通名。即使在文献中并没有提及该生物的普通名，也可以通过 Taxa Notes 将该文章检索出来。

16. Parts，Structures & Systems of Organisms：用以描述大分子层级以上的生物体的组成部分。其中含有控制词表类的生物系统修饰语和自由词修饰语，用于描述器官的特定性研究。

17. Diseases：用以描述原文中涉及的所有生物可能患有的疾病名称，系统紊乱以及病理描述。修饰词包括疾病类修饰和自由词。

18. Chemicals & Biochemicals：用以描述天然或者化学合成以及活体的化学成分信息。这些内容来自原文献。为了得到全面检索的结果，应检索同义词和不同的术语。在该字段中含有修饰词，其中部分为控制词。注意：1993 年前，公式、同位素、元素符号，以及离子被转换为扩展形式。1993 年后，化学词汇的拼写和使用与原文中保持一致。

19. CAS Registry Numbers（化学物质登记号）：按照文献给出。在化学物质登记号中包括了所有的同义词和不同的术语。

20. Sequence Data：包括登记号、数据来源名以及分子序列信息与原文提供的保持一致。

21. Methods & Equipment：描述文献中涉及的方法、仪器和技术手段。

22. Geopolitical Locations：指代由政府/地理边界所划分的陆地或者水体。例如：镇、市、州、国、国家联合体等。包括所有的地域或者人造结构的所在地。

23. Time：指代在原文中出现的地质学、历史学或者考古学时间年代或者纪元。

24. Institutions & Organizations：表示在原文中出现的公司名、组织或者机构名称。

25. Miscellaneous Descriptors：所有不适合以上描述主题字段的术语都被加入此字段。该字段还包括 1998 年以前的未被标引导添加的字段的检索词。

26. Alternate Indexing（交叉索引）：包括其他类型的索引项，提高了检索记录的准确性。

三、BIOSIS Previews 的分析功能

在 BIOSIS Previews 中可供分析的字段共有 10 种，包括专利权人、作者、主概念代码、会议标题、文献类型、文献语种、主概念词、文献出版年、来源文献名、上位

学科分类。将检索结果按照这些字段分析，具有重要意义：10 个字段的多角度分析，能够处理数十万条记录；多维度地进行的数据挖掘与分析；研究某领域的发展趋势；把握某学科的最新动态；了解不同学科的课题分布情况。

参考文献

[1] 曹晓宽.图书馆存储功能的演变规律浅析[J].科技情报开发与经济,2013,23(14):152-156.

[2] 李秉鸿.因特网的文献数据库和兽医学信息资源的研究及应用[J].中国预防兽医学报,2002,24(5):395-398.

[3] 刘敏.高校图书馆电子资源体系建设[J].科技情报开发与经济,2008,18(21):33-34.

[4] 崔雷,刘伟,闫雷,等.文献数据库中书目信息共现挖掘系统的开发[J].现代图书情报技术,2008,24(8):70-75.

[5] 王香,郝桂荣.中医药信息检索思路探析[J].山东图书馆学刊,2005,15(3):82-84.

[6] 楼海萍,杜娟.国内生物医学引文查询技巧及其应用[J].医学情报工作,2004,25(5):339-341.

[7] 仲秋.循证医学与文献检索[J].医学信息:上旬刊,2011,24(23):73-74.

[8] 缪宁陵."互联网＋"时代高职院校学报编辑工作的思考[J].江苏理工学院学报,2017,3(33):116-118.

[9] 胡志刚,田文灿,孙太安,等.科技论文中学术信息的提取方法综述[J].数字图书馆论坛,2017,4(10):39-47.

[10] 王泽琪.文摘索引型数据库和全文数据库检索系统的比较[J].图书馆工作与研究,2005,(3):48-51.

[11] 马艾鸿.高校图书馆文摘数据库的利用现状及改进措施[J].中国科教创新导刊,2012,(4):255-256.

[12] 胡敏.书目情报的价值[J].现代情报,2004,24(2):221-222.

[13] 刘晓霞.基于引文分析的核心书目测定研究[J].图书馆建设,2013,(9):47-50.

[14] 向前.西文文献回溯建库中外来数据源的利用[J].图书情报工作,1998,5(8):58-60.

[15] 毛献峰,李子白.SWOT analysis and suggestions on scientific research archives management in industry characteristic universities[J].江苏科技信息,2018,35(14):24-28.

[16] 朱小军,李如生.高校图书馆新书推介的方式探讨[J].内蒙古科技与经济,2014,6(13):129-130.

[17] 魏力更.因特网上科技信息资源的检索方法与技巧[J].酿酒,2006,33(3):23-24.

[18] 刘桂芳.基于网络信息资源文献检索的方法与技巧[J].内蒙古科技与经济,2008,10(22):227-228.

[19] 张静.检索《科学引文索引》(SCI)的意义及方法[J].图书馆学刊,2005,27(2):95-96.

[20] 张丽君.文献信息检索技术综述[J].四川冶金,2008,30(6):58-61.

[21] 朱宁.SCI、ISTP、EI 检索系统比较研究[J].现代情报,2009,(3):165-166.

[22] 袁豪杰,陈耀军.Web of Science 的数据库结构分析及其功能应用[J].现代情报,2009,(5):117-120.

[23] 李小萍,董兵,郭青.用信息化手段提高学术期刊在知识传播价值链中的作用[J].中国科技期刊研究,2004,15(2):202-204.

[24] 鲍国海.1989—2000 年《科学文摘(SA)》光盘数据库收录中国科技文献及期刊统计分析[J].中国科技期刊研究,2002,13(4):302-305.

［25］　张宇娥,刘静,李世兰.Google scholar 对文摘数据库的冲击［J］.四川图书馆学报,2011,8(3)：60-62.

［26］　李敏,刘锁荣,李晋京,等.Discussion on Countermeasures for Sci-tech Periodical to Adhere to the Academic Integrity［J］.山西科技,2017,32(6):103-106.

［27］　吴伟.国外典型竞争情报软件比较研究［J］.情报学报,2004,23(1):112-116.

第三章 全文型数据库资源

数据库是图书馆最重要的电子资源，文献型数据库是图书馆数据库的重要组成部分。文献型数据库包括目录文摘型数据库、全文型文献数据库，这类数据库的学术性比较强，是科学研究成果的集合。

全文数据库直接提供原文，中文期刊全文数据库有中国知网的"中国学术期刊网络出版总库"、四川维普的"中文科技期刊数据库"、万方数据知识服务平台上的"期刊全文库"等。西文期刊全文数据库有 Elsevier Science direct、Pro Quest Health & Medical Complete 等。提供图书全文阅读的有超星数字图书馆、EBSCO Ebook 等。有的全文数据库提供学位论文全文，如万方系统中的"学位论文全文库"。本章分别介绍期刊全文数据库、图书全文数据库、学位论文全文数据库和专利全文数据库。

第一节 期刊全文数据库

一、中国学术期刊网络出版总库

（一）概况

中国学术期刊数据库（china academic journal network publishing database，CAJD）由中国学术期刊（光盘版）电子杂志社出版，目前是世界上最大的连续动态更新的中国学术期刊全文数据库，是中国知网（china national knowledge infrastructure，CNKI）子数据库之一。CAJD 收录的内容以学术、技术、政策指导、高等科普及教育类期刊为主，涵盖自然科学、工程技术、农业、哲学、医学、人文社会科学等学科专业领域。该库收录国内学术期刊 8 000 余种（其中核心期刊约 2 000 种），对其中部分期刊回溯至创刊年，目前全文文献总量约 5 300 万篇。

CAJD 将收录的文献按学科专业领域分为十大专辑：基础科学、工程科技 I 辑、工程科技 II 辑、农业科技、医药卫生科技、哲学与人文科学、社会科学 I 辑、社会科学 II 辑、信息科技、经济与管理科学。每个专辑下分为若干个专题，共计 168 个专题，其中医药卫生专辑包括 28 个专题，收录医药卫生学术期刊 1 300 余种。

（二）检索方法

提供快速检索、高级检索、专业检索、作者发文检索、句子检索、一框式检索及在结果中检索等。

1. 快速检索：是数据库默认的检索界面，检索框中可输入主题、篇名、关键词、摘要、作者、作者单位、文献来源等（图3-1）。

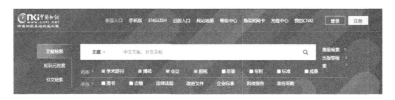

图3-1　中国学术期刊（网络版）快速检索界面

2. 高级检索：是数据库默认的检索界面，可通过逻辑组配制定合理的检索策略（图3-2）。

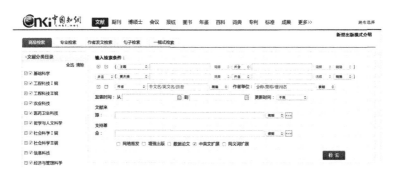

图3-2　中国学术期刊（网络版）高级检索界面

检索步骤：①选取检索范围（文献分类目录）。选择一个或多个专辑或专题；②选择检索项（篇名、主题、关键词等），输入相应的检索词，并根据检索式之间的关系来选择逻辑运算符；③可限定特定作者、第一作者、作者单位；④可限定出版时间、文献、支持基金等条件；⑤点击"检索"按钮。

检索说明：①检索项。包括主题、篇关摘、篇名、关键词、摘要、全文、被引文献、中图分类号等。②主题：复合检索项，由篇名、关键词、摘要三个检索项组合而成。③关键词：揭示文献内容主题、不受规范词表控制的一个或多个语词。分两类：一类是由作者提供，编排于文章中的特定位置；另一类是由系统根据一定的运算规则从文章内容中自动提取的，称机标关键词。④参考文献：是对参考文献的相关内容进行综合检索。⑤全文：在文章的全文中检索。⑥增加检索条件：点击检索框左面的"＋"号，同时选择布尔逻辑关系符。⑦文献来源：可限定在某期刊范围内检索，检索词可输入期刊名称、SSN号、CN号，也可点击检索框后的"文献来源列表"按钮选择。⑧支持基金：文章所属或相关项目在实施过程中所受资助的基金名称及资助说明。一个项目可受一项基金或多项基金资助。可直接输入基金名称检索，也可点击检索框后的"基金列表"按钮选择支持基金。

3. 专业检索：根据检索课题需求，通过专业检索方式编制检索式，按"字段名＋检索词＋逻辑关系"的格式输入检索框内，查找相应文献。检索式中的逻辑算符"AND、OR、NOT"按照从左到右的顺序进行运算，可用"（）"改变运算次序。

可检索字段如：SU＝主题，TKA＝篇关摘，TI＝题名，KY＝关键词，AB＝摘要，FT＝全文，AU＝作者，RP＝通讯作者，FI＝第一责任人，AF＝机构，JN＝文献来源，RF＝被引文献，YE＝年，FU＝基金，CLC＝中图分类号，SN＝ISSN，CN＝统一刊号，IB＝ISBN，CF＝被引频次。

示例：TI＝'生态'and KY＝'生态文明'and（AU ％'陈'＋'王'）可以检索到篇名包括"生态"并且关键词包括"生态文明"并且作者为"陈"姓和"王"姓的所有文章；SU＝'北京'＊'奥运'and FT＝'环境保护'可以检索到主题包括"北京"及"奥运"并且全文中包括"环境保护"的信息。

4. 作者发文检索：通过作者姓名、单位等信息，查找作者发表的全部文献。检索项包括：作者姓名、第一作者姓名、作者单位。如作者单位名称有变化，为减少失误，可增加检索行进行组合检索。

5. 句子检索：可在全文的同一段或同一句话中进行检索。同句指两个标点符号之间，同段指 5 句之内。点击"＋"增加逻辑检索行，点击"－"减少逻辑检索行，在每个检索项后输入检索词，每个检索页之间可以进行 3 种组合：并且、或者、不包含。

6. 一框式检索（基本检索）：选择数据库以及检索字段，在检索框中直接输入检索词，点击检索按钮进行检索。可供选择的字段有全文、主题、篇名、作者、单位、关键词、摘要、参考文献、中图分类号、文献来源。

7. 在结果中检索：一次检索范围太宽，检索出的相关性文献太多，可以选择在结果中检索，实现一个检索问题的逐步检索或不同组面的"合并"检索，更准确获得检索文献。

（三）检索结果的处理

1. 检索结果的显示：如图 3-3 所示，结果显示方式默认是简单格式（文章题录列表形式），还可切换为"摘要格式"，每页显示条数可设定 10 条、20 条、50 条。检索结果可按照学科、发表年度、基金、研究层次、作者、机构等方式进行分组浏览。检索结果排序：可设定主题排序、发表时间、被引频次、下载频次进行排序。如果对检索结果比较满意，还可以生成检索报告，在报告中，按学科列出各种文献类型的文献篇数、基金论文数、高被引用文献数及高下载文献数等。

2. 检索结果的保存：在检索结果列表中，勾选全部或部分题录，点击"导出/参考文献"按钮，选择结果导出格式，再点击"导出"按钮，保存为文本文件结果。

导出的格式有 GB/T 7714-2015 格式引文、CAJ-CD 格式引文、查新（引文格式）、查新（自定义引文格式）、知网研学格式、Refworks 格式、EndNote 格式、NoteExpress、NoteFirst 格式、自定义格式等。

| 排序：相关度 **发表时间↓** 被引 下载 | | | | ⊕中文文献 ⊕外文文献 ☰列表 ■摘要 | 每页显示：10 20 50 |

| 已选文献：0 清除 批量下载 导出/参考文献 计量可视化分 ˅ 析 | | | | 找到 778 条结果 1/39 ＞ |

	题名	作者	来源	发表时间	数据库	被引	下载	阅读	收藏
☐1	妊娠期糖尿病分子预测研究进展	李俊娴; 刘芳	中华医学杂志	2020-04-14	期刊		↓		☆
☐2	1型糖尿病遗传学研究进展	孙肖胃; 黄干; 谢志国; 周智广	中华医学杂志	2020-03-17	期刊		↓		☆
☐3	腓骨横向骨搬移微血管网再生术治疗糖尿病足	王斌;宫中平;刘英杰;朱明东;蒋文平 ＞	中华医学杂志	2020-03-10	期刊		↓		☆
☐4	新型胰岛素在妊娠期高血糖患者中的应用	吴红花	中华医学杂志	2020-02-18	期刊		↓		☆
☐5	胰岛素自身抗体电化学发光法的建立与应用	王竹;李霞;颜湘;张晓莉;刘宁＞	中华医学杂志	2020-02-18	期刊		↓		☆
☐6	热休克蛋白47对链脲佐菌素诱导的糖尿病心肌病的影响及机制探讨	谢寨阳; 吴青青; 刘晨; 邓伟; 唐其柱	中华医学杂志	2020-02-18	期刊		↓		☆
☐7	1型糖尿病病程5年以下成年患者微量白蛋白尿的相关因素	郑宣璞;翰斯慧;戴雪盈;凌萍;艾鹤英＞	中华医学杂志	2020-02-18	期刊		↓		☆
☐8	糖尿病肾脏病诊治专家共识		中华医学杂志	2020-02-04	期刊		↓		☆

图 3-3 中国学术期刊（网络版）检索结果显示界面

文献输出方式选项：复制到剪贴板、打印、保存 excel 文件、保存 word 文件，生成检索报告。系统每次允许下载的题录最多不超过 500 条。

3. 全文的显示与保存：在检索结果显示的题录列表中，点击文献题目，可进入文献的细览界面（图 3-4），点击全文下载图标即可下载保存全文。提供 HTML 阅读、PDF 下载与 CAJ 下载三种全文显示格式，所需阅读器可在 CNKI 网站下载安装。

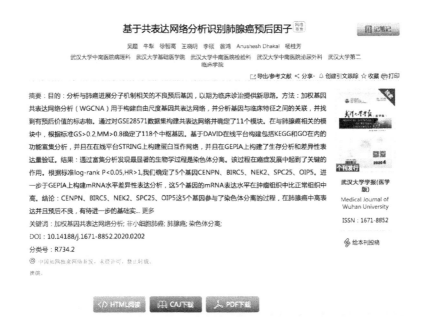

图 3-4 中国学术期刊（网络版）检索结果细览界面

在文献的细览界面，系统还提供本文相关的知识节点链接（基本信息、摘要、关键词、DOI号、分类号）和相关的知识网络（引文网络、关联作者、相似文献、读者推荐、相关基金文献）等。

二、数字化期刊全文数据库——万方数据库

（一）概况

万方数据知识服务平台是北京万方数据股份有限公司开发的大型网络版数据库检索系统（http：//www. wanfangdata. com. cn），内容涉及自然科学和社会科学各个领域，资源类型丰富多样，涵盖期刊论文、学位论文、会议论文、图书、专利文献等多个领域。

1. 学位论文：学位论文资源包括中文学位论文和外文学位论文，中文学位论文收录始于1980年，年增30万篇，涵盖理学、工业技术、人文科学、社会科学、医药卫生、农业科学、交通运输、航空航天和环境科学等各学科领域；外文学位论文收录始于1983年，累计收藏11.4万余册，年增量1万余册。系统提供了标题、作者、导师、关键词、摘要、学校、专业、发表日期等检索项。

2. 会议：会议资源包括中文会议和外文会议，中文会议收录始于1982年，年收集4 000多个重要学术会议，年增20万篇全文，每月更新；外文会议主要来源于外文文献数据库，收录了1985年以来世界各主要学协会、出版机构出版的学术会议论文。系统提供了作者、论文标题、中图分类、关键词摘要、会议名称、主办单位、会议时间等检索项。

3. 成果：成果资源主要来源于中国科技成果数据库，涵盖了国内各省、市、部委鉴定后上报国家、科技部的科技成果及星火科技成果，涵盖新技术、新产品、新工艺、新材料、新设计等众多学科领域。系统提供了成果名称、完成单位、关键词、摘要、公布时间、所在地区、鉴定时间、成果类别、成果水平、成果密级等检索项。

4. 标准：标准资源来源于中外标准数据库，涵盖了中国标准、国际标准以及各国标准等在内的37万多条记录，综合了由国家技术监督局、建设部情报所、建材研究院等单位提供的相关行业的各类标准题录。全文数据来源于国家指定的专有标准出版单位，文摘数据来自中国标准化研究院国家标准馆，数据权威。系统提供了标准类型、标准号、标题、关键词、发布单位、起草单位、中国标准分类号、国际标准分类号等检索项。

5. 期刊：期刊资源包括中文期刊和外文期刊，其中中文期刊共8 000余种，核心期刊3 200种左右，涵盖了自然科学、工程技术、医药卫生、农业科学、哲学政法、社会科学等各个学科；外文期刊主要来源于外文文献数据库，收录了1995年以来世界各国出版的20 900种重要学术期刊。系统提供了作者、论文标题、作者单位、中图分类号、来源、关键词、摘要、发表日期等检索项。

6. 专利：专利资源来源于中外专利数据库，收录始于1985年，目前共收录中国专利1 500万余条，国外专利3 700万余条，年增25万条。收录范围涉及11个国家和2

个国际组织，内容涵盖自然科学各个学科领域。系统提供了申请号、申请日期、公开号、专利名称、摘要、主分类号、分类号、申请人发明人、代理机构、代理人、主权项、国别省市代码等检索项。

本节以中文期刊检索为例介绍平台的使用。

(二) 检索方法

提供了快速检索、高级检索、专业检索、期刊检索等检索途径。

1. 快速检索：如图 3-5 所示，在万方数据知识服务平台主页点击"期刊"，在检索框中直接输入检索词，点击"搜索"。检索框中可输入题名、关键词、摘要、作者、作者单位等。可以进行二次检索，或者对检索结果进一步筛选。基本检索可以选择""（双引号）进行精确匹配的限定，同时也可以使用括号以及运算符构建检索表达式。

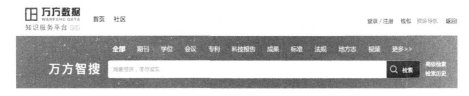

图 3-5　万方期刊数据库快速检索界面

2. 高级检索：选择检索字段，输入检索词，组配检索式，限定发表时间，点击检索按钮。系统默认为 3 个检索框，通过点击"＋"和"－"图标来增加或者减少检索框的数量，每个检索框都可以通过下拉菜单选择检索字段，高级检索可以选择检索词精确还是模糊匹配，在输入框内可以使用括号以及运算符构建检索表达式（图 3-6）。

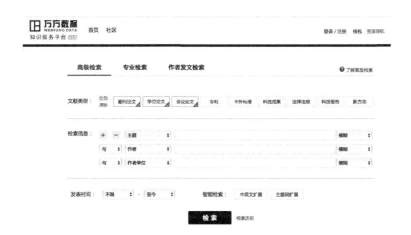

图 3-6　万方期刊数据库高级检索界面

检索字段包括主题、题名或关键词、题名、作者、第一作者、作者单位、关键词、摘要、期刊名称、基金等，可以限定发表日期。检索结果可以按照相关度优先、经典论文优先、新论文优先、发表时间等排序。

3. 专业检索：根据检索需求构建检索表达式进行检索。检索式格式字段名称1：（检索词1）逻辑符字段名称2：（检索词2）。编制检索式时，可通过"可检索字段"和"推荐检索词"得到系统的帮助。可以对检索结果的文献类型和时间范围进行限定。

4. 作者发文检索：输入作者名称和作者单位等字段来精确查找相关作者的学术成果，系统默认精确匹配，可自行选择精确还是模糊匹配，也可以通过点击输入框前的"＋"号来增加检索字段。若某一行为输入作者或作者单位，则系统默认作者单位为上一行的作者单位。如检索得到武汉大学的同时包含张三和李四两个作者的检索结果（图3-7）。

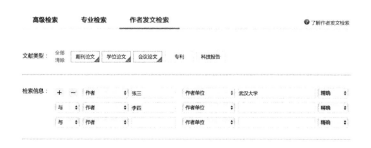

图3-7　万方期刊数据库作者发文检索界面

（三）检索结果的处理

1. 检索结果的显示：检索结果以文献题录列表形式显示，系统默认每页显示20条记录，可按"相关度""发表时间""被引度""热度"方式排序，每页显示条数可选择20条、30条、50条。每条记录包括论文标题、全部作者姓名、出处（刊名、出版年、期）、摘要（图3-8）。在检索结果列表中，点击论文标题可显示单篇论文的详细题录，可选择"在线阅读"或"下载原文"按钮，全文文件为PDF格式。

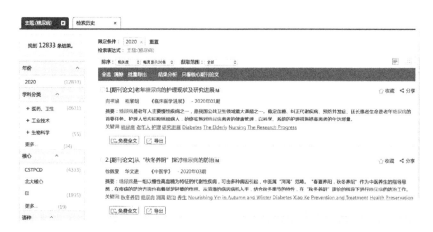

图3-8　万方期刊数据库检索结果显示界面

2. 检索结果的输出：在检索结果列表中，每篇文献题录有"导出"选项，点击即可在新界面中生成导出文献列表。勾选全部或部分题录，点击"批量导出"按钮。题录的导出格式有 8 种供选择：参考文献格式、NoteExpress，RefWorks、NoteFirst、EndNote、Bibtex、自定义格式和查新格式（图 3-9）。

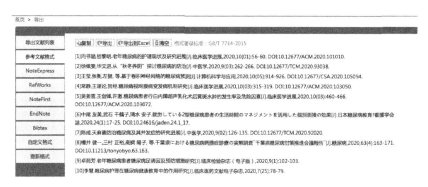

图 3-9　万方期刊数据库检索结果导出界面

三、中文科技期刊数据库——重庆维普

（一）概况

维普期刊资源整合服务平台（http：// www. cqvip. com）是中文科技期刊一站式检索及提供深度服务的平台，是一个由单纯提供原始文献信息服务过渡延伸到提供深层次知识服务的整合服务系统。目前该系统包括 5 个功能模块："期刊文献检索""文献引证追踪""科学指标分析""高被引析出文献""搜索引擎服务"。

"期刊文献检索"是通过"中文科技期刊数据库（WEB 版）"提供在线服务，该库是由重庆维普资讯有限公司出版发行的综合性文献数据库，收录了 1989 年至今约 14 000 种中文期刊刊载的 6 000 余万篇文献全文，学科覆盖理、工、农、医及社会科学各个领域，全部文献按照《中国图书馆分类法》进行分类，期刊导航系统分为医药卫生、工业技术、自然科学、农业科学和社会科学五个大类。本节主要介绍中文科技期刊数据库的使用。

（二）检索方法

提供基本检索、高级检索、期刊导航三种检索方法。

1. 基本检索：限定检索条件，选择检索入口，输入相应的检索词，检索框中输入的所有字符均被视为检索词，不支持任何逻辑运算；如果输入逻辑运算符，将被视为检索词或停用词进行处理。包括任意字段、题名或关键词、题名、关键词、文摘、作者、第一作者、机构、刊名、分类号、参考文献、作者简介、基金资助、栏目信息十四个检索入口（图 3-10）。

2. 高级检索：如图 3-11 所示，系统提供表单式高级检索界面，可以同时进行多个

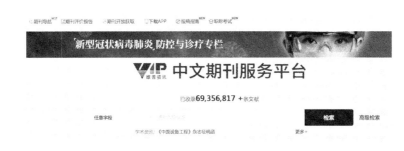

图 3-10　中文科技期刊数据库基本检索界面

条件的逻辑检索。分别选择检索入口，输入检索词；根据检索策略，组配恰当的逻辑运算符；设定限制条件（包括检索年限、专业范围、期刊范围）。期刊范围包括全部期刊、核心期刊、E 来源期刊、SCI 来源期刊、CAS 来源期刊、CSCD 来源期刊、CSSCI来源期刊；学科范围包括管理学、经济学、图书信息、中国医学、临床医学等 45 个学科。点击"检索"按钮。

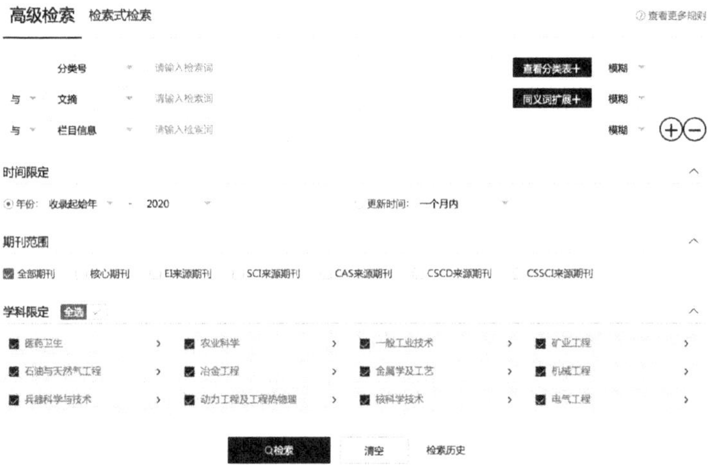

图 3-11　中文科技期刊数据库高级检索界面

检索字段可使用相应的扩展功能，包括：①查看同义词。该功能在选择关键词作为检索限定字段时生效。系统会显示若干同义词供选择使用，这一功能可扩大检索范围。②查看分类表：该功能在选择了分类号字段限定时生效。直接点击"查看分类表"，则会打开分类表界面，选择所需要分类，添加到"所选分类"框中，点击确定即可。还可以利用时间限定、期刊范围和学科限定限制检索，以查找专指性更强的文献。

3. 期刊导航：提供期刊检索与浏览功能（图 3-12）。期刊检索：提供刊名、SN 号检索某一特定期刊，找到所查期刊后，既可按期次查看该刊所录的文章，也可实现期刊内的文章检索，同时提供文献题录、文摘或全文的下载功能。期刊浏览：提供按期刊名称字顺、学科分类、核心期刊、国内外数据库收录、期刊地区分布等。

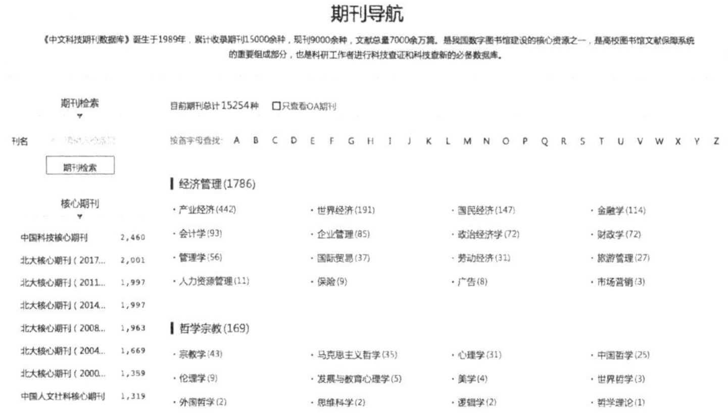

图 3-12　中文科技期刊数据库界面期刊导航界面

（三）检索结果的处理

1. 检索结果的显示：检索结果以文章题录列表形式显示检索结果，可以按发表时间进行筛选。点击文章题名，可显示该篇文章的详细信息。

2. 检索结果的输出：在检索结果列表中，勾选全部或部分题录，点击"导出"按钮，打开文献导出窗口，可以根据需要选择保存格式，系统默认为"文本格式"，还有查新格式、参考文献、XML、NoteExpress、Refworks、EndNote、Note first、自定义、Excel 等导出格式供选择。在检索结果列表中，可单击"在线阅读"或"下载全文"图标，浏览、下载全文。

四、龙源期刊数据库

龙源期刊网（http：//www．qikan．com）创建于 1998 年，是中国最大的人文大众期刊数字发行平台。全文在线的综合性人文大众类期刊品种达到 4 200 多种，优质版权文章数量超过 2 500 万篇，内容涵盖时政、党建、管理、财经、文学、艺术、哲学、历史、社会、科普、军事、教育、家庭、体育、休闲、健康、时尚、职场等领域。龙源的产品有云借阅、名刊会、葫芦时刻、知识文库、电子期刊阅览室等种类齐全的渠道与载体，个人或机构用户可以通过电脑、手机直接访问，无须下载任何浏览器，充分优化读者的阅读体验。

五、中国科技论文在线

（一）概况

中国科技论文在线（http：//www．paper．edu．cn）是国内唯一免费全文期刊库，由中华人民共和国教育部主管，中国科技论文在线发起，期刊上网工程历时多年，得到广大学术期刊的支持，目前已收录近千家科技期刊、逾 130 万篇各领域科技论文全文，全部提供给广大科研工作者及爱好者进行免费下载。涉及自然科学、工程技术、医药卫生、农林科学和人文科学五大领域，收录了 850 多家期刊，129 万余篇期刊论文。

（二）检索方法

提供快速检索和高级检索。快速检索在全部范围内检索，使用下拉菜单可选择题目、作者、摘要、关键词检索限定条件（图 3-13）。系统提供表单式高级检索界面，可以同时进行多个条件的逻辑检索。分别选择检索入口，输入检索词，也可设定限制条件（包括找文章、找伙伴、找机构和时间范围），点击"检索"按钮（图 3-14）。

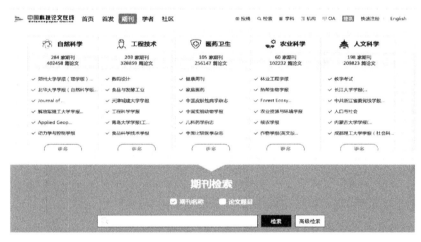

图 3-13　中国科技论文在线数据库快速检索界面

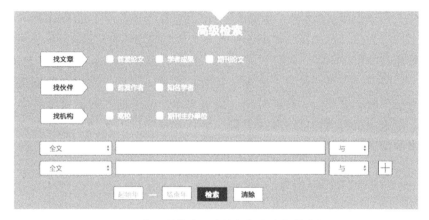

图 3-14　中国科技论文在线数据库高级检索界面

六、Springer 全文电子期刊数据库

（一）概况

Springer Link（https：//link. springer. com）提供全文期刊、图书、科技丛书、参考书及实验室指南的在线服务。目前收录期刊 3 400 余种、图书 240 000 余种、科技丛书 6 000 余种、参考书 900 余种、实验室指南 49 000 余种。该平台可免费查询题录、文摘期刊论文全文的首页、图书正文的前 3 页等，但获取全文需要订购。

（二）检索方法

提供按学科分类浏览、按文献类型浏览、简单检索及高级检索功能。

1. 按学科分类浏览：如图 3-15 所示，平台将资源分成 24 个学科大类，通过学科名称链接至文献列表。也可以先得到一个较为宽泛的检索结果后，再通过课题的检索需求，按照学科细分、出版物类型、原文语种等检索条件进行进一步筛选。

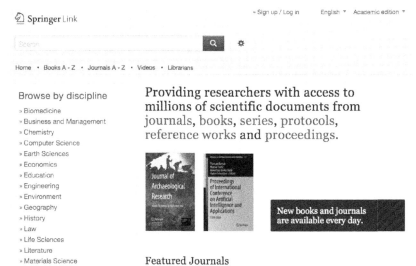

图 3-15 Springer Link 主界面

2. 按文献类型浏览：在平台主界面提供了期刊（journals）、图书（books）、实验室信息（librarians）及影音资料（videos）链接。以期刊浏览为例，直接点击"Journals"打开期刊的刊名列表（图 3-16）。页面左侧可获知收录期刊的学科分类及期刊种数情况，根据课题需要，选择学科细分类目，右侧显示的刊名列表即为按刊名字顺排列的相关期刊，可直接点击刊名的链接，浏览该刊发表的文章。在卷期列表中选择合适的卷、期，进入当期目次，查找所需文章。也可在页面上方简单检索框输入关键词检索。

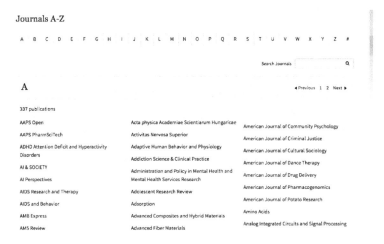

图 3-16　Springer Link 期刊导航界面

3. 简单检索：在平台主界面的检索输入框内输入检索条件，点击检索按钮即可，系统默认对全部学科类别、全部文献类型进行关键词检索。也可先进入某一学科类别/文献类型，再进行简单检索。

4. 高级检索：如图 3-17 所示，系统提供了 6 个检索输入框，从上到下依次为：逻辑与运算（with all of the words）、精确匹配（with the exact phrase）、逻辑或运算（with at least one of the words）、逻辑非运算（without the words）、篇名字段限定（where the title contains）、著者/编者（where the author/ editor is），另外还提供出版时间限定条件。

Advanced Search

Find Resources

with all of the words

with the exact phrase

with at least one of the words

without the words

where the title contains

e.g. "Cassini at Saturn" or Saturn

where the author / editor is

e.g. "H.G.Kennedy" or Elvis Morrison

Show documents published

Start year　　End year

between　　and

Include Preview-Only content

Search

图 3-17　Springer Link 高级检索界面

（三）检索结果的处理

1. 检索结果的显示：以文献题录列表的形式显示检索结果，可选择按相关度、出版时间排序，题录下方有 PDF 和 HTML 全文链接。以期刊为例，点击文献题目链接，进入文献细览界面，显示 HTML 全文、参考文献列表、引文列表及输出链接（图 3-18）。

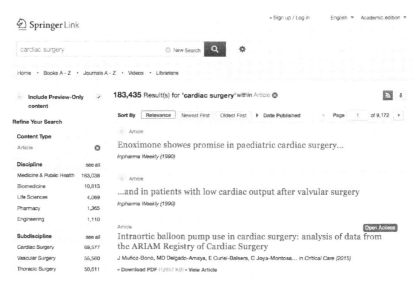

图 3-18 Springer Link 数据库检索结果显示界面

2. 检索结果的输出：系统提供 1 000 条内文献题录的批量下载，单篇文章通过篇名链接打开文章的完全记录格式，可选择 PDF 格式下载、题录下载、E-mail 发送等。

七、爱思唯尔公司下的 Science Direct 全文期刊数据库

（一）概况

Science Direct（http：// www. sciencedirect. com）是爱思唯尔（elsevier）出版集团的核心产品，自 1999 年开始向读者提供电子出版物全文的在线服务，目前提供 3 800 多种同行评议期刊和 37 000 多种系列丛书、手册及参考书等，其中收录生物医学相关期刊达 1 800 余种，涉及四大学科领域：物理学与工程（physical sciences and engineering）、生命科学（life sciences）、健康科学（health sciences）、社会科学与人文科学（social sciences and humanities），具有收录期刊种类多、质量高、学科覆盖范围广、期刊质量高、更新速度快、回溯时间长等优点。

（二）检索方法

提供了出版物字顺浏览、出版物学科分类浏览、基本检索、高级检索。

1. 按出版物字顺浏览：将平台上所有出版物按字顺排列。在出版物名称列表中，

有文献类型的显示、是否提供在编文献、RSS 定制链接、选择感兴趣期刊及设定期刊目次通报等功能。

2. 按出版物学科分类浏览：该平台将全部资源分为物理科学与工程、生命科学、健康科学、社会科学与人文四个领域大类，下设 24 个学科分类。点击学科类目名称，则显示该类出版物列表，同一学科下按出版物名字顺序排列。各学科的出版物之间可能会有交叉重复。

3. 基本检索：将检索词限定在任意字段、著者姓名、书刊名及卷、期、页码等字段快速查找文章或图像的方法（图 3-19）。

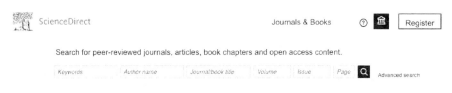

图 3-19 Science Direct 基本检索界面

4. 高级检索：如图 3-20 所示，可以限定的字段：任意字段、文摘/题目/关键词、作者、题目、作者地址等，提供多种条件限定功能：①限定检索资源范围，选择全部资源，也可根据需要只选择期刊、图书和图像等；②限定主题范围；③限定出版时间；④限定特定的卷、期、首页。

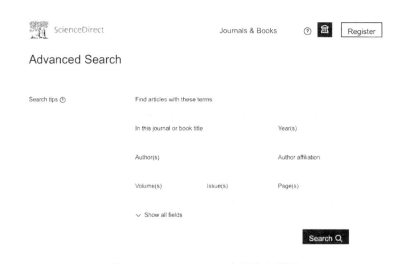

图 3-20 Science Direct 高级检索界面

（三）检索结果的处理

检索结果的文献列表以题录的形式出现，包括文献题目、出处、著者，点击文献题目可以链接到 HTML 格式全文；在题录中提供有摘要（abstract）、输出格式选择（export），题录上方可选择单篇/批量下载 PDF 全文（图 3-21）。将检索结果按一定限制条件再次筛选，可按出版年（years）、文摘类型（article type）、出版物标题（publication title）等条件限定在一定范围之内。

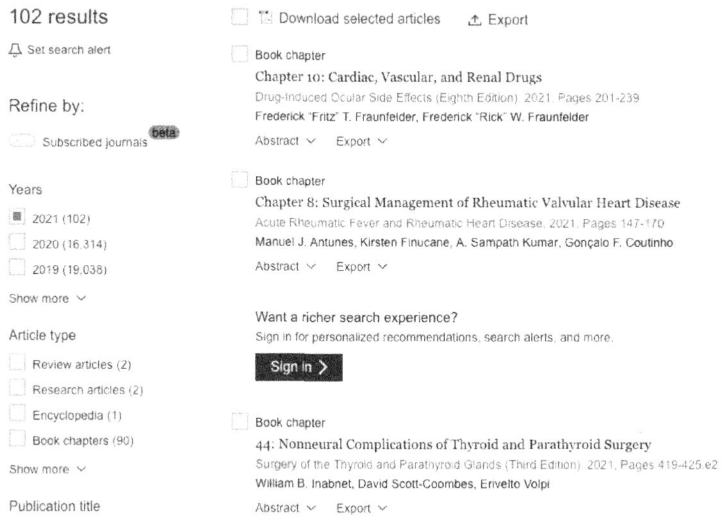

图 3-21　Science Direct 检索结果显示界面

第二节　图书全文数据库

电子图书也称数字图书。按其生成方式可以分为两类：一类是将纸本图书扫描后存贮在计算机存储介质上，依靠计算机把图书内容再现出来供读者阅读利用；另一类是直接用电子文档进行格式转换后生成的电子图书。电子图书与印刷型图书相比，具有集成性、非线性、交互性、数字化、高密度存贮、快速检索、体积小、出版周期短、制作简单、修订再版容易、检索能力强、图文声并茂、发行传递快等优势。电子图书是检索学科专业基本方法、基本原理、术语定义和事实类信息时的常用信息源。

一、书生之家

书生之家数字图书馆由北京书生数字技术有限公司于 2000 年创办，是集支持普遍存取分布式管理和提供集成服务于一身的基于 Internet 和 Internet 环境下的数字图书馆系统平台。书生第三代数字图书馆系统收录近 70 万种电子图书，每年以六七万的数量递增，所有图书涉及社会科学、人文科学、自然科学和工程技术等所有学科，主要收录了 1999 年以后出版的图书。值得读者注意的是，阅读书生之家的电子图书，需要下载安装书生阅读器。

阅读器提供图书页面内容的文字识别等编辑功能，便于图书的阅读使用。数据库电子图书设有 4 级目录导航，提供快速检索、分类检索、单项检索、组合检索、高级全文检索等强大检索功能（图 3-22），读者可根据检索要求和已知条件选择合适的检索方法。

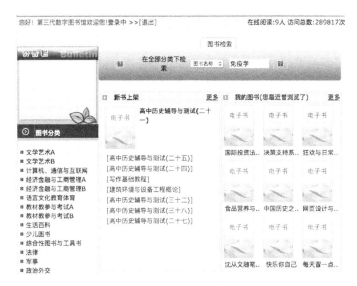

图 3-22　书生之家图书检索主页

二、方正阿帕比教参电子图书

方正阿帕比（apabi）数字图书馆是由北京大学图书馆和北大方正联合推出。目前能提供几十万种电子图书，包括文学、社科、科技、生活、艺术、语言、少儿、教辅、马列、综合性图书。

Apabi 电子图书订购用户通过 IP 认证登录，主页提供快速检索框和高级检索入口。其分类有常用分类和中图法分类两种体系供选择。对于需要的图书，可以选择在线阅读或借阅（图 3-23）。读者可以直接在主页检索框内输入检索词，进行不限字段检索，也可以链接到高级检索页面，进行字段选择和逻辑组配（图 3-24）。

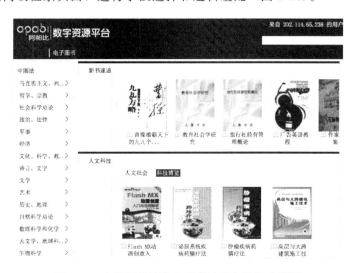

图 3-23　方正阿帕比数字图书馆的电子图书界面

采用限期借阅方式提供全文阅读。需下载方正 Apabi Reader 阅读器浏览全文，第一次浏览需登记用户姓名和 E-mail，方可下载借阅电子图书到本机，已被下载借阅期间，该书不能再被其他读者使用。一个用户同时可借 50 本授权资源，每本借期为 7 天，到期自动归还，到期前可续借一次。

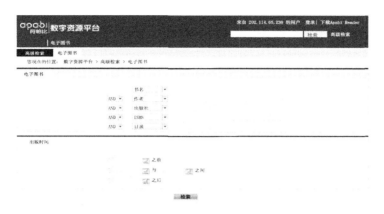

图 3-24　方正阿帕比数字图书馆的高级检索界面

三、超星数字图书馆

（一）概况

2000 年 1 月，北京时代超星公司与广东中山图书馆共同合作，正式开通超星数字图书馆，是收录中文电子图书最丰富的数据库，涵盖文学、经济、计算机等各个学科。目前共计 150 多万种，每年持续更新。

（二）服务形式

超星数字图书馆的服务形式主要有两种：一是单位用户购买，二是注册用户制。付费单位的用户可以在 IP 地址认可范围内下载、阅读超星数字图书馆的全文资源。如果不是付费单位的用户，可以在超星数字图书馆网站上（http：//www. chaoxing. com）注册后，购买充值卡阅读全文。

（三）检索方法

超星数字图书馆的图书检索主要有分类浏览、基本搜索和高级搜索。其检索方法与读秀学术搜索类似，此处不再赘述（图 3-25）。

（四）全文阅读与下载

超星电子书的全文可以用网页阅读模式打开全文（图 3-26），也可以使用超星览器打开全文。推荐使用"阅览器阅读"打开全文，在阅览器"注册"菜单"用户登录"

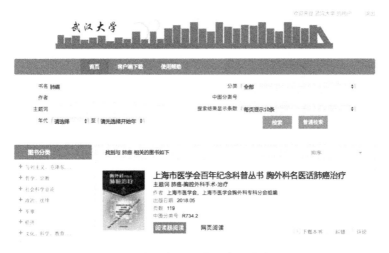

图 3-25　超星数字图书馆高级检索界面

中登录后，再用阅览器下载全文，以便在其他机器上可以打开下载的电子书全文。在其他电脑上阅读下载的图书，也须先在阅览器中登录，才能正常打开图书全文文件。

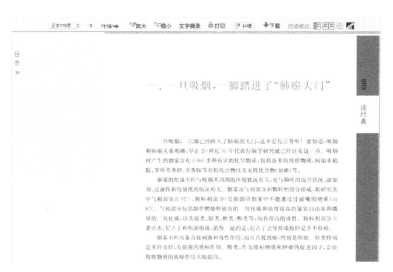

图 3-26　超星电子书网页阅读模式

（五）超星阅览器

超星阅览器是超星公司专门针对其出版的数字图书研究开发的，拥有自主知识产权的图书阅览器，浏览超星数字图书全文必须先下载并安装该阅览器。

通过超星阅览器，不仅可以阅览、下载、打印电子书，还可以浏览网页、在线注册、登陆、订阅主题馆服务、软件升级、扫描资料、采集网络资源等。

四、免费电子图书网站

随着全球开放存取运动的不断发展，OA 资源迅速增长，数量可观。因此，网上免费资源也是文献获取非常重要的文献源，以下介绍几个医学专业免费图书资源库。

（一）酶学方法数据库

酶学方法（methods in enzymology，MIE）是生物化学领域最受推崇的出版物之一。自 1955 年出版第一卷开始，迄今已有近 60 年的历史，出版有 610 多卷，每一卷大概拥有 20～25 篇文章。每一卷的出版都受到研究人员以及相关评论者的热切期盼和称赞，是生命科学领域，包括微生物学、生物化学、癌症研究、遗传学等方面研究者必备的参考资源库。访问网址为：http：//www. elsevier. com/books/book-series/methods-in-enzymology（图 3-27）。它是著名的 Elsevier 公司的一个专题图书库，校园网用户可通过 IP 地址控制免费下载全文。点击每卷书名，可以了解该卷基本信息，点击"View on Science-Direct"进入 Elsevier 数据库查看下载该书 PDF 全文。

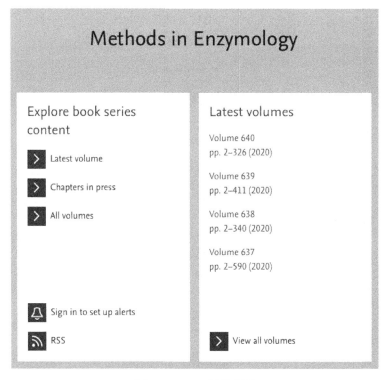

图 3-27　MIE 网站主页

（二）免费的医学图书资源库

访问网址为 http：//www. free books4 doctors. com，该资源库由 Amedeo 集团

资助。该网站目前收录了 300 余种医学类西文专业图书，按学科主题字母顺序排列，检索时还可根据需要进行语种（英、法、德、西等语种）、Amedeo 影响排名、出版年、星级等精炼和筛选，全书提供 PDF 格式下载和阅读，主页见图 3-28。

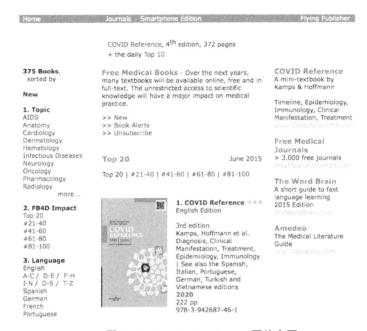

图 3-28　Free books4 doctors 网站主页

（三）美国国家学术出版社

美国国家学术出版社（the national academies press，NAP）是美国国家科学院下属的学术出版机构，主要出版美国国家科学院、国家工程院、医学研究所和国家研究委员会的报告。目前通过主站可以在线浏览 5 000 多册免费图书，覆盖环境科学、生物学、医学、数学、物理、化学等诸多领域。图书提供 PDF 格式全文阅读和下载。NAP 访问网址为：http：//www．nap．edu。网站不仅提供图书学科分类浏览，还提供了书名检索框。用户只需免费注册，就可阅读和下载全书。

第三节　学位论文全文数据库

学位论文是高等院校本科毕业生或研究生为获取学位必须撰写的论文，除具有科研论文的科学性、学术性、新颖性等特性以外，还有绝大多数不公开发表或出版等特点。其中，硕士学位论文有一定的深度，须有独到见解；博士学位论文则是对学科前沿的探讨，论文内容新、专、深，具有独创性。学位论文是具有学术价值、情报价值的重要资源，高校学生充分利用学位论文有利于进一步提高对科研工作的科学性、创新性的认识，借鉴学位论文表述科研工作的方法，提高学位论文的写作能力。

目前在网上进行中国学位论文的检索以及全文获取主要通过中国学位论文数据库（万方数据）、中国知网的学位论文全文数据库等数据库进行。

一、中国学位论文数据库

中国学位论文全文数据库由中国科技信息研究所提供数据，万方数据资源网站加工建库，是目前我国学位论文资源获取的主要来源。收录了自 1980 年以来我国自然科学领域博士、博士后及硕士研究生论文，其中全文 60 余万篇，每年稳定新增 15 余万篇。

中国学位论文全文数据库的检索途径有基本检索、高级检索和学科、专业目录、学校所在地。检索结果有 3 种显示形式：题录、文摘和全文。初始显示为题录（图 3-29）。点击题名得到文摘。文摘显示的字段有论文题名、论文作者、作者专业、授予学位、导师姓名、授予单位、馆藏号、分类号、论文页数、文摘语种、出版时间、关键词、文摘。点击查看全文，即可浏览 PDF 格式的全文。

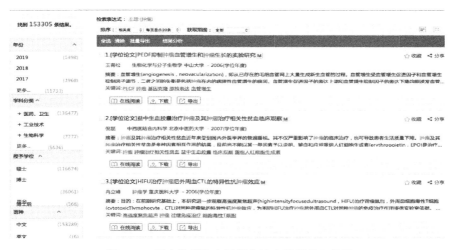

图 3-29　万方数据的中国学位论文结果显示界面

二、中国知网数据库的中国学位论文数据库

中国知网（http：//www.cnki.net）的中国学位论文数据库是目前国内相关资源完备、高质量、连续动态更新的中国优秀博硕士学位论文全文数据库，收录自 1984 年至今全国高校、中国科学院、社会科学院等重点院校的优秀博硕士论文、重要特色学科如通信、军事学、中医药等专业的优秀硕士论文，是目前国内资源完备、质量上乘、连续动态更新的中国博硕士学位论文全文数据库。收录了全国 488 家培养单位的博士学位论文和 770 家硕士培养单位的优秀硕士学位论文，累积博硕士学位论文全文文献400 万篇。覆盖基础科学、工程技术、农业哲学、医学、人文、社会科学等各个领域。

通过中国知网硕博士学位论文全文数据库可免费检索题录和文摘，根据检索需求可选择高级检索、专业检索、句子检索、一框式检索。检索字段有主题、题名、关键词、摘要、目录全文、参考文献、中图分类号、学科专业名称等（图 3-30），也可在高级检索中对作者、作者单位、导师、学位单位、学位年度、论文级别等进行进一步限定。

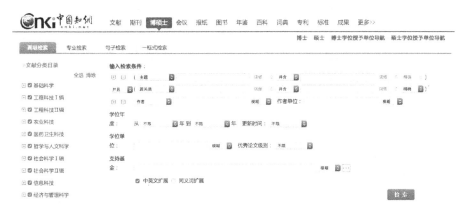

图 3-30 中国知网的学位论文检索界面

三、图书馆自建学位论文数据库

（一）CALS 高校学位论文数据库

中国高等教育文献保障系统（china academic library & information system，CALS）网址为 http：//www. calis. edu. cn，是由全国工程文献中心（清华大学图书馆）牵头组织，协调全国 90 余所高校合作建设，收录包括北京大学、清华大学等全国著名大学在内的 CALS 成员馆的硕士、博士学位论文，内容涵盖自然科学、社会科学、医学等各个学科领域。本系统面向全国高校师生提供中外文学位论文检索和获取服务。截止到 2018 年 9 月，共收录中文学位论文 3 240 687 篇，外文学位论文 2 231 211 篇。学位论文数据库免费访问。通过学位论文数据库的文献传递服务获取全文时，需开通 CALIS 馆际互借与文献传递系统，该系统免费使用，因文献传递服务产生的费用由文献申请方承担。

该系统采用 e 读搜索引擎，检索功能便捷灵活，提供简单检索功能，新版 e 读命名为"开元知海 e 读"。"开元知海 e 读"是 CALIS 和方正联合开发的学术资源发现系统，用于检索、发现国内高校图书馆的馆藏资源。它可与 CALIS 馆际互借系统配套使用，在一站式发现本馆资源的同时还可通过馆际互借、文献传递的形式获取外馆文献。如在 CALIS 首页全部字中检索含有"肿瘤"的学位论文（操作见图 3-31），检索结果提供基本信息和摘要信息，并有试读按钮，可打开部分全文，要想获得全部信息需链接文献传递，可通过 CALIS 的馆际互借系统实现。

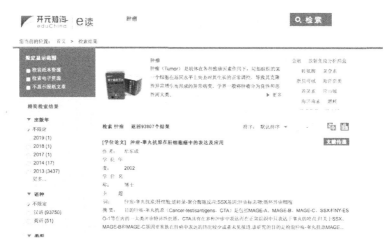

图 3-31 CALIS 的高校学位论文结果显示界面

（二）NSTL 的中文学位论文数据库

国家科技图书文献中心（national science and technology library，NSTL）网址为 http：//www. nstl. gov. cn。该数据库主要收录了 1984 年至今我国高等院校、研究生院及研究院所发布的硕士、博士和博士后的论文，学科范围涉及自然科学各专业领域，并兼顾社会科学和人文科学，每年新增 6 万余条记录，每季更新。目前 NSTL 免费开放学位论文的文摘检索。

该数据库提供的检索字段有题名、主题词、关键词、作者、机构、导师、学位、院校、专业、研究课题；另外还可对馆藏范围、数据库更新时间、出版时间等进行限制。例如检索肺癌的相关学位论文，可以在首页输入关键词肺癌，点击检索，得到检索式以及论文题录，选中一篇打开，得到论文摘要（图 3-32）。

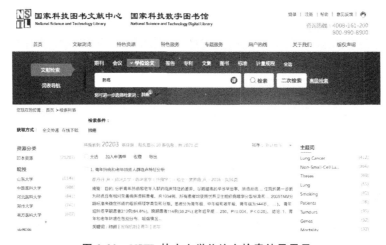

图 3-32 NSTL 的中文学位论文检索结果显示

第四节　专利全文数据库

专利信息是指记录有关发明创造信息的信息。狭义的专利信息单指专利说明书或发明说明书；广义的还包括专利申请书、专利公报、专利检索工具以及与专利有关的一切信息。专利信息检索的需求主要有：查找某种专利技术信息；查找某种专利的新颖性；查找是否有相关专利，以免侵权；同族专利检索，了解某专利在国际市场的发展状况；法律状态检索，了解专利是否有效、失效等各种类型。

专利信息检索时，可参照下列基本思路和步骤：①利用主题词，初步找出几篇文献；②确定相关的国际专利分类号（international patent classification，IPC）；③确定同义词、近义词；④确定完整的检索表达式并检索；⑤根据检索结果，浏览其文摘，进行筛选；⑥深入分析，进行扩大检索。

一、国家知识产权局专利检索系统

（一）数据库简介

1985 年 4 月 1 日《中华人民共和国专利法》开始实施，国家知识产权局（中国专利局）随即出版了印刷型的 3 种专利公报、专利年度索引。目前向国内外发行中国专利公报、中国专利说明书等多种专利文献，并有多家网站免费向读者开放检索专利文献。

中国国家知识产权局网（http：//www. sipo. gov. cn）于 2001 年 11 月开通，免费向公众提供中国专利信息检索，内容包括 1985 年以来公布的所有发明专利和实用新型专利说明书全文，以及 1998 年以来外观专利说明书全文。

（二）主要功能与使用方法

主要提供专利检索、专利分析、药物检索、专利服务等几大服务。其检索功能包括常规检索、高级检索、导航检索、药物检索、命令行检索、热门工具等；数据库还提供分析功能，包括申请人分析、发明人分析、区域分析、技术领域分析、中国专项分析、高级分析等；此外还提供同族查询引证/被引查询、法律状态查询、申请（专利权）人别名查询、分类号关联查询等服务。

1. 简单检索：进入中国国家知识产权局网主页，点击专利检索，进入简单检索界面（图 3-33），在检索框中可输入以下信息。①号码信息：申请（专利）号、公开（公告）号。②日期类型信息：申请日、公开（公告）号。③公司/人名信息：申请（专利权）人、发明（设计）人。④技术信息：名称、摘要和主分类号。在发明公布、发明授权、实用新型、外观设计范围内，进行跨库搜索。

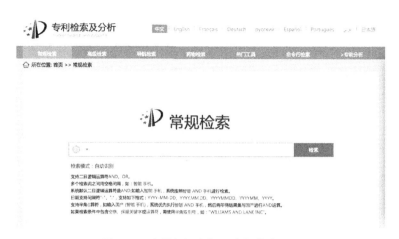

图 3-33　中国知识产权局常规检索页面

2. 高级检索：点击专利检索级分析进入高级检索界面（图 3-34）。该"高级检索"是格式化的检索方式。共提供了 14 个可供选择的检索字段，分别为申请（专利）号、名称、摘要、申请日、公布（公告）日、公布（公告）号、分类号、申请人、专利发明人、优先权日、优先权号、权利要求、说明书和关键词。当鼠标移动到某个字段时，系统自动显示该字段支持的检索技术及示例，另有帮助栏可了解各个检索字段特定的要求，这些检索字段之间全部为逻辑"AND"关系。

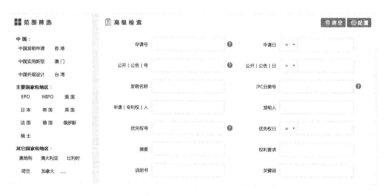

图 3-34　中国知识产权局高级检索页面

二、中国知识产权网

中国知识产权网（http：//www.cnipr.com）是国家知识产权局创建的知识产权综合性服务网站。收录了 1985 年《中华人民共和国专利法》实施以来公知权出版社于 1999 年开的全部中国发明、实用新型、外观设计专利和发明授权专利，并提供中、美、日、英、德、法、加拿大、瑞士等 98 个国家和组织的专利检索。其宗旨是宣传知识产权知识、传播知识产权信息，促进专利技术的推广与应用，树立打击、防范盗版行为，从整体上提高国内公众的知识产权保护意识、树立企业自主知识产权形象。

中国知识产权网专利提供高级检索、法律状态检索、运营信息检索、失效专利检索、热点专题等服务（图3-35）。还提供专利在线分析系统、专利在线预警系统、中国药物专利数据库等多个产品，为众多企业、科研机构、政府组织提供专利跟踪、专利分析、专利文献翻译、专利数据加工等专业咨询与服务。

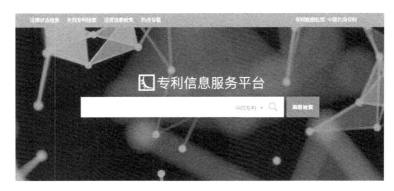

图 3-35　中国知识产权网检索页面

三、美国专利数据库

美国专利及商标局（united states patent and trademark office，USPTO）网址为https：//uspto. gov，是美国商务部下属的一个机构，主要负责为发明家和他们的相关发明提供专利保护、商品商标注册和知识产权证明。

该检索系统有两个检索入口，即授权专利数据库（patFT：patent）和公开专利申请数据库（appFT：applications）。授权专利数据库包括1790年至今每周公开日美国授权的专利文献；公开专利申请数据库包括2011年3月至今美国专利商标局开始出版公开专利申请文献。两个数据库都提供快速检索、高级检索及专利号或申请公开号检索三种检索方式，1790－1975年的专利只能通过专利号和美国专利分类查找。

四、欧洲专利数据库

欧洲专利局（european patent office，EPO）网址为http：//www. epo. org，主要负责欧洲地区的专利审批工作，目前有38个成员国，覆盖了整个欧盟地区及欧盟以外的10个国家，从1998年起为全球用户提供免费专利信息。欧洲专利局主要有欧洲专利数据库（espacenet）、世界知识产权组织（world intellectual property organizations，WIPO）数据库、世界范围专利数据库三个子库，其中Espacenet中收录了欧洲专利局公布的专利文献数据；WPO收录了全部世界知识产权组织所公布的专利文献数据；世界范围数据库收录了1836年至今92个国家和地区的专利文献8 000万件，因其收录范围广、年代久，而成为全球最重要的免费专利数据库。

欧洲专利数据库提供 4 种检索方式选项，包括智能检索（quick search）、高级检索（advanced search）、分类检索（number search）和分类号检索（classification search）（图 3-36）。系统输出检索结果，显示专利的基本信息，包括专利名称、专利进行检索；也可以点击大类层层展开。

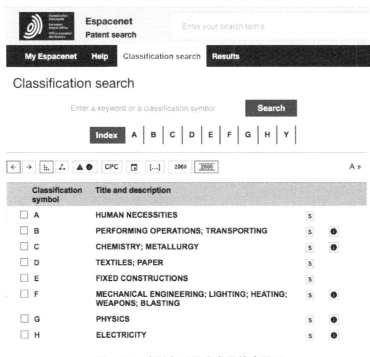

图 3-36　欧洲专利局分类号检索界面

参考文献

［1］　顾萍,谢志耘.医学文献检索［M］.北京：北京大学医学出版社,2018.

［2］　李晓玲,符礼平.医学信息检索与利用［M］.上海：复旦大学出版社,2014.

［3］　郭继军.医学文献检索与论文写作［M］.北京：人民卫生出版社,2018.

第四章 引文检索系统

第一节 引文检索系统概述

一、基本概念

1. 引文：是指一篇学术论文中所引用的参考文献，通常是以脚注或尾注的形式出现。它是一篇文章的重要组成部分。

2. 引文检索：指参考文献检索，通过检索科技期刊、专利、专题丛书、技术报告等文献资料所发表的论文后所附的参考文献（即引文）的作者、题目、发表年份、出处等标目，可以获得著者被引、刊物被引、论文被引等数据。

3. 引文索引：是按照文献之间引证与被引证的关系进行排列而编制的索引，是提供引文检索的工具，如著名的《科学引文索引》。

4. 引文数据库：指含有引文检索的数据库。除了提供引文检索外，还提供篇名、作者、来源出版物等常规检索途径，如中国科学引文数据库（Chinese science citation database，CSCD）、中国引文数据库（Chinese citation database，CCD）。

5. 自引和他引：自引分作者自引和期刊自引两种，作者自引指的是作者自己引用自己发表的文献；期刊自引指的是同一期刊上文献的互相引用。他引，指的是非同一作者之间和非同一期刊之间的互相引用。在考察科研人员的学术水平时，作者自引通常不被计算在内。

二、引文索引的作用

引文索引多用于新兴学科、交叉学科及其他复杂课题的文献检索，对探究科学研究之间的内在联系发挥着重要的作用。具体表现在以下几个方面。

1. 关联作用：由于被引文献和引用文献在内容上的相关性，通过对一位知名学者或一篇高质量文献、一个主题的文献进行引文分析，可以获得一系列相关的、内容上有所继承和发展的新文献，也可能检索到个别持反对意见的文献，便于了解某一研究方向的历史沿革，追踪发展趋势，发现热点、难点，揭示一些重要科学研究，发现之间的内在联系，预测科学技术的发展方向。

2. 评价作用：文献发表后，被引次数会从零逐渐增多，通常情况下文章的被引次数与文章的质量及影响力呈正相关。通过引文分析得到的数据，可以用于评价学术论文的影响力、研究人员的学术水平、研究机构或国家的科研实力以及学术期刊的质量。

1）评价学术论文的影响力：学术论文发表后，被引次数会从零逐渐增多，尤其是有质量的原创论文。当论文被其他文献引用，尤其是正面引用时，是其学术观点和研究成果被同一学科领域认可、参考借鉴的例证。被引频次越高，表示其学术影响力越大，如"学术精英"——高被引论文。

2）评价研究人员的学术水平：文献质量与文献被引次数成正比已被广泛认同，文献的被引频次是考察研究人员学术水平高低的依据之一。在晋升职称和引进人才之前，通常会请具有检索资质的图书馆出具被考察研究人员的查收查引报告，以了解其学术水平。

3）评价研究机构或国家的科研实力：文献发表量及其本身的学术质量，直接决定了文献的被引频次。对一个科研机构乃至一个国家而言，文献被引频次在一定程度上能反映该机构、国家的科研总实力。该类评估可以通过引文数据库的副产品 ISI 基本科学指标等来查询某一机构、国家的论文被引次数的排名情况。

4）评价学术期刊的质量：目前国际上统一采用的评价学术期刊质量的计量指标是期刊的影响因子，以及即年指数和被引总频次等，这些数据都是来源于引文数据库统计得出的。了解学术期刊的质量，读者可以在有限时间内关注本学科的核心期刊，以及根据期刊的学术档次，结合撰稿质量选择投稿期刊。

3. 分析作用：引文分析技术为文献计量学、科学计量学的研究提供了新的方法。基于数理统计的方法和文献计量学的理论，根据不同字段对信息检索结果的聚类分析，从不用角度（如时间、地区、学科、发表期刊、机构、作者、关键词等）对相关文献进行观察和分析，从而揭示其数量特征和内在规律。

值得注意的是：虽然引文索引提供了一种方便而实用的检索途径，但同时也存在收录文献不全，篇幅过大，因引文的不可靠性有时造成误检等缺点。有学者指出，目前的引文评价功能并不完善，如过度自引、倾向性引用、争议性论文高被引使被引次数虚高，需要对特殊引文评价数据库的编制和提高学术共同体学术理念与引用规范等方面进行改进和完善。因此，引文索引可为科研绩效的评价提供依据，而不适宜作为唯一的依据。

第二节 Web of Science

一、概述

Web of Science（以前称为 web of knowledge）是一个提供对多个数据库访问的网站，作为世界著名的网络引文检索工具，可以为不同学科提供全面的引文数据。它最初由科学信息研究所（institute for scientific information，ISI）制作，目前由科睿唯安（clarivate analytics，前身为汤森路透知识产权和科学业务）维护。

Web of Science 包含多个数据库（图 4-1）。Web of Science 核心合集是 Web of Science 平台上的主要资源，包括全球范围内出版的 21 000 多种经同行评审的高质量学术期刊，超过 205 000 篇会议论文，以及超过 104 000 种图书（来源于 2020 年数据）。内容涵盖自然科学、工程技术、生物医学、社会科学、艺术与人文等领域，最早回溯至 1900 年。Web of Science 由以下几个重要部分组成。

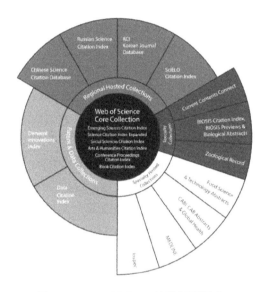

图 4-1　Web of Science 的数据库组成

（一）Web of Science 核心合集：引文索引

1. 科学引文索引扩展（science citation index-expanded，SCI-E）：SCI-E 成立于 1964 年，目前索引 1900 年至今，178 种科学领域的 9 200 多种期刊，5 300 万条文献和 11.8 亿条引用文献。

2. 社会科学引文索引（social sciences citation index，SSCI）：SSCI 可索引 1900 年至今，58 个社会科学学科的 3 400 多种期刊，以及 3 500 种科学和技术期刊，937 万条文献和 1.22 亿条引用文献。

3. 艺术与人文引文索引（arts & humanities citation index，A&HCI）：A&HCI 可索引从 1975 年至今，28 个艺术与人文学科的 1 800 多种期刊，490 万条文献和 3 340 万条引用文献。

4. 会议论文引文索引（conference proceedings citation index，CPCI）：包含 Science（CPCI-S）和 Social Science & Humanities（CPCI-SSH）。CPCI-S 涵盖了所有科技领域的会议录文献，CPCI-SSH 涵盖了社会科学、艺术及人文科学的所有领域的会

议录文献，可索引 1990 年至今，205 900 多条会议论文和 7 000 万条引用文献。

5. 图书引文索引（book citation index-science，BkCI-S）：包含 Science（BkCI-S）和 Social Science & Humanities（BkCI-SSH），包括了 104 500 多种书籍，每年新增 10 000 本书，涵盖超过 5 320 万条引用文献，覆盖范围可以追溯到 2005 年至今。

6. 新兴领域引文索引（emerging sources citation index，ESCI）：自 2015 年推出 ESCI 以来，7 800 多种出版物涵盖了所有学科。可索引 2005 年至今，超过 300 万条文献和 7 440 万条引用文献。

（二）Web of Science 核心合集：化学索引

1. Current Chemical Reactions（CCR-EXPANDED）：收录了来自期刊和专利文献的一步或多步的新合成方法，可以检索 1985 年至今的化学反应。其中包括 Institut National de la Propriete Industrielle 化学结构数据，可回溯至 1840 年。

2. Index Chemicus（IC）：收录世界上重要期刊发表的新颖有机化合物的结构及其重要数据。记录内容包括结构式、反应式、书目信息和著者文摘，许多记录包括从原料到最终产物的反应流程，是关于生物活性化合物和天然产物新信息的重要来源。可以检索 1993 年至今的化学物质，每周新增 3 500 个新化合物。

（三）Web of Science 其他引文索引

除 Web of Science 核心合集外，还涉及：主题数据库包括 Medline，生命科学引文索引（biosis citation index，BCI）和动物学记录（zoological record）；以文档类型为重点的数据库包括 Derwent 专利索引（derwent innovations index）和研究数据引文索引（data citation index）；来自世界区域性数据库包括中国科学引文数据库（Chinese science citation database）、俄罗斯科学引文索引（russian science citation index）、KCI 韩国期刊数据库（KCI-korean journal database）和科学图书引文索引（scielo citation index）。在平台上的所有数据库中进行搜索，以查找涵盖多个学科，文档类型和格式的内容，并发现这些不同内容集之间的引文联系。Web of Science 探索可搜索的引用参考文献数目超过十亿。

二、基市检索界面

Web of Science 的基本检索界面见图 4-2。

界面具体功能如下：①可登录、注册、注销个人账户；Web of Science 帮助；选择 Web of Science 界面语言设置。②可使用 Web of Science 一些工具，如使用 Endnote 管理文献，使用 Kopernio 快速获取论文全文和使用 Publons 构建个人学术名片；保存检索并创建跟踪，创建引文跟踪；查看检索历史；查看标记结果信息。③可选择不同的数据库，如 Web of Science 核心合集、中国科学引文数据库、KCI-Korean Journal Database 等。可检索到的数据库数量取决于用户机构的订购情况（图 4-3）。④检索主要功能区，可选择检索途径，输入检索内容，选择检索范围和检索时间等（图 4-4）。

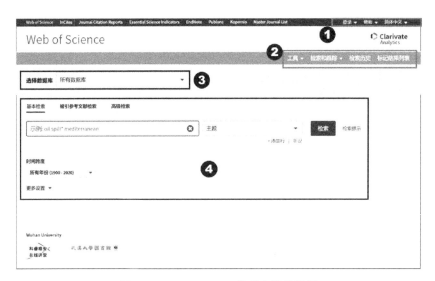

图 4-2　Web of Science 的基本检索界面

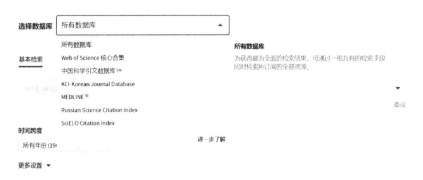

图 4-3　Web of Science 的数据库检索界面

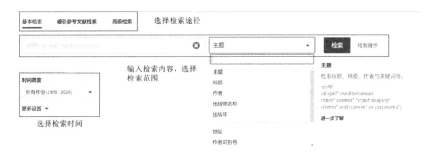

图 4-4　Web of Science 的检索功能界面

三、主要检索途径

Web of Science 主要检索途径分为基本检索（basic search）、被引参考文献检索（cited reference search）和高级检索（advanced search）。除此之外，当选择的是 Web of Science 核心合集时，检索途径还包含作者检索（author search）、化学结构检索（structure search）。

四、基本检索

进入 Web of Science 后，通过核心合集对其提供的数据库进行访问，可检索到的数据库数量取决于各机构的订购情况。打开页面，默认为基本检索，可用于查询收录的期刊论文、会议论文、书籍等信息。

（一）常用检索规则

1. 逻辑运算符：逻辑运算符包括布尔运算符 AND、OR 和 NOT，以及位置限定运算符 NEAR 和 SAME，可用于组配检索词，从而扩大或缩小检索范围。使用检索运算符时不区分大小写。例如，AND、And 和 and 返回的结果相同。如果在检索式中使用不同的运算符，则会根据以下优先顺序处理检索式：NEAR/x、SAME、NOT、AND、OR。此外，还可以用括号改变运算的优先级别。

1）AND：使用布尔运算符 AND 可查找同时包含被该运算符分开的所有检索词的记录。检索式 leukemia AND mortality，表示检索同时包含检索词 leukemia 和检索词 mortality 的文献记录。该运算符可以缩小检索范围，提高检索结果的精准性（查准）。

2）OR：使用布尔运算符 OR 可查找包含被该运算符分开的任何检索词的记录。检索式 leukemia OR mortality，表示检索包含检索词 leukemia 或检索词 mortality 的文献记录。该运算符可以扩大检索范围，提高检索结果的广泛性（查全）。

3）NOT：使用布尔运算符 NOT 可从检索结果中排除包含特定检索词的记录。检索式 Leukemia NOT Radiation-Induced，表示检索包含检索词 Leukemia 但不包含检索词 Radiation-Induced 的文献记录。该运算符可以缩小检索范围，提高检索结果的精准性（查准）。

4）NEAR/x：使用 NEAR/x 可查找由该运算符连接的检索词之间相隔指定数量的单词的记录。用数字取代 x 可指定将检索词分开的最大单词数。如果只使用 NEAR 而不使用/x，则系统将查找其中的检索词由 NEAR 连接且彼此相隔不到 15 个单词的记录。例如，以下检索式效果相同：salmon NEAR virus、salmon NEAR/15 virus。此外，在包含 NEAR 运算符的检索式中不能使用 AND 运算符。如果检索内容中包含单词 NEAR，检索时请使用英文字符引号将其引起，否则，系统会返回如下错误消息："检索错误，NEAR 运算符使用无效"。

SAME 经常用在地址检索中。当在其他字段（如"主题"和"标题"）中使用时，如果检索词出现在同一记录中，SAME 与 AND 的作用就完全相同。

2. 通配符：通配符表示未知字符，在大多数检索式中都可以使用通配符（＊？$），但是，通配符的使用规则会随着字段的不同而不尽相同。

1）通配符的释义。

（1）＊代表 0 到多个字符，为任何字符组，包括空字符，通常用在词尾。如"hy-pertens＊"可以检索包含 hypertens、hypertension、hypertensive 等词的记录。

（2）？代表任意 1 个字符，对于检索最后一个字符不确定的单词非常有用。如"kineti?"可以检索包含 kinetic、kinetin 等词的记录，但不会查找 kineti。

（3）$代表 0 或 1 个字符，对于查找同一单词的英国拼写和美国拼写非常有用。如"leuk$emia"可以检索包含 leukemia、leukaemia 等词的记录。

2）通配符的使用规则。

（1）使用右截词符和内部截词符：①在"标题"和"主题"检索中，通配符前面必须至少有 3 个字符。例如，允许使用 zeo＊，但不允许使用 ze＊。②可在一个检索词中使用不同的通配符，如：l?chee$可查找 lichee、lichees、lychee、lychees。③不可在特殊符号后、年份检索中使用通配符。

（2）使用左截词符：①在 Web of Science 的所有数据库中，可以在"主题""标题"和"识别代码"中使用左截词符；②在"主题"和"标题"检索中，如果使用左截词符，那么必须在通配符后至少输入 3 个字符。例如：＊bio，在"识别代码"检索中，如果使用左截词符，那么必须在通配符后至少输入 1 个字符。例如：＊2307，在"作者"和"被引作者"检索中不支持使用左截词符。

（3）通配符、连字号和撇号：①检索引擎将姓名中的连字符（－）和撇号（′）视为空格处理；②可以尝试使用带空格或不带空格两种形式的姓名进行检索。例如：AU＝OBrien OR AU＝O Brien 返回姓名的两种不同形式；③检索带连字符的检索词时，可以输入带通配符与不带通配符的两种形式。例如：TS＝hydro-power 返回包含检索词 hydro-power 和 hydro power 的记录；TS＝hydro＊power 返回包含检索词 hydropower 和 hydroelectricpower 的记录；TS＝hydro power 返回在任何位置包含检索词 hydro 和 power 的记录，如 hydro-power、hydro-electrical power 和 hydro-mechanical power。

3. 检索词不区分大小写：可以使用大写、小写或混合大小写。例如：AIDS、Aids 以及 aids 可查找相同的结果。

4. 可以使用引号进行词组检索：若要精确查找短语，可用引号进行词组检索。例如：当输入 plasma infusion 时，系统将执行 plasma AND infusion 检索。使用引号之后，"plasma infusion"将检索包含精确短语 plasma infusion 的记录。适用于"主题"和"标题"检索。

（二）可供检索的字段

1. 主题字段（topic）：输入"主题"检索词，可检索标题、摘要、作者关键字及 Keywords Plus（有数据库创建的索引词，由文献引用的参考文献标题中频繁出现的重要词组成）四个检索字段。

2. 标题字段（title）：标题是指期刊文献、会议录论文、书籍或书籍章节的标题。要检索期刊标题，请选择"出版物名称"字段。

3. 作者字段（author）：输入作者姓名，可检索作者、书籍作者、团体作者、书籍团体作者及发明人。首先应输入姓氏，再输入空格和作者名字首字母。若只输入一个名字首字母时，系统将自动添加星号（＊）通配符。因此，输入 Johnson M 与输入 Johnson M＊ 相同。在作者姓名的每个名字首字母后输入通配符。例如：Johnson M＊ S＊ 是一个有效的检索式。注：检索姓氏时，在通配符前至少要输入两个字符，例如：sm＊。

4. 出版物名称字段（publication name）：输入出版物名称，可以检索英语和原语种标题出版物名称。输入出版物全称或部分名称后跟通配符，例如：Cell Biology＊，可找到 *Cell Biology International*、*Cell Biology International Reports*、*Cell Biology Research Progress* 等中发表的论文记录。用引号将期刊标题引起，可以查找精确匹配的期刊标题；多种期刊查找，可使用布尔值运算符 OR。

5. 出版年字段（year published）：输入 4 位数的具体年份或年份范围进行查询，例如：输入 2020，2018—2020。注意请勿使用通配符来表示年份范围。例如：将检索 2010—2019 这九年的记录，若输入 201＊ 将返回错误的消息。

6. 地址字段（address）：输入机构和/或地点的完整或部分名称来查找相关文献。例如：Univ 和 University 可查找记录中的地址字段出现检索词"Univ"的机构。注意：输入全名时，不要在名称中使用冠词（a、an、the）和介词（of、in、for）。例如：可以输入 UNIV Pennsylvania，但输入 University of Pennsylvania 将导致错误信息。此外，常见地址检索词、许多机构名称在数据库中采用缩写形式（可查看缩写列表）。例如：单词 Department 可能缩写为 Dept 或 Dep。对于检索"某大学某学院"时，可以使用 SAME 运算符来限制合并后的结果，它指定了由运算符连接的检索词位于同一地址，而不仅仅是位于相同的字段。例如：检索式 IBM SAME NY 检索"地址"字段（或"通讯作者地址"字段），就选中包含这两个检索词的记录。例如：IBM Res Corp，Yorktown Heights，NY 10598 USA。此外，在 Web of Science 核心合集和 Current Contents Connect 记录中，全记录的作者姓名后可能会带有上标数字。这表示已经在该作者姓名与其地址之间建立了关联。当单击数字链接时，系统也会转到"地址"字段，就可以从中看到作者的地址。

7. 作者识别号字段（author identifiers）：作者识别号是 Web of Science Researcher

ID 或 ORCID。例如：A-1009-2019 将查找由 Web of Science Researcher ID 为 A-1009-2019 的研究人员编写的文献记录。注意：不要在检索式中使用通配符（＊ ？ ＄），否则系统可能会返回不可预料的检索结果。

8. DOI 字段（digital object unique identifier）：数字对象标识符（DOI®）是电子文献的永久唯一标识符。它类似于用于唯一标识期刊的 ISSN，或用于唯一标识书籍的 ISBN。输入唯一的 DOI 代码可快速查找特定记录；输入一个或多个用 OR 检索运算符连接的代码可查找多个记录。

9. 编者字段（editor）：输入编者或机构作者的姓名。可以输入全名，或使用通配符（＊ ＄ ?）输入部分姓名，也可以使用布尔运算符（AND、OR、NOT）连接多个姓名。对于姓名，需先输入姓氏，后跟空格和作者的首字母大写，并且建议使用姓名的各种形式，例如：输入 Johnson M. L. 与输入 Johnson ML 返回的记录不同。

10. 团体作者字段（group author）：团体作者是被出版物（如文献、书籍、会议录文献或其他著作类型）赋予著作权的组织或机构。输入团体作者时，可以输入全名，或使用通配符（＊ ＄ ?）输入部分姓名。例如：检索 Worldwide ＊ 可查找例如以下的团体作者，Worldwide Network Blood & Marrow T，Worldwide Wave Investigators，Worldwide Study Grp 等。

五、作者甄别

在通过作者检索时，经常会出现同名作者混淆的情况，作者甄别就是为了避免这一问题而设的。在"作者检索"框里输入想要检索的作者姓氏的全称及名字的首字母，并结合作者姓名、组织和学科类别进行限定来具体甄别，就可以获得目标检索作者的所有记录文献。

例如：欲检索 2015 年诺贝尔生理学或医学奖获得者屠呦呦的发表文献，在"作者检索"框里输入 Tu YY 进行查询，在作者姓名中选择姓名的各种书写形式，在组织机构名称中选择中国中医科学院，在学科中选择药学/药理学，即可获得屠呦呦的所有记录发表文献（图 4-5）。

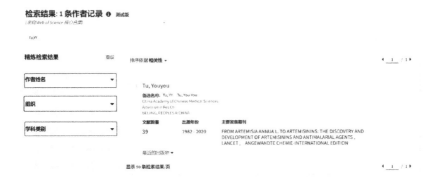

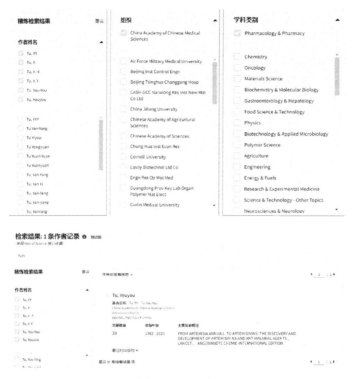

图 4-5 作者甄别案例步骤演示图

六、被引参考文献检索

通过被引参考文献检索，可以查询被引用文献的信息，可以查到有哪些论文引用了此文献，从而了解后人对该文的评价、利用、改进等信息（图 4-6）。第 1 步，输入有关被引著作的信息，各字段用布尔逻辑运算符 AND 相组配；第 2 步，选择被引参考文献并单击"完成检索"。

可检索字段如下。

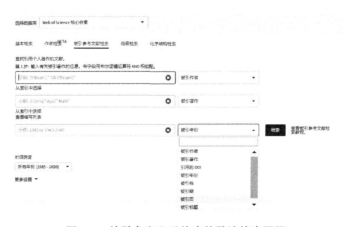

图 4-6 被引参考文献检索的默认检索页面

1. 被引作者（cited author）：检索框内输入被引文献作者姓名，采取姓氏全拼、名字首字母书写的方式。

2. 被引著作（cited work）：检索框内输入被引文献期刊名、书名和其他出版物名称的缩写形式。具体可参照网页链接的期刊名称缩写列表进行查询。

3. 被引年份（cited year）：框内输入被引文献发表年。

4. 其他字段：引用的 DOI（cited DOI）、被引卷（cited volume）、被引期（cited issue）、被引页（cited pages）、被引标题（cited title）。

如欲检索陈竺院士 2020 年发表在期刊 *Cell Research* 的文章引用情况。选择被引作者字段，输入 Chen Z，被引著作字段输入 Cell Research，被引年份字段输入 2020，检索结果见图 4-7。

在图 4-7 中可见有 3 篇文献被人引用，且均显示其引用信息。以最后一篇为例，点击"完成检索"按钮后，则显示具体引用文献信息。

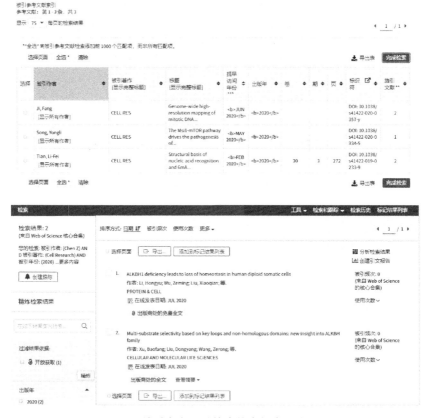

图 4-7　被引参考文献检索的案例步骤演示图

七、高级检索

Web of Science 中的高级检索可使用字段标识、布尔运算符、括号和检索结果集来创建检索式，并且可以通过语种和文献类型限制检索结果。其结果可显示在页面底部的"检索历史"中。它只限于来源文献检索，不用于引文检索。

1. 高级检索是为有经验的用户准备的，它有 3 个优点。

1）可在检索提问框内直接输入带有字段标识符（field tags）的检索词或检索式，更加精确且快捷。

2）可以进行检索历史保存（save history）操作，以便日后检索同一课题文献时调用已保存的检索式（open saved history），无须重新检索，保证检索的一致性。

3）可以利用 Search History 中先前用过的检索式进行逻辑组配检索。

2. 高级检索的默认检索页面及案例示例检索：高级检索为有经验的用户准备，常用的布尔运算符：AND、OR、NOT、SAME、NEAR；主要的字段标识包括：TS＝主题、TI＝标题、AU＝作者［索引］、AI＝作者识别号、GP＝团体作者［索引］、ED＝编者、SO＝出版物名称［索引］、DO＝DOI、PY＝出版年、CF＝会议、AD＝地址、OG＝机构扩展［索引］、OO＝机构、SG＝下属机构、AB＝摘要、AK＝作者关键词、KP＝Keyword Plus©、SA＝街道地址、CI＝城市、PS＝省/州、CU＝国家/地区、ZP＝邮政编码、FO＝基金资助机构、FG＝授权号、FT＝基金资助信息、SU＝研究方向、WC＝Web of Science 分类、IS＝ISSN/ISBN、UT＝入藏号、PMID＝PubMed ID、ALL＝所有字段。

如欲检索陈竺院士 2020 年发表在期刊 *Cell Research* 的文章情况，输入见图 4-8。

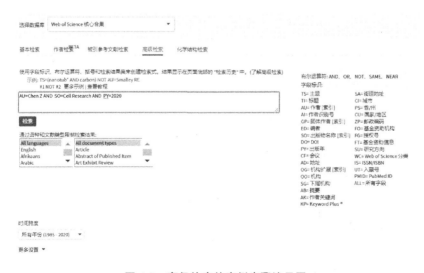

图 4-8　高级检索的案例步骤演示图

八、检索历史

所有执行过的检索式都列在检索历史列表中，可以保存检索历史/创建跟踪，打开保存的检索历史，进行组配或者删除检索式以对检索结果进行更新（图 4-9）。

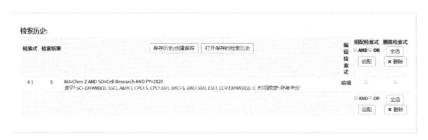

图 4-9　高级检索的检索历史演示图

九、检索结果显示

打开检索结果，就可得到检索结果显示的具体题录。可以从结果中二次检索，或者对出版年、学科类别、文献类型等进行过滤来精炼检索结果，并且可以分析检索报告，创建引文报告（图 4-10）。

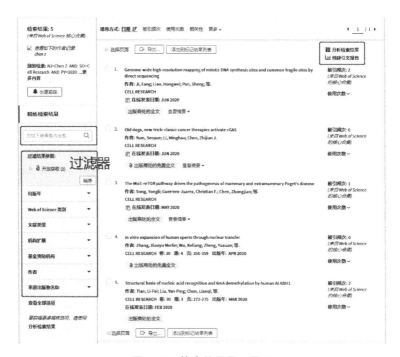

图 4-10　检索结果展示页面

1. 分析检索结果：点击右侧的分析检索结果链接，可以从多种类别对结果进行分析，如文献类型、机构、基金资助机构、作者、国家、来源出版物等。以文献类型分析为例，可选择结果以树状图、柱状图的可视化图像展示。同时也会通过文献记录展示每个类型的具体条数目，以及占总篇数的百分比（图 4-11）。

点击可视化图像上的数字链接，可以查看对应类型文献的详细记录情况（图 4-12）。

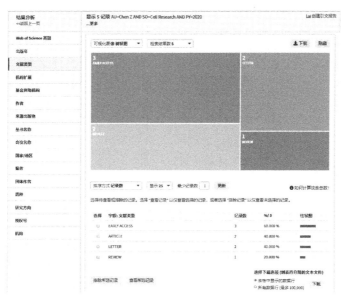

图 4-11　检索结果分析页面

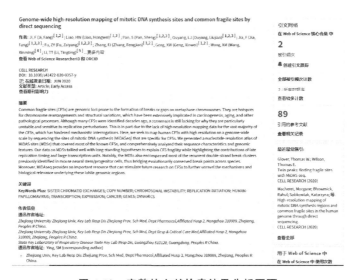

图 4-12　完整的文献检索结果分析页面

2. 检索结果保存：可视化图像可直接下载以图片格式保存，所选检索记录可以按表格中显示的数据行或所有数据行以制表符分隔的文本文件进行保存。

十、Web of Science 的管理分析功能

如同 Web of Knowledge 平台上其他数据库一样，Web of Science 具有如下管理分析功能：输出记录（output records）、保存检索并创建跟踪（save searches and create alerts）、创建引文跟踪（create citation alerts）、分析检索结果（analyze results）、创建

引文报告（create citation report）、精炼检索结果（refine results）和 EndNote 在线保存和管理参考文献（save and manage your references online with endnote）。具体管理分析功能在检索历史和检索结果部分已有涉及，此处不展开具体描述。

第三节 引文分析工具

一、期刊引文报告

（一）期刊引文报告简介

期刊引文报告（journal citation reports，JCR）是科睿唯安提供的期刊分析工具，它通过分析 Web of Science 核心合集中自然科学和社会科学领域的期刊和会议录文献引用数据，在期刊和学科领域层面考察研究影响力，用期刊影响因子和四分位法（quartile）等指标定量说明世界高水平期刊在某个学科领域的影响，是国内外学术界公认的多学科期刊评价工具。据 JCR 2020 年报告，JCR 共收录了 12 171 种期刊，其中包括 9 370 种自然科学期刊，3 486 种社会科学期刊，1 658 种金色开放获取期刊和 7 487 种混合式期刊。

（二）JCR 内容

通过 JCR 中各种引用指标，包括期刊影响因子（journal impact factor，JIF），以及有关期刊的开放获取内容和作者的描述性数据（图 4-13、图 4-14），可快速了解该期刊在全球研究领域中的角色和影响力。在 JCR 的期刊简介界面中，可以获取如下信息。

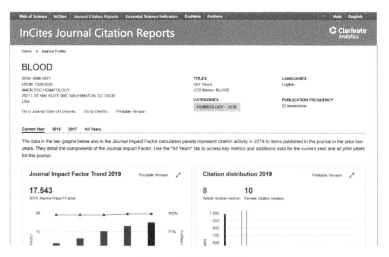

图 4-13 期刊基本信息

Current Year　2018　2017　All Years

Key Indicators - All Years　　Export

Customize columns

Year	Total Cites	Journal Impact Factor	Impact Factor without Journal Self Cites	5 Year Impact Factor	Immediacy Index	Citable Items	% Articles in Citable Items	Average JIF Percentile
	✓Trend	Trend	Trend	Trend	Trend	Trend	Trend	Trend
✓2019	165,117	17.543	16.722	14.823	3.190	494	85.43	99.342
2018	161,906	16.601	15.559	13.206	3.465	486	83.54	99.315
2017	167,858	15.132	14.024	12.365	3.478	577	84.40	97.887
2016	161,962	13.164	12.179	10.891	3.215	622	86.33	97.857
2015	158,063	11.847	10.921	10.235	2.674	728	87.91	97.857
2014	150,854	10.452	9.598	9.567	2.415	853	90.74	97.794
2013	149,865	9.775	9.015	9.609	2.288	1,012	92.69	97.794
2012	143,670	9.060	8.084	9.338	2.106	1,251	93.45	96.269
2011	140,118	9.898	8.760	9.785	1.876	1,568	94.58	97.794
2010	135,857	10.558	9.586	10.075	1.980	1,280	97.11	97.727

图 4-14　期刊描述性数据

1. 期刊的影响因子。分子中的引用和分母中的可引用项均链接到文献数据的可导出列表。

2. 根据作者的隶属关系，快速确定哪些机构和地区对期刊的影响因子有贡献。

3. 确定哪些文章和综述对期刊的影响因子贡献的引用最多。

4. 轻松识别混合期刊中的开放获取文章。

5. 评估期刊被引文网络中的其他期刊引用情况。

（三）影响因子

学术期刊的 JIF 或影响因子（impact factor，IF）是一个科学计量指数，反映了在给定期刊中最近两年中发表的文章的年平均被引用次数。它经常被用来代替期刊在其领域内的相对重要性。具有较高影响因子的期刊通常被认为比具有较低影响因子的期刊更重要。

JIF 的计算公式如下，以计算 2019 年 JIF 为例：

$$2019\ JIF=\frac{Citationsin\ 2019\ toitemspublishedin\ 2017+2018}{Number\ of\ citableitemsin\ 2017+2018}$$

如计算期刊 *BLOOD*（ISSN：0006-4971）的 2019 年 JIF，其计算过程如下：

$$2019\ JIF=\frac{\begin{array}{c}Citationsin\ 2019\ toitemspublishedin\\ 2017\ (10924)\ +2018\ (7724)\end{array}}{\begin{array}{c}Number\ of\ citableitemsin\\ 2017\ (577)\ +2018\ (486)\end{array}}=\frac{18648}{1063}=17.543$$

（四）检索示例

以检索 2020 年血液学领域影响因子最高的期刊为例。具体检索过程如下：①通过 Web of Science 中“Journal Citation Reports”链接进入 JCR 检索界面；②点击界面中“Browse by Category”进入学科领域列表；③点击“Category”按照学科名称排序；④下拉列表，找到血液学“HEMATOLOGY”；⑤点击血液学对应的期刊数目，进入期刊列表；⑥点击期刊影响因子排名第一的期刊名称"BLOOD"，进入该期刊的具体信息页面（图4-15～图4-18）。

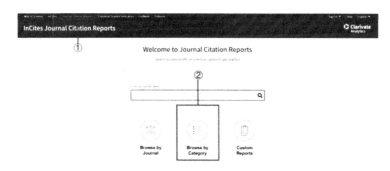

图 4-15　JCR 检索界面

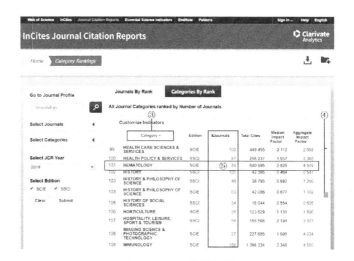

图 4-16　JCR 筛选界面

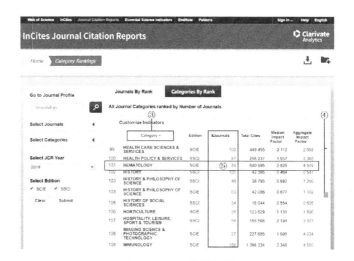

图 4-17　血液学领域期刊列表（按 2019 年 JIF 从高至低排序）

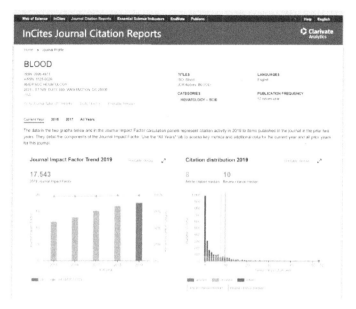

图 4-18　期刊详细信息界面

二、基本科学指标

（一）基本科学指标简介

基本科学指标（essential science indicators，ESI）是由美国科技信息所于 2001 年推出的基于 Web of Science 核心合集数据库，是衡量科学研究绩效、跟踪科学发展趋势的基本分析评价工具。通过 ESI 可找出在某个研究领域具有影响力的国家/地区、机构、论文、期刊和研究前沿，对研究绩效和发展趋势进行长期的定量分析。基于期刊论文发表数量和引文计算，ESI 提供对 22 个学科研究领域中的国家、机构和期刊的研究绩效统计和研究实力排名。

（二）ESI 用途

ESI 数据来自近 10 年以来 Web of Science 核心合集（仅 SCI 和 SSCI）的 12 200 种期刊中文献类型为论著（article）和综述（review）的信息集，每 2 个月更新一次。其中，致编辑的信（letters to the editor）、更正（corrections）、摘要（abstracts）和撤回的文章（retracted articles）均不包括在内。这些文章的引文计数来自在 Web of Science 核心文献集中索引的期刊。在 ESI 中，一种期刊只能指定一个学科研究领域。一些综合性期刊，如 *Science* 和 *Nature* 杂志在许多不同领域发表研究成果，因此被归类为多学科期刊。在这些多学科期刊上发表的论文将根据引用期刊的代表性分配到一个领域。例如，如果论文中大多数引用的参考文献都涉及神经科学期刊，则该论文将归类为神经科学。

ESI 可以提供如下内容：①分析机构、国家和期刊的论文产出和影响力；②按研究领域对国家、期刊、论文和机构进行排名；③发现自然科学和社会科学中的重大发展趋势；④确定具体研究领域中的研究成果和影响力；⑤评估潜在的合作机构。

（三）ESI 基本操作界面

通过网址 https：//esi. clarivate. com/直接进入或 Web of Science 界面上方的 Essential Science Indicators 进入 ESI 基本操作界面（图 4-19）。

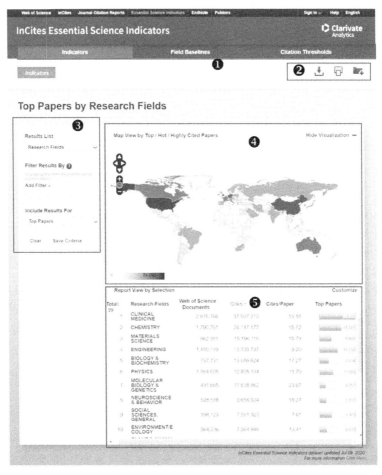

图 4-19　ESI 首页界面

❶ESI 提供了资料指标（indicators）、领域基线（field baseline）和引文阈值（citation thresholds）等内容；❷用户可分别点击 3 个按钮来下载 PDF、CSV 或 XLS 格式的资料文件，直接打印检索结果或查看、编辑、删除自己的个性化报告；❸条件设定区：用户可以根据多个选项来筛选资料集，包括研究领域、作者、机构、期刊、国家/地区、研究前沿等；还可以选择不同的显示结果，包括高影响力论文、高被引论文、热门论文等；❹图示区：用户可以查看数据的可视化结果，通过点击 Show Visualization 和 Hide Visualization 来显示或隐藏地图；❺结果区：用户可以看到结果的详细内容，还可以通过点击 Customize 自行设定结果区显示的指标

（四）资料指标（Indicators）

1. 简介：资料指标是 ESI 中最重要的内容。通过资料指标可以获取不同研究领域、作者、机构、期刊、国家/地区和研究前沿（图 4-20）的高水平论文（top papers）、高被引论文（highly cited papers）和热点论文（hot papers）。

高被引论文：统计近 10 年内所发表的 22 个学科领域的论文，在统计时间点，被引次数在同年同学科中达到该学科的前 1％的论文。

热点论文：统计近两年内发表的论文，在统计时间点，近两个月的被引次数达到该学科的前 0.1％的论文。

高水平论文：高被引论文与热点论文取并集后的论文集合。

研究前沿：统计高被引论文之间的引证关系，采用共聚类分析得出的一组关键词。

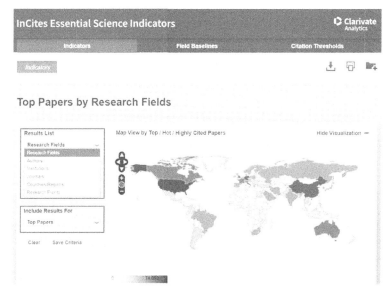

图 4-20　ESI 资料指标首页

2. 操作示例。

1）查找武汉大学进入全球前 1％的学科（图 4-21、图 4-22）：①点击指标（indicators）选项；②选择研究领域（research fields）；③在增加筛选条件（add filter）中选择机构（institutions）；④输入机构全名"Wuhan University"，点选下方提示显示的机构全名"WUHAN UNIVERSITY"；⑤选择显示高水平论文（top papers）或高被引论文（highly cited papers）或热点论文（hot papers）；⑥在结果区，从左至右依次显示研究领域（research fields）、论文数（web of science documents）、被引次数（cites）、平均被引用次数（cites/paper）、高水平论文（Ttop papers）或高被引论文（highly cited papers）或热点论文（hot papers）的数量。

2）获取武汉大学在各 ESI 学科的高水平论文、高被引论文或热点论文：在图 4-22 步骤⑤中选择获取高水平论文、高被引论文或热点论文列表。点击图中各学科领域对应的条形图，可获取该学科领域的高水平论文、高被引论文或热点论文列表（图 4-23）。下拉列表，最后一项学科领域"ALL FIELDS"包括已进入和未进入全球前1%的所有 ESI 学科论文指标信息（图 4-24）。

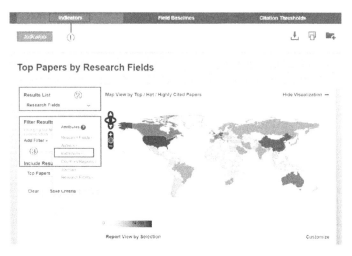

图 4-21　选择资料指标及筛选条件

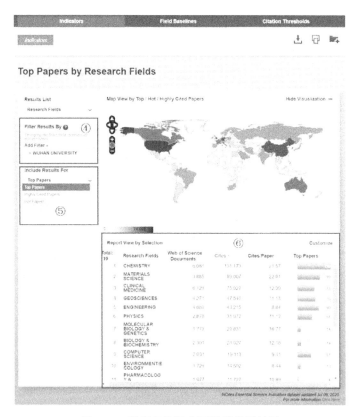

图 4-22　选择机构及获取学科类别结果

Report View by Selection				Customize
Total: 19　Research Fields	Web of Science Documents	Cites ˅	Cites/Paper	Top Papers
1　CHEMISTRY	6,081	131,173	21.57	
2　MATERIALS SCIENCE	3,885	89,007	22.91	95
3　CLINICAL MEDICINE	6,128	75,927	12.39	72
4　GEOSCIENCES	4,271	47,540	11.13	76
5　ENGINEERING	4,888	43,215	8.84	90
6　PHYSICS	2,876	31,972	11.12	61
7　MOLECULAR BIOLOGY & GENETICS	1,779	29,831	16.77	14
8　BIOLOGY & BIOCHEMISTRY	2,301	28,027	12.18	14
9　COMPUTER SCIENCE	2,031	19,113	9.41	57
10　ENVIRONMENT/ECOLOGY	1,729	14,592	8.44	13

图 4-23　获取 ESI 前 1% 学科论文指标信息

Report View by Selection				Customize
Total: 19　Research Fields	Web of Science Documents	Cites ˅	Cites/Paper	Top Papers
10　ENVIRONMENT/ECOLOGY	1,729	14,592	8.44	13
11　PHARMACOLOGY & TOXICOLOGY	1,077	11,727	10.89	9
12　SOCIAL SCIENCES, GENERAL	1,212	9,274	7.65	32
13　PLANT & ANIMAL SCIENCE	769	8,650	11.25	11
14　NEUROSCIENCE & BEHAVIOR	645	7,974	12.36	11
15　IMMUNOLOGY	529	7,030	13.29	6
16　MATHEMATICS	1,413	6,511	4.61	14
17　MICROBIOLOGY	564	6,050	10.73	7
18　AGRICULTURAL SCIENCES	372	5,003	13.45	10
0　ALL FIELDS	43,737	581,724	13.30	

图 4-24　获取所有 ESI 学科论文指标信息

3）获取机构在 ESI 学科的影响力排名（图 4-25）：①在指标选项（indicators）界面，选择机构（institutions）；②在增加筛选条件中选择研究领域（research fields）；③系统会出现 22 个 ESI 学科的下拉菜单，选择学科领域，如 Clinical Medicine；④在结果区，从左至右依次显示了机构名称（institutions）、国家/地区（countries/regions）、论文数（web of science documents）、被引次数（cites）、平均被引用次数（cites/papers）、高水平论文（top papers）或高被引论文（highly cited papers）或热点论文（hot papers）。

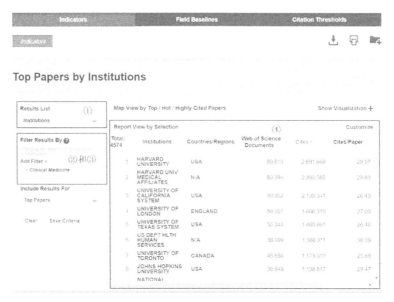

图 4-25　获取机构在 ESI 学科的影响力排名

4）获取 ESI 各学科的研究前沿（图 4-26）：①在指标选项（indicators）界面，选择研究前沿（research fronts）；②在增加筛选条件（add filter）中选择研究领域，选择学科，如 Clinical Medicine；③如选择高被引论文为结果输出类型，在结果区从左至右依次显示了研究前沿的数量（total）、研究前沿的具体内容（research fronts）、高被引论文数（highly cited papers）和平均年（mean year）；④用户可以通过点击包含高被引论文数的蓝色横条图，来获取每一篇高被引论文的详细信息。

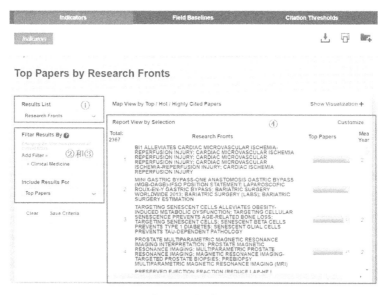

图 4-26　获取 ESI 各学科的研究前沿

（五）领域基线

领域基线（field baselines）是研究领域论文的年度预期被引用率，是评价的基准线。该基线从引用率（citation rates）、百分位（percentiles）和领域排名（field rankings）三个方面提供相应基线信息（图 4-27）。

1. 引用率（citation rates）：引用率是每篇论文每年的平均引用率。

2. 被引百分位（percentiles）：百分数定义引文活动的水平。最小引用次数越大，位于百分位越靠前。

3. 领域排名（field rankings）：提供了 10 年引用率和高被引论文的总数。

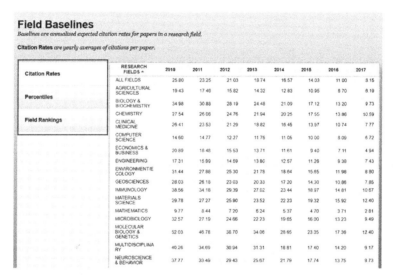

图 4-27 ESI 领域基线首页

（六）引文阈值

引文阈值（citation thresholds）是通过对研究领域中的论文按引用计数进行降序排列，然后选择论文的最高分数或百分比来获得的最小引用数。该阈值从 ESI 阈值（ESI thresholds）、高被引阈值（highly cited thresholds）和热点论文阈值（hot paper thresholds）三个方面提供相应阈值信息（图 4-28，表 4-1）。

1. ESI 阈值：显示了在 10 年内，被引率排名前 1％的作者和机构以及排名前 50％的国家和期刊收到的引用次数。

2. 高被引阈值：显示了在 10 年内，指定年份发表的研究领域中每年被引率排名前 1％的论文收到的最少被引次数。

3. 热点论文阈值：显示了过去两年中发表的论文，在最近两个月内被引率排名前 0.1％的论文收到的最少被引次数。

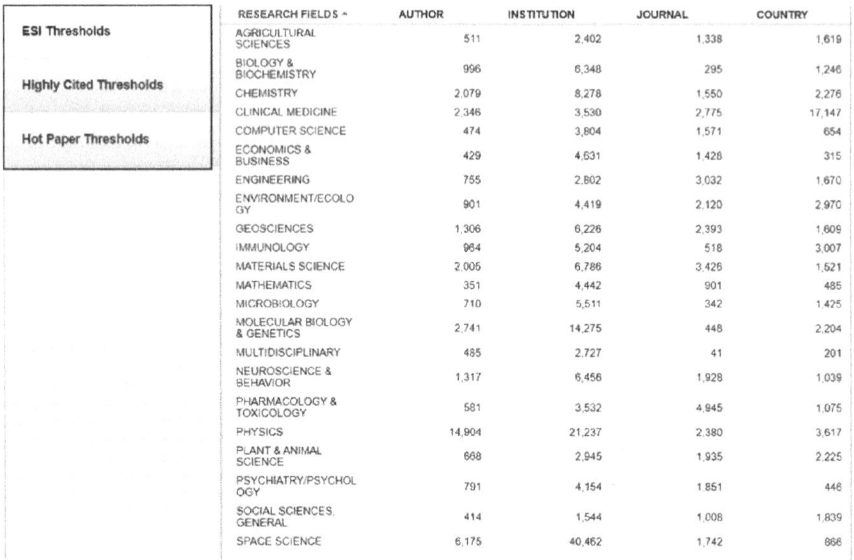

ESI Thresholds

Highly Cited Thresholds

Hot Paper Thresholds

RESEARCH FIELDS	AUTHOR	INSTITUTION	JOURNAL	COUNTRY
AGRICULTURAL SCIENCES	511	2,402	1,338	1,619
BIOLOGY & BIOCHEMISTRY	996	6,348	295	1,246
CHEMISTRY	2,079	8,278	1,550	2,276
CLINICAL MEDICINE	2,346	3,530	2,775	17,147
COMPUTER SCIENCE	474	3,804	1,571	654
ECONOMICS & BUSINESS	429	4,631	1,428	315
ENGINEERING	755	2,802	3,032	1,670
ENVIRONMENT/ECOLOGY	901	4,419	2,120	2,970
GEOSCIENCES	1,306	6,226	2,393	1,609
IMMUNOLOGY	964	5,204	518	3,007
MATERIALS SCIENCE	2,005	6,786	3,426	1,521
MATHEMATICS	351	4,442	901	485
MICROBIOLOGY	710	5,511	342	1,425
MOLECULAR BIOLOGY & GENETICS	2,741	14,275	448	2,204
MULTIDISCIPLINARY	485	2,727	41	201
NEUROSCIENCE & BEHAVIOR	1,317	6,456	1,928	1,039
PHARMACOLOGY & TOXICOLOGY	581	3,532	4,945	1,075
PHYSICS	14,904	21,237	2,380	3,617
PLANT & ANIMAL SCIENCE	668	2,945	1,935	2,225
PSYCHIATRY/PSYCHOLOGY	791	4,154	1,851	446
SOCIAL SCIENCES, GENERAL	414	1,544	1,008	1,839
SPACE SCIENCE	6,175	40,462	1,742	866

图 4-28　ESI 引文阈值首页

表 4-1　ESI 各统计指标引用阈值及统计年限

指标	引用阈值（%）	统计年限（年）
作者	1	10
机构	1	10
期刊	50	10
国家/地区	50	10
高被引文献	1	10
热点文献	0.1	2

第四节　中国科学引文数据库

一、概况

中国科学引文数据库（chinese science citation database，CSCD）创建于 1989 年，由中国科学院文献情报中心与中国学术期刊（光盘版）电子杂志社联合主办，并由清华同方光盘电子出版社正式出版，是我国第一个引文数据库。CSCD 收录了我国数学、物理、化学、天文学、地学、生物学、农林科学、医药卫生、工程技术、环境科学和管理科学等领域出版的中英文科技核心期刊和优秀期刊千余种。CSCD 具有建库历史最为悠久、专业性强、数据准确规范、检索方式多样、完整、方便等特点,自提供使用以来,深受用户好评,被誉为"中国的 SCI"。

CSCD 分为核心库和扩展库,数据库的来源期刊每两年遴选一次。核心库的来源期刊经过严格评选,是各学科领域中具有权威性和优秀性的核心期刊;扩展库的来源期刊经过大范围遴选,包含我国各学科领域较优秀的期刊。经过定量遴选,专家定性评估,2019—2020 年度 CSCD 收录来源期刊 1 229 种期刊,其中英文期刊 228 种,中文期刊 1 001 种;其中核心库期刊 909 种(以备注栏中 C 为标记),扩展库期刊 320 种(以备注栏中 E 为标记)。从 1989 年至今已积累收集论文记录超过 545 万条,引文记录 7 684 万条。年增长论文记录 20 余万条,引文记录 250 余万条。CSCD 具有内容丰富、结构科学、数据准确的特点,除具备一般的检索功能外,还提供新型的索引关系——引文索引,使用该功能,用户可迅速从数百万条引文中查询到某篇科技文献被引用的详细情况,还可以从一篇早期的重要文献或著者姓名入手,检索到一批近期发表的相关文献,对交叉学科和新学科的发展研究具有十分重要的参考价值。

CSCD 于 1995 年出版了我国的第一本印刷本《中国科学引文索引》,1998 年出版了我国第一张中国科学引文数据库检索光盘,1999 年出版了基于 CSCD 和 SCI 数据,利用文献计量学原理制作的《中国科学计量指标:论文与引文统计》,2003 年 CSCD 推出了网络版,2005 年 CSCD 出版了《中国科学计量指标:期刊引证报告》。2007 年 CSCD 与美国 Thomson-Reuters Scientific 合作,以 ISI Web of Knowledge 为平台(该平台上第一个非英文语种的数据库),实现与 Web of Science 的跨库检索,完成了与 SCI 数据库的整合查询。

CSCD 已在我国科研院所、高等学校的课题查新、基金资助、项目评估、成果申报、人才选拔以及文献计量与评价研究等多方面作为权威文献检索工具获得广泛应用。主要包括自然基金委国家杰出青年科学基金指定查询库;第四届中国青年科学家奖申报人指定查询库;自然基金委资助项目后期绩效评估指定查询库;众多高校及科研机构职称评审、成果申报、晋级考评指定查询库;自然基金委国家重点实验室评估查询库;中国科学院院士推选人查询库;教育部学科评估查询库;教育部长江学者;中科院百人计划。

二、基本检索

该数据库实现了与 Web of Science 的跨库检索,因此与 Web of Science 检索系统检索入口和方法相似,且有着类似的检索规则和检索字段,同时也具备检索结果的分析功能以及精炼检索结果的功能。本节侧重介绍 CSCD 的检索方法,关于检索结果的显示及处理参见本章第二节相关内容。

基本检索用于检索某主题相关的、某作者、机构或期刊发表的文献信息。用户可以输入中文及英文检索词,但检出文献量往往不同。由于 CSCD 所收录的期刊大部分都是中文期刊,且大部分英语内容是从中文内容翻译而来,因此推荐用户输入中文检索词，但仍有些记录中只包含了英文内容。因此如欲查全，可同时使用中、英文两种检索词。例如，欲检索 2019—2020 年发表的关于高血压的文献，可参照如图 4-29 进行检索。

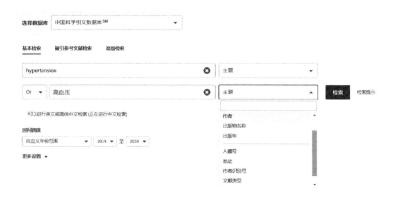

图 4-29　CSCD 基本检索页面

但需注意，检索式中空格分开的英语检索词，将使用 AND 逻辑，但空格分开的中文检索词，将不会使用隐含 AND 逻辑（图 4-30）。

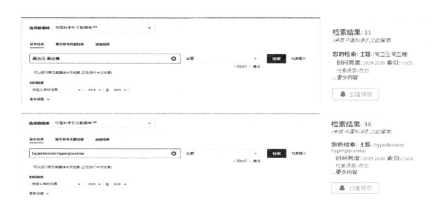

图 4-30　CSCD 检索式中空格逻辑的区别

三、被引参考文献检索

被引参考文献检索的方法与 Web of science 系统该功能检索方法相同，可以从被引作者姓名、被引著作名称、被引年份、引用的 DOI、被引卷、被引期、被引页、被引标题八个检索项进行检索。例如，欲检索陈竺院士 2002 年发表在《中华血液学杂志》的文章引用情况。选择被引作者字段，输入陈竺，被引著作字段输入中华血液学杂志，被引年份字段输入 2002，检索结果见图 4-31。可见该作者于 2002 年在该刊发表了 2 篇文献，检索者可选特定文献查看其引用文献信息。

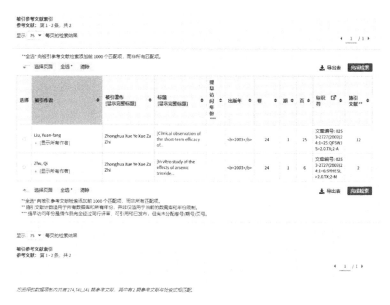

图 4-31　CSCD 被引参考文献检索

四、高级检索

与 Web of science 系统该功能检索方法相同，用户可使用字段标识、布尔运算符、括号和检索结果集来创建检索式。结果显示在页面底部的"检索历史"中。对于比较熟悉数据库使用的用户而言，高级检索具备较高的检索灵活性。详细操作可参看本章第二节。

第五节　其他引文检索系统

一、维普资讯《中文科技期刊数据库（引文版）》

（一）概况

《中文科技期刊数据库（引文版）》（chinese citation database，CCD）是维普在 2010 年全新推出的期刊资源整合服务平台的重要组成部分，是目前国内规模最大的文摘和引文索引型数据库。该产品采用科学计量学中的引文分析方法，对文献之间的引证关系进行深度数据挖掘，除提供基本的引文检索功能外，还提供基于作者、机构、期刊的引用统计分析功能，可广泛用于课题调研、科技查新、项目评估、成果申报、人才选拔、科研管理、期刊投稿等用途。

《中文科技期刊数据库（引文版）》收录文摘覆盖 8 000 多种中文科技期刊，引文数据加工追自 2000 年，是全新的引文索引型数据库，能帮助用户实现强大的引文分析功能，并采用数据链接机制实现同维普资讯系列产品的功能对接定位，提高科学研究的效率。

（二）功能

1. 灵活的检索方式：基本检索、作者索引、机构索引、期刊索引。

2. 强大的分析功能：多种文献类型引用统计、参考文献汇总、引证文献汇总、引用追踪、H 指数、知识节点链接、全文链接、高影响力元素揭示、合著作者、合作机构。

（三）检索方法

用户可以在检索页面进行基本检索、作者索引、机构索引、期刊索引。

1. 基本检索：简便快捷的一步式引文检索方式。按照文献信息检索被引用情况，可以从被引用文献的题名/关键词、题名、关键词、文摘、作者、机构、刊名、参考文献八个方面进行检索，检索结果按被引量降序排列，点击被引量链接可以查看有哪些后发表的文献引用了该文献，并且可以对检索结果选择、导出、查看参考文献、查看引证文献以及引用追踪。如欲检索陈竺院士 2002 年发表文献的引用情况，结果如下图（图 4-32）。

2. 作者索引、机构索引以及期刊索引，分别提供关于作者、机构以及期刊文献产出及被引情况分析汇编。查看三者的索引结果时均可按拼音、学科进行浏览，机构索引结果还可按地区进行浏览。

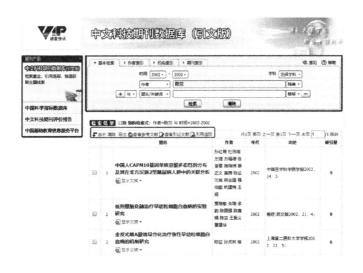

图 4-32 CCD 引文基本检索及结果显示页面

二、中国知网《中国引文数据库》

（一）概况

1. 数据来源：《中国引文数据库》又称《引文库》，是中国知网（CNKI）中的一个子数据库，是依据 CNKI 收录数据库及增补部分重要期刊文献的文后参考文献和文献注释为信息对象建立的、具有特殊检索功能的文献数据库。《引文库》已于 2015 年 3 月正式对外发布，目前共收录 4.6 亿条引文数据，并以每年 4 000 万条的速度扩增。

2. 核心价值：《引文库》通过揭示各种类型文献之间的相互引证关系，不仅可以为科学研究提供新的交流模式，而且也可以作为一种有效的科研管理及统计分析工具。

1）提供客观、准确、完整的引文索引数据。这是目前中国最大最全的引文数据库。

2）针对某一对象或主题提供相关统计分析数据，通过数据分析器得到的相关比较分析数据，可以供相关研究人员和科研管理部门使用。

3）为相关评价工作提供基础数据。

3. 访问途径。

1）直接访问网址 http：//ref. cnki. net。

2）通过 CNKI 主页导航，通过"引文检索"输入相应检索词，点击检索，或者点击"引文检索"的高级检索均可直接跳转到引文库。

3）通过 CNKI 主页导航，点击"中国引文数据库"链接访问。

（二）主要功能

《引文库》主要功能包括引文检索、检索结果分析、作者引证报告、文献导出、数据分析器及高被引排序等模块（图 4-33）。

（三）引文数据检索

1. 基本检索：可以输入被引主题、题名、关键词、摘要、作者单位、被引文献来源来检索被引文献。此外还可以检索被引作者、机构、期刊、基金、学科、地域以及出版社的文献引用情况。

2. 高级检索：可以从来源文献范围和被引文献类型进行选择，输入被引主题、作者、单位、来源与基金（精确/模糊），并且从出版年、被引年进行限定检索。如欲检索陈竺院士 2002 年发表文献的引用情况，如下图输入，并可对作者、机构、出版物、基金、学科、出版年进行被引文献的统计分析、引证文献分析以及文献导出（图 4-34）。

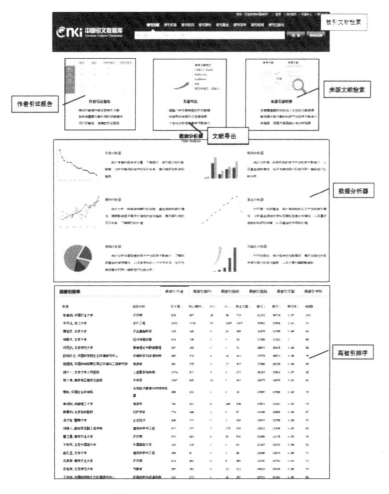

图 4-33　引文库主要功能页面

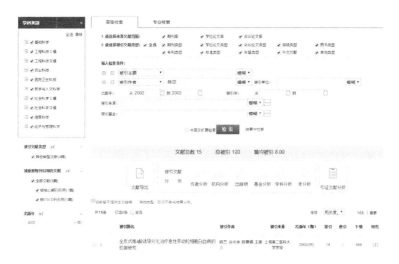

图 4-34　引文库高级检索及结果显示页面

3. 专业检索：用于图书情报专业人员查新、信息分析等工作，使用逻辑运算符和关键词构造检索式进行检索。同高级检索一样，可进行被引文献分析、引证文献分析以及文献导出（例子如上，输入参见图 4-35）。

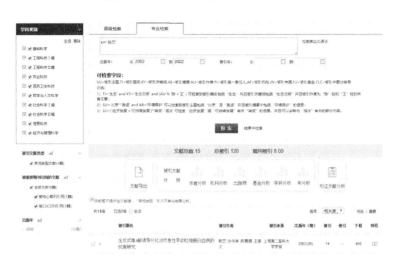

图 4-35 引文库专业检索及结果显示页面

三、Google 学术搜索

Google 学术搜索（google scholar，GS）是 2004 年 11 月推出的可以免费搜索学术文章的网络搜索引擎，索引了发表文章中文字的格式和科目，能够帮助用户查找包括期刊论文、同行评议论文、学位论文、书籍、预印本、摘要和技术报告在内的学术文献，内容涵盖自然科学、人文科学、社会科学等多种学科。

GS 引文检索功能包括检索某篇论文、某作者的论文、某研究领域论文以及某学术期刊论文的被引情况。在主页面点击菜单栏，选择高级检索，按检索条件输入即可（图 4-36）。如欲检索陈竺院士 2002 年发表文献的引用情况，按图 4-37 输入，检索结果按照文章的被引次数降序排列，且列出每一篇文献的引用次数、相关文章及网络上提供的不同版本的文献链接（图 4-38）。

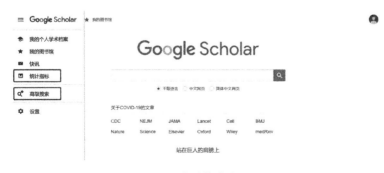

图 4-36 谷歌检索主页面

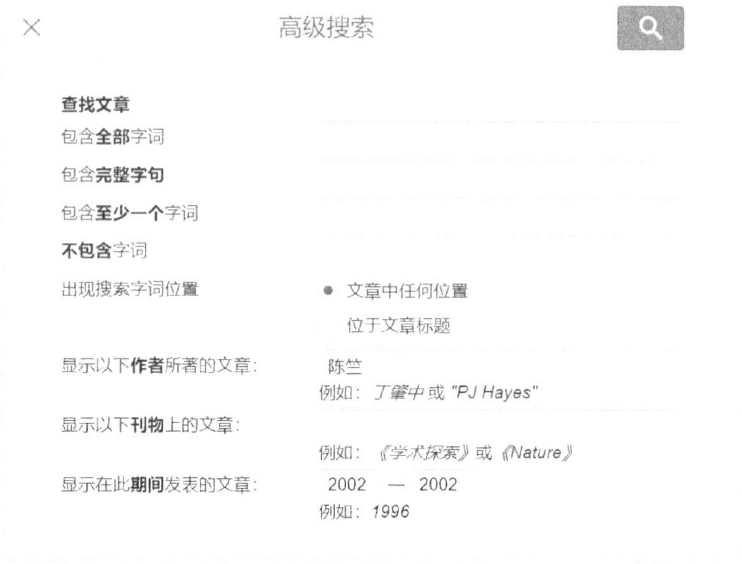

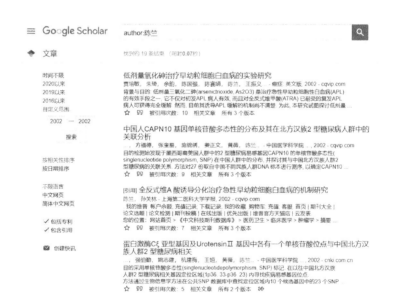

图 4-37　谷歌检索高级检索页面

图 4-38　谷歌检索高级检索结果显示页面

在主页面点击菜单栏，选择统计指标，可以看到期刊的评价系统（h5 指数和 h5 中位数），以反映各个领域杂志的影响力。h5 指数是指在过去整整 5 年中所发表文章的 h 指数。h 指在 2015—2019 年发表的 h 篇文章每篇至少都被引用过 h 次的最大值。出版物的 h5 中位数，是指出版物的 h5 指数所涵盖的所有文章获得的引用次数的中位值（图 4-39）。

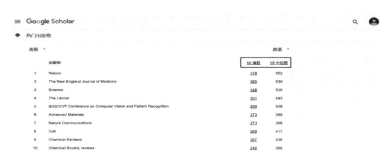

图 4-39 谷歌检索统计指标显示页面

参考文献

[1] 郭继军.医学文献检索与论文写作[M].5 版.北京：人民卫生出版社,2018.

[2] 陈红勤,梁平,杨慕莲.医学信息检索与利用[M].武汉：华中科技大学出版社,2014.

[3] Clarivate.Web of Science platform：Introduction[EB/OL].[2020－08－01]https://clarivate.lib-guides.com/webofscienceplatform.

第五章　医学文献阅读及技巧

第一节　前　　言

现代科学的发展是靠一代代人向新的科学高峰攀登的结果，在历史发展的漫长过程中，每一代人都是把前人认识的终点作为自己认识的起点，先辈们的艰苦努力与探索，为后继者开拓了前进的广阔道路。医学知识是人们在医学实践过程中的经验总结，而医学文献则是指能够记录医学知识的各种载体，是医务工作者和科研工作者的智慧结晶，记载了许多经验或是教训。就医学工作而言，任何一项诊疗技术的提高或创新，都是在掌握了一定量文献资料的基础上并结合实践经验才有可能成功。

实际上，对医学生来说，在课堂上所学到的是一些最基本的概念、论点、经验和方法，这些内容固然重要，但对独立钻研和日后工作仍显不足，因此必须继续再学习和再提高。在这个再学习的过程中，文献资料就成了帮助我们继续前进的主要助力。有学者提出"Find it yourself"这样一个口号，意思就是让求知者自己查阅所需文献资料。医学生必须逐渐学会通过查找医学文献来补充课堂上讲授知识的不足，使自己的知识更丰富、更深入、眼界更开阔。

第二节　文　献　来　源

根据不同的划分标准，文献的内容与来源多种多样，按不同的分类标准有不同的内容，但文献的内容与来源大致可分为出版物、加工层次、网络资料等方面。

一、出版物

1. 图书：图书是指对某一领域的知识进行系统阐述或对已有研究成果、经验、技术等进行概括、归纳而成的出版物。图书包括教科书、文集、专著以及工具书等，一般内容比较全面、成熟和可靠，能够提供完整、系统的知识，并且有助于系统全面地了解某一专业或领域的基本背景、历史发展过程以及现状，将人们正确地引入目前尚未熟悉的领域。

2. 期刊：俗称杂志，指有固定的名称、版式和连续的编号，能够定期或不定期进行出版的连续出版物。期刊的主要特点是内容新颖、信息量大、出版周期短、传递信息快而广、时效性强，能及时反映国内外各学科领域的发展动态。期刊主要有学术性期刊、快报性期刊和检索性期刊。

3. 科技报告：又称研究报告，是科学研究工作和开发调查工作成果的记录或正式报告。科技报告的特点是内容新颖、详细、专业性强、出版及时、传递信息快，是一种重要的信息源，尤其在某些发展迅速、竞争激烈的高科技领域，人们对科技报告的需求尤为迫切。

4. 会议论文：对大多数学科而言，除科技期刊外，会议论文是获取信息的主要来源。另外，由于许多科学领域的新进展、新发现、新成就以及新设想都是最先在学术会议上披露的，因此学术会议本身就是获取学术信息的重要渠道。

5. 学位论文：高等学校或研究机构的学生为取得某一专业领域的某一阶段的学位，在导师或是辅导老师的指导下撰写提交的学术论文，是学位制度的实施的产物。学位论文有学士论文、硕士论文和博士论文等，其研究水平差异较大，博士论文论述详细、系统，研究水平较高，参考价值大。

二、加工层次

按照对信息加工的方式和用途，大致可分为零次文献、一次文献、二次文献和三次文献；按文献的性质可分为学术性文献和资料性文献等。零次文献也称作第一手文献，是指人在经历过某一特殊事件或行为，撰写的目击描述或使用其他方式的实况记录，是有意识处理又未经发表的最原始资料，包括未发表的书信、草稿、手稿和各种原始记录。一次文献也称原始文献，是指直接记录事件经过、研究成果、新技术、新知识的论文、专著或是调查报告等文献，是已经发表过的资料。二次文献也称为检索性文献，是对一次文献的特征、内容要点进行加工整理，按照一定方法编排成为系统的、便于查找的资料。三次文献也称为参考性文献，是在利用检索性文献的基础上，对原始文献进行系统整理并归纳、概括和论述的文献，这一类文献通常具有主观、综合的性质。

三、网络资料

随着互联网技术的发展，除文字类资料外，其他形态的资料，如音像资料和互联网资料，这也为论文资料的搜集打开了另一扇大门，常用来搜索资料的网络主要有各大主题网站或者各种数据库，常见的有中国期刊网全文数据库、维普资讯网、万方数据等。文献资料的搜集途径为利用有关的检索工具（包括目录、索引和文摘等）、互联网检索系统、原始文献（包括专业期刊、专利文献、科技报告、会议文献、学位论文、标准和专著等）、三次文献（包括综述、百科全书、述评、手册和年鉴等）等多种渠道或方式搜集文献资料。

第三节 查询、阅读、综述文献的一般程序

文献的调研包括文献的查询、阅读和综述，建立一套完整的文献调研体系是医学

专业学习和科研生活的重要组成部分，也是进行借鉴经验、启迪思维、探寻创新的前提。随着医学科技的快速发展以及文献数量的显著增加，做好文献信息收集、整理、阅读、引用，对提高研究生的科研创新能力、顺利完成科学研究、提高科学研究水平具有重要的意义，正确合理引用文献、编辑文献也成为研究生论文写作过程中的基础能力。

一、查询文献的一般程序

（一）通过图书馆获取纸质文献

与论文选题有关的纸质文献资料主要存在于图书馆，馆藏资源全面、大量、新鲜，是真正的文献海洋，因此善于利用图书馆是每个大学生的基本功。在图书馆进行文献资料收集需要从两个方面入手，即需要熟悉图书分类法以及相关工具书。

全国大多数的正规图书馆的图书分类都是统一的，即《中国图书馆分类法》。该分类体系把全部图书分为五大部类、22个种类。例如：马列理论 A（1 个种类）；哲学 B（1 个种类）；社会科学 C～K（9 个种类）；自然科学 N～X（10 个种类）；综合性图书 Z（1 个种类）。

工具书是信息资料的重要来源。工具书种类很多，凡是用以搜集材料、按照特定方法编排，以便解难释疑时查考的图书，都称为工具书。按照编制特点和用途，印刷型工具书有以下几大类：①目录、索引、文摘；②百科全书；③年鉴；④手册、名录；⑤词典、字典；⑥表谱、图录；⑦类书、政书。

以上工具书中，字典、词典、百科全书、手册、类书、政书、年鉴、名录、表谱、图录属于参考类工具书，可以直接提供具体的知识与资料，供读者参考引用；书目、索引、文摘则属于检索类工具书，可以提供文献资料线索，引导文献查找。

（二）通过网络数据库获取电子文献

在计算机和网络环境下查找文献资料就是通常意义所说的文献资料检索，是大学生写作论文获取资料的主要方法，也是现代科学研究人员获取信息和文献的主要手段。通过网络接口，直接登录一些权威、专业的网络数据库，借助自带的搜索引擎和检索策略搜集相关文献，更是当前最普遍的一种文献获取方式。评价文献检索工作质量有 3 个指标：查全率、误检率、准确率。查全率是评价检索系统从资源库中检出相关文献成功度的一项指标，即检出的相关文献数量占全部相关文献数量的百分比。准确率是检索到的相关文献数除以所有被检索到的文献数得到的比率。误检率是检索到的不符合要求的文献数除以所有被检索到的文献数得到的比率。

1. 选取关键词或主题词：学术论文的关键词多为专业术语，用语规范且意义明确，尽量不使用过长的动词和短语。不同文献之间关键词存在一定差异，尽可能地引申出多的相关的关键词能够提高查全率。

2. 确定检索途径：检索途径就是确定文献的信息源，也就是文献的搜索位置，一般高校或是研究单位都会购置一定数量的数据库，查阅信息源的数据库数量越多、范围越大，那么查询的文献信息就越全面。目前使用比较多的网络数据库有：①国内三大全文数据库：维普、万方、中国知网（CNKI）。②文摘型数据库：Embase、Pubmed等。③全文数据库：EBSCOhost、OVID、SpringerLink、ProQuest 等。④期刊数据库：SD、Wiley、Ingenta、Blackwell 等。这些网络数据库都是接受文献出版单位正式授权的权威网络发布平台，数据量庞大，文献众多，种类齐全，格式规范，知名度高且有广泛的用户群。

3. 优化检测策略：搜集文献的过程如同沙海淘金，一次文献检索就能精准获得需求的文献概率很低，所以经常需要优化检索策略、反复进行检索才能获得满意的效果。检索平台一般会提供"概念相关"和"词形扩展"功能。概念相关功能是根据学科领域中不同专业词汇所代表的概念之间存在的关系，帮助读者了解概念之间的相关性及在系统中的表示方法，减少无目的的尝试，从而提高检索效率；词形扩展功能则是提供检索项之间的逻辑关系控制，如果要提高检准率，则可以添加多个逻辑关系，进行多种的检索控制，如相关度排序、时间控制、词频控制、精确/模糊匹配等，适合于对检索方法有一定了解的学生或工作者。

4. 文献筛选：通过上述的文献查询过程，一般能获得少则数十篇，多则上百乃至数百篇文献。由于在学习和工作中精力有限，这就需要科技工作者根据工作需要筛选出最为重要的文章优先看，这里侧重于和研究领域最为相关及最具有参考价值的文献。文章的被引次数、刊物的影响因子能够直观反映文章的参考价值，这类文献值得筛选出来深入研读，但要注意在一些相关引用文献中的评价。

5. 查漏补缺：进行查漏补缺的原因是不论选择何种检索策略总会遗漏一些重要的文献，尤其是最新发表的文献，因此在文献阅读的同时，需要根据参考文献或检索内容的更新及时补充。

二、阅读文献的一般程序

文献检索只是进行文献调研的第一步，检索基本完成之后就需要在大量的文献中相对精准地提取有用信息。想要在学术领域有所发展，应该广看论文，深入学习，才能厚积薄发。读文献不可心浮气躁，而是要沉下心来，根据实际需求进行阅读。

（一）确定文献阅读范围

文献阅读的范围与进行文献调研的目的密切相关。出于了解某一领域的目的，专业书籍和综述是最好的资料，专业书籍能够提供基本的概念和概况，而综述是对历史、现状和发展趋势等进行总结；全面掌握领域现状通常需要较好的查全率，并对所收集的信息进行分门别类整理，从而得到完整的信息；寻找方法、关键问题或是跟踪特定专题则并不需要对大量的文献进行调研，通常精准阅读最为相关的文献往往能达到事半功倍的效果。

（二）选择阅读方法

并不是每一篇文献都要逐字逐句的研究分析，过分追求文献全文是精力的一种浪费。颜目和摘要是文献的窗口，通过这个窗口能够了解文献的核心内容和整体构架，在此基础上进行图表及相应介绍的浏览能够进一步得到文章的大意。对自己课题最有启发、在领域内具有开拓性贡献或者里程碑意义的文章值得深入仔细阅读，需要通读全文甚至是反复研读。

（三）文献整理与输出

阅读文献尤其是较长的文献是一个获取大量信息的过程，不可避免地要面临容易遗忘的问题，这就需要将获得的信息进行归纳总结，一方面能够增强记忆，另一方面可以便于日后需要时进行查找。最简单的是在文献中直接进行标注或者注释，即使是简单的几句话，在阅读经过很久之后也会有很大的帮助；也可以在 word 或 excel 等办公软件中根据文献内容做分类整理记录，将一篇文章归纳成言简意赅的文字以便日后查阅或应用；更为科学高效的方法是使用 endnote 等文献管理工具进行分门别类的管理，同时可以加注 label、review item 等。

三、综述文献的一般程序

医学文献综述（review）是作者将所收集的各种文献资料、自己的实验结果进行系统的整理归纳和分析比较之后，针对某一专题的历史背景、研究现状、争论焦点以及发展的前景等多个方面和维度进行融汇，同时贯穿作者本人的观点而撰写的具有总结性、综合性和评论性的一类文章。高质量的综述文献通常是高屋建瓴，能够精准合理地提出方向性和指导性的建议和评论。对于科研人员来说，从搜索的海量信息中锁定领域进展，从时间维度与空间维度梳理名家权威观点，并将以上信息资源进行高质量地加工，归纳成文献综述，应该是水到渠成的事情。

（一）确定综述方向

确定综述领域其实是初步收集材料的过程，通常需要收集相关课题最近 3～5 年甚至是更长时间的原始文献和关注方向的研究成果。

（二）综述选题及信息提取

阅读、归纳、整理搜集好的资料之后，在结合自己专业学习和工作中的实际情况基础之上，需要遵循先进性、科学性、实用性和可行性等原则确定综述题目。需要指出的是，素材性质文献的质量高低将会直接影响最后综述的整体水平，因此在选题过程中，选取具有代表性、里程碑性和可信度高的文献十分重要。

（三）提纲拟定及综述撰写

当阅读的资料达到一定数量之后，在分析、综合已掌握的资料的基础上，需要列出综述提纲，也就是基本框架，这样不仅思路清晰，也能提高效率。不同的资料的价值或者重要程度不一，接下来筛选重要文献素材进行细读，抓住其主要观点和结论，将内容根据写作提纲逐项展开，进一步丰富和翔实综述内容。一般情况下，综述需要注意基本观点与总体内容相一致，在如实反映参考文献作者观点的基础之上，有所取舍地论述自己的观点，另外如果是进行评论性综述，作者在带有一定的倾向性的同时，仍然需要列出不同观点的参考文献，以做到全面和相对公允的表述。

（四）调整和补充

作者在写作过程中通常会根据需要进行结构的调整和内容的补充。综述初稿成型后，或多或少会存在一些逻辑与内容的不协调，因此需要反复修改以及补充，例如内容的增减、结构的调整和数据的核对等。综述成稿之后推荐在有关专家和同行审阅之后发表，力求做到主题明确、层次清楚、文字精练、数据可靠、表达准确。

第四节 确定文献阅读范围

大数据时代，搜索获得具权威性与价值性的文献资源进行学习是科学研究的有效助力。高效地从大量的文献信息中"海淘"到"为我所用"的信息资源，也就是筛选权威而有用的文献资源是进行后续科研工作的必备前提，因此，有的放矢地确定文献阅读范围至关重要。

一、文献阅读顺序

进入新的研究领域时，阅读最新发表的文献也许不能很好地理解和掌握，可尝试先阅读一些专业书籍、毕业论文或是综述。教科书和专业书籍是了解基本梗概和总体情况最好的资料，但书籍集订的速度很慢，导致增加新信息和研究成果有一定难度；毕业论文一般能够比较全面地概括该领域的历史背景、研究的进展和现状，以及需要解决的问题，还会概括介绍作者研究的出发点；而综述是某一领域的专家学者在深入引用大量相应领域重要论文的基础上，对特定主题的研究现状和发展动向进行论述，对于新人入门可能会达到事半功倍的效果。

在相应领域有一定积累后，需要进行专业领域文献的阅读，较为实用的阅读顺序为：先国内后国外，国内母语文献易于理解，国际文献相对复杂，两者结合能够了解相应领域的国内外进展；先当前后既往，当前文献更具新颖性，而既往文献虽然可能陈旧但却能够追本溯源；先中心后周边，前者帮助确立知识骨架，后者适用于有一定了解之后的触类旁通；先热门后冷门，热门文献提示发展动向，但热门和冷门总是相对而言而且并不是一成不变的，一些文献可能另辟蹊径，具有独特的价值。

二、筛选学术趋势

（一）知识发现系统

目前用得较多的知识发现系统有超星发现的学术辅助分析、中文数据库的 CNKI 学术热点和学术趋势搜索、维普智立方、万方智搜等检索结果的分析功能，都能定位学术研究热点和研究趋势。

（二）国内外学术会议

学术会议是国内外的专业学者为促进学术交流、科学发展、课题研究而召开的会议，一般都具有权威性、前沿性、国际性、多元性和互动性等特点，其参会者一般为领域内的学生、教师或专家学者。在学术会议召开前，会议议题即代表最前沿的学术热点研究话题；会议期间，业界的国际国内顶级知名专家和青年才俊发表的观点及会议论文，均在一定高度反映相关领域学术的研究前沿；会议结束后，会议论文集及会议综述一定程度上代表当期相关领域的学术研究趋势。中文的会议论文集在 CNKI 和万方数据库中都有收录，国际学术会议文献索引收录在 CPCI 数据库（conference proceedings citation index）。

三、筛选高价值文献

高价值文献是具有创新性、代表性、权威性、重要性和实践性的文献，既可以是对所在领域有开拓性贡献或者里程碑意义的文献，也可以是对研究者具有启发意义或者能够使研究者对某一领域的认识更深入的文献。高价值文献往往有一个共性，就是在领域内被广泛引用。文献在各类专著或是论文中被引用的次数越多，越能说明该文献的学术影响力越大、质量越高。

引文分析法是利用数学及统计学对文献资源的引证与被引证现象进行比较、归纳、抽象及概括等逻辑方法，提示其中数量特征和内容关联规律的一种文献分析方法。从一篇高质量的文献出发，参考文献（cited references）可追根溯源到该作者最早阅读和引用的文献，"越查越早"的文献是前期作者的研究基础；施引文献（times cited）则可溯源到引用该文献的作者及观点，"越查越新"的文献可了解本主题最新发展趋势；相关记录（related records）则可溯源到与本主题相关的文献作者及观点，"越查越深"的文献可更进一步了解该主题涉及的交叉学术研究内容。沿着科学研究的发展道路，探寻着"早""新""深"的文献，分析其发展趋势、研究机构及权威作者，能快速掌握本主题学科领域的主流研究脉络。

第五节　如何阅读一篇文献

医学文献的阅读是医学科研从业人员的一项基本功，也是高层次学习的重要环节。扎实的文献阅读能力在医学科研道路上大有裨益，不但能够帮助了解和学习文献的基本内容、主要观点和研究方法，更有利于加深对文献科学理论与科学依据的理解和掌握；在培养阅读文献的兴趣习惯并且优化学习方法的同时，更能培养钻研精神，同时也在阅读文献过程中不断提高思维能力与创造能力。许多文献值得反复研读，正如宋代文学家苏轼告诉我们的："旧书不厌百回读，熟读深思子自知。"我们以期刊文献为例介绍文献的基本结构，以及融会贯通地读懂文章主旨、思路和技巧方法。

一、医学文献的基本结构

医学文献一般包括：①标题（Title）；②摘要（abstract）和关键词（key words）；③引言（introduction）；④材料和方法（materials and methods）；⑤结果（results），其中包含表格（tables）、图（figures）和图例（figure legend）；⑥讨论（discussion）；⑦参考文献（references）。不同的期刊对上述的要求顺序不同，如可能将材料和方法放在讨论之后。

（一）标题

标题的作用在于提示论文的主题或要点。文献的标题一般很短，但是每个词都是经过作者认真斟酌以力求精确、完整、简练，并且能够反映出论文的主要内容，从而引起读者的注意力。

（二）摘要

摘要记述了研究的目的、主要内容、结果和结论的梗概，不仅是论文准确的概括，还会提供必要的细节。摘要一般会简洁地阐明：①问题的提出，主要是介绍研究的基本背景及拟解决的问题；②问题的解决，包括为解决问题所设计的研究中所采用的研究对象、重要的实验材料和方法；③本研究的发现，有针对性地摘录研究的主要结果，给出重要结果的数据，但不含有图表；④结果的意义，陈述研究结果的意义或是基于结果的分析。

（三）引言

引言的主要作用在于阐明本研究的必要性。引言的最佳格式是从一般（general）到具体（specific）的过程，呈漏斗型结构，依次回答以下问题：为什么研究题目非常重要？目前在该领域已知哪些内容？还有什么未知而又需要作者解决的问题？

（四）材料和方法

材料和方法是一篇文章中最容易阅读和理解的部分，和结果及讨论中数据出现的逻辑顺序相一致。当看到作者的结果和讨论时，如果对材料和方法感兴趣，可以在对应的位置相对容易地找到。

（五）结果

结果是作者研究中发现内容的集中而又具体的呈现，包括数据及图表，可以全面地报告引言中所提出问题相关的结果。一篇高质量的文章，其研究的结果应该是一个非常严谨而富有逻辑的系列：从浅到深、从现象到机制，既有一定的深度，又不是同一个层面许多数据的堆砌。

（六）讨论

讨论的主要作用是回答引言中提出的问题，是从具体（specific）到一般（general）的过程。首先阐述该研究是否已经达到了预期的目标，是否已对提出的问题做出了合理的解答，同时也会对解答做必要的解释；其次能够说明该研究中的每个发现的意义，指出论文的创新点与他人结果的不同之处；最后会说明整个研究的意义和重要性。讨论部分写作的质量和作者阅读文献的数量和质量有直接关系，有足够的优质文献阅读量才能保证一篇文献讨论部分的质量。

（七）参考文献

参考文献为读者提供一篇文献进行撰写所参考的信息来源，为读者深入学习提供了便捷而有效的方式。通过参考文献，可以了解一些领域内的专家学者相关的学术成果并进行文献追踪。同时，如果对文中某一些专有词汇弄不明白，也可根据参考文献进行"追根溯源"，找到需要的文献。

二、文献阅读策略

讲究文献阅读策略的深层原因是因为文献价值的不同，因此需要有选择性地进行文献阅读。首先在阅读文献之前，阅读目的要明确，也就是我们应当清楚要从文献的各个部分中获得何种信息、解决何种问题。知晓医学论文的各构成部分的作用和功能，有侧重性地阅读感兴趣的部分，这种有针对性的阅读方式能够极大地提高阅读的效率。

（一）标题浏览

如果说摘要是一篇文献精简的总结，而标题则是摘要的核心，也是全文主要内容最为精练的概括。首先，通过标题阅读，知道相应研究领域目前的热点。其次，由于阅读标题相对简单快捷，所以可以避免文献数量过多所导致的阅读量过大的问题；对于相关领域和相近专业也能够有所了解，这更是对日后的研究进行必要的知识储备。

如果对文献标题的内容感兴趣，可进一步深层次地阅读文献。

（二）摘要式阅读

摘要能够简要说明研究的主要目的、内容和结果，不仅是论文清晰、准确的概括，还能够提供研究中必要的或者关键的细节内容。那么何种文献需要进一步阅读摘要部分呢？一般来说，通过文题阅读认为某一文献是目前研究领域的热点；或者比较感兴趣作者在整个研究中做了何种工作，取得了何种进展、有何种启示等。目前大多数的文献检索系统、文献出版方或是期刊的网络主页都提供免费的论文摘要，我们通过选择性地阅读摘要能够直接快速地了解文献研究的主要内容。

（三）方法部分的阅读

对于绝大多数文献，方法这一部分内容描述的是通用或者类似的研究分析手段，因此可以简单浏览甚至是跳过不读。但是当文献所采用的方法不甚理解，可能影响结果部分的解读，或者文献正好描述的是日后研究将要用到的方法，就需要我们仔细进行阅读。另外，如果发现文献的研究结果存在疑问，这时也需要我们回过头来认真阅读文献中实验方法、统计分析是否有误或存在不足，从而给出相应合理的解释。

（四）全文式阅读

如果阅读的文献研究内容与我们目前从事的研究课题非常相关，或者是非常感兴趣的领域，再或者文献研究内容可能对我们有很大的启发时，就需要我们进行全文阅读。需要指出的是，全文阅读的数量一般不会太多，基本维持在每周1～2篇，并且需要对于存疑部分进行标记便于之后查阅解决，对文章的重要的部分或关键内容进行标注，如文章新颖的视角、有效的例证或者提示性的观点等。

三、如何精读一篇文献

文献阅读是能够高效获取知识的过程，但也是一个耗时和相对枯燥的过程。每个人阅读文献的习惯可能不尽相同，尤其是精读文献的方法。在这里笔者给出精读一篇文献的建议，仅供参考。

（一）带着问题阅读

高效阅读文献的前提是带着目的性去阅读，因此可以在阅读一篇文献之前，提出一系列最基本但具有明确目的性的问题：这项研究的目的或是基本假设是什么？作者使用哪些方法来开展这项研究？作者得到了哪些结果？作者如何分析得到的结果，得出何种结论？

（二）通读全文

第一遍通读全文争取明白每句的大意，重点关注作者提出的思想、实验的原理以及对数据的分析，初步地尝试回答上述的基本问题。需要注意的是，阅读过程中有一些不太好懂的地方，尤其是一些特殊的方法、术语或是词汇不能理解，建议做好标记后仍继续往下读完全文，以免时时查询混乱思维，打断对文章整体思路的了解。

（三）关注标记

这时可以有针对性地解决标记的部分，对于不了解的专业术语、方法或是外文词汇，可以查询专业书籍、工具书或是词典，甚至是查找毕业论文或是其他文献，也可以咨询相应领域的专家、学者或是师长，以扫清后续重复阅读的障碍。

（四）反复阅读

在基本解决标记内容的基础上，再一次甚至是多次进行文献的阅读，此时不仅要回答读文献之前的基本问题，更重要的是要有更深层次的发现以及形成自己的评价和思考，例如：文献是何种性质？科研价值与创新性如何？文献的假设是否合乎逻辑，证据是否足够？文献的不足之处是什么，换作是自己将如何进行研究和论证？文献最重要的 take home message 是什么？是否提出并反驳了相反的观点？是否影响了自己之前的认知？文献的描写是否有条理、清晰易读？最为巧妙的推理手段或方法是什么？

第六节　文献阅读注意事项

所有的研究者都要花费相当一部分精力用于阅读文献才能丰富自己的知识面，为顺利进行科研工作打下基础，而养成适合自己的一套文献阅读体系是非常重要的。当在大量重复练习中逐渐形成了自己的套路后，会更加提高自己的效率，但在阅读文献中仍有一些事项需要注意。

一、多加思考，合理评判

阅读文献的目的是为了学习尚未了解或掌握的专业科学知识，或者是了解某一领域的历史背景和研究进展。因此，在我们完成一篇文献的阅读之后，应该自问：阅读该文献之后对于达到自己的预定目标是否有帮助？或者说有哪些收获？可想而知，得到的帮助越大、收获越多，就说明文献质量越高。我们可以根据这个标准，逐步学会如何去对文献质量进行鉴别，从而避免在价值不大的文献上消耗过多时间，能够高效地阅读文献。

金无足赤，人无完人，我们也要学会采用批判的眼光看文献。一篇文章写得再好也可能存在不足，尤其是当一个结果存在多种可能的解析，对这些解析考虑是否周全是决定结论是否可靠的关键。看完一些高水平文献之后，如果细心分析的话，也许能发现不同于作者讨论或者推论的观点，所以我们可以适当深入思考文章有哪些不足，应该怎样改进。这样的锻炼可以帮助自己养成严谨的思维习惯，防止自己犯类似的错误，也可以提高自己的科研水平。当然，有些论文本身质量并不高，可能不值得花费大量精力研读，这时候可以再进一步检索其他文献。

二、做好笔记，分类管理

阅读过程中做好记录，例如作者的核心贡献，包括作者提出的创新性的观点、研究思路、分析方法；作者对于前人类似研究成果相对比较中肯、恰当的评价，一般综述性论文中评价和分析的内容较多，而研究论著中此类内容多出现于文献的"引言"部分；我们自己对论文的理解与评价，例如作者的研究思路、论点、方法和算法是否具有价值，与同类成果相比较有哪些优劣；阅读过程中不能很好理解或者需要后续进行查阅或深入探讨的难点；另外在阅读英文文献初期，我们也需要记录一些值得学习、借鉴的表达方式与语句，这对于后续进行文献撰写非常有价值。

如果我们首次阅读文献时所做的笔记很到位，当以后重新阅读该文献时将会非常高效。经过一段时间的积累，随着阅读文献的数量的增加，就需要将已阅读过的文献进行分类整理，比如首先创建一个文献阅读目录，在此基础上按照研究领域或研究方向对笔记进行整理、归纳、总结，形成针对该领域或研究方向的综述，这在学生完成某一阶段的学习后，撰写学位论文时是非常重要的一部分，不过这也是目前部分研究生在完成学位论文过程中感觉比较困难的部分。

三、反复实践，熟能生巧

相对于大学的教科书而言，期刊论文并不是系统的知识体系。读者必须自己在了解整个领域基本背景的前提下，从数十篇甚至上百篇文献中撷取出其中的关键而又精简的内容片段，化零为整，组织搭建形成系统的知识体系，然后才有办法深入阅读有价值的内容并且达到消化吸收的目的。培养组织知识的能力不可能只利用业余的零星时间，而是需要依靠持续而有规律地阅读大量的文献来进行摸索与体会，达到融会贯通、厚积薄发的效果。阅读文献应当由浅入深，也就是早期不要过度追求阅读的数量与难度，而是以读懂为原则，才能在日积月累的过程中，实现由量变到质变的飞跃。有价值的文献可以根据需要进行适当的温习，比如读取之前的笔记，或是对比自己的试验结果，也可以与新查询到的其他文献进行对比。

在医学科学领域，绝大部分高质量文献都是采用英文撰写的。在文献的海洋中，如果阅读文献的速度过慢，在有限的时间内获得有效的信息是比较困难的，因此必须练习阅读英文文献并且逐步达到高效阅读。由于英语毕竟不是我们的母语，刚开始阅读英文文献可能会有诸多不适应的地方，尤其是当英文功底不够好的时候，这都是正常现象。这时候建议我们先从单词开始，再深入关注到句型语法，逐层把英文基本功打扎实，而且要树立信心、持之以恒，相信经过一段时间刻苦练习之后就会熟能生巧。

四、知难而进，各个击破

即使在基本适应了英文阅读环境的情况下，阅读文献的过程中还是难免会遇到一些较大难度的论文，这时候可能就需要我们下工夫进行克服，尤其是在面对与自己的研究课题紧密相关、高影响力或者具有里程碑意义的文献，更是需要迎难而上，攻克这类文献有利于掌握关键思路及方法，突破研究学习中遇到的瓶颈，可能起到事半功倍的效果，也会树立我们阅读和学习的信心。

阅读文献过程中遇到困难，究其原因一般源于 3 个方面：第一，文献所涉及学科知识尚不熟悉，这是专业领域入门的学习人员都会遇到的问题，针对这种情况，我们可以对不了解的部分先做好标记，查阅该学科或是领域在现阶段广泛使用的教材或是著作，逐个了解或掌握原文献中涉及的学科知识点之后，再进行原文献的重复阅读；第二，文献在撰写时整体的描述或逻辑引用了不熟悉甚至是没有了解过的研究成果，而且是在此基础上设计与实现的解决方案，对此我们可以查阅引用的原始文献，梳理目前阅读文献使用的研究方案及其与原始文献研究成果的继承关系，必要时还可以绘制思维导图，按照逻辑顺序与继承关系依次克服难点；第三，文献中得到研究结果的研究方案的设计难以理解，包括其中的方法和算法等，对此我们可以查找文献的研究方案部分进行阅读，如果仍然未能解决疑惑，可以向周围的专家学者或是师长请教，或者搜索阅读作者发表的其他同类文献获得所需要的信息，还可以直接向文献的作者发送电子邮件进行咨询。

第七节　整理与综合文献

信息本身就是一种资源，而知识就是信息的过滤、整合和积累。文献管理就是这样一整套的文献管理和使用的体系，借助一定的软件，将文献进行有效的录入和归类，帮助科研工作者形成个性化的知识管理体系，简化文献引用的流程，让科研工作者能够高效、简洁、方便地进行文献调用。如何更好地积累文献，尽可能多地掌握文献，将它们融会贯通，是医学研究要掌握的硬功夫。

一、文献管理软件

整理文献的目的是能够快速找到所需信息，可以根据年限、研究方式、研究方法、研究结果等，按照共性或是逻辑对研究文献进行归结整理。"工欲善其事，必先利其器"，文献整理也离不开文献管理软件，想要以后在科研的海洋里"砍柴"，就必须花费一些精力来掌握文献管理软件的使用，借助这些软件就能更高效地管理、引用文献，形成个性化的知识管理体系，助力科学研究。我们在这里简要介绍 3 个常用的文献管理软件。

（一）Zotero

Zotero 是一款开源、跨平台的轻量化知识管理软件，其文献生态非常丰富，有众多插件可供使用，其特色主要有：在浏览器端利用 Zotero Connector 可以实现对各大主流数据库（web of science、pubmed、science direct 等）或搜索引擎（google scholar、百度学术、research gate 等）文献信息的一键抓取，抓取内容包括文献元数据、PDF、网页链接等；跨平台实时同步功能，便于随时随地在多平台访问文献；可与第三方云存储（如坚果云）绑定，达到无限扩展 Zotero 存储空间的目的。

Zotero 也有一些缺点，比如界面较为简陋，功能比较单一；软件内部无法进行 PDF 预览和标注预览等。

（二）Mendeley

Mendeley 是一款文献管理软件，同时也宣称为学术社交网络平台。Mendeley 功能非常强大，总体来说有以下特点：支持搜索 PDF 全文，可以在 PDF 文档中做相应的标记和注释，突出文章重点部分便于后续复习和查询；支持文献分享，甚至注释和标记也可以分享，便于课题研究的合作或协作；强大的社区功能是 Mendeley 的精髓，现在新兴的文献评价标准 Altmetric 参考因素之一就包括 Mendeley 的社区功能，如利用 Plum Metrics 评价系统了解论文的关注度分享情况。

Mendeley 的主要缺点是界面字体偏小；不能自定义文献类型；PDF 识别和搜索有时不太准确；在线服务速度较慢等。

（三）Citavi

Citavi 是一款文献管理和知识组织软件，距今已有 20 多年历史。经过这么多年的发展，Citavi 软件的作用已经超越了文献管理，深入到了知识管理和项目管理领域。Citavi 除了具有以上两款软件的特点之外，还有以下特色：既是文献参考管理工具，也可以将知识进行组织整理成为我们自己的知识数据库，例如可以对收集来的文献进行阅读、提问、解答、摘录、笔记、做读书卡片等等；笔记功能异常强大的，笔记分为摘要、目录、直接或间接引用、总结、文件或图片引用、评论、想法和分级等，使用者就可以分门别类地进行记录以及检索，整体操作非常方便快捷；Citavi 软件内置的 PDF 阅读功能同样非常强大，且支持文件的标注和修订等操作，所以在使用 Citavi 过程中能够不再依赖专门的 PDF 阅读器软件；可以对文献的条目建立任务以便后续进行追踪和观察，比如对文献阅读进度、论文撰写进程、获取资料提醒、图书馆还书备忘等进行相应标注。

当然 Citavi 也有自身的一些缺点，比如功能过多和过于繁杂，让初学者望而生畏，学习成本较高；单一项目文献数不大于 100 条；只有 Windows 版本；升级需付费等。

二、文献的综合与总结

熟练运用任何好用的软件只是一项技能，知识信息的获取离不开大批量多批次的文献阅读。在实际学习过程中，文献阅读需要耗费大量时间，而且文献读过过后的遗忘在所难免，当我们需要复习时，只能从头看起，非常浪费时间和精力，因此文献的总结就变得尤为重要。

（一）文献笔记

在看文献时能够进行笔记的内容多种多样，既可以对专业术语和不懂的地方做标记和注释，也可以列出文献的实验原理步骤图，整理数据分析和论证过程，还叫以总结文献的基本框架、创新点或是对于自己的启发等，方便我们进行文献的梳理和复习。文献笔记的方式可以根据个人习惯以及实际阅读深度选择。比如直接标注、纸质笔记或是采用办公软件整理等。

1. 直接标注：许多文献可以采用电脑或是平板电脑等多种电子设备进行阅读，我们可以直接在文献中进行标记，比如高亮、下划线或是添加注释。也可以根据个人喜好选择将文献打印出来进行阅读标注。直接在文献中标注更适用于专题或领域文献量较小的情况，由于日后的查阅或者查询都要将文献打开，尤其是文献量较多的时候可能需要逐篇查询，因此不利于后续的系统化查询。

2. 纸质笔记：把专业术语、单词、概念和原理知识等记录在笔记本上，定期复习能在很短的时间进行掌握，这是对初学者来说最基础但也是最有用的方法之一。经过一定积累，建议采用思维导图的方式，文字描述不用很多，可以了解作者文献的大致思路和文献的构架，这种方法对于记忆特别有帮助，也非常有利于我们自己以后写 SCI 时构建框架和思路。纸质笔记的缺点在于仅有一份，不利于保存、复制和转移，容易遗失。

3. 办公软件笔记：采用 word 文档或 excel 表进行文献笔记，可以对文献进行精简的总结，要把全文做核心提炼、总结，要包括文献的创新点、解决的问题、用到的方法等，如果文献中有实验流程图可以剪切到文件中保存。采用电子化的笔记方式可以更加便捷的存储和查询，便于不同文献之间进行对比、筛选，也帮助寻找想法或是思路，尤其是文献越积累越多的情况下，系统的笔记方法能够逐渐形成自己庞大而有条理的知识库，知识体系也会变得越来越完善。

（二）文献小结

在阅读某一领域或者专题的一定数量文献之后，可以进行文献小结，目的是对这些文献进行有逻辑的总结和归纳，方式和内容可以十分灵活。根据自己的实际需要，内容可以从文献的标题、摘要或者讨论部分摘抄部分原话，在此基础上加上自己的理解和观点，形成一个相对完善、有逻辑的类似小综述（mini review）的小结，也可以是针对某研究方法进行的比较总结。需注意的是，文献小结是针对阅读文献后的收获进行的整理，不用刻意满足前沿性强或完整度高等文献综述的要求。

（三）文献综述

文献综述是对文献资料进行系统的整理、归纳、分析和比较后，撰写的具有综合性、总结性和评论性的一类文章。文献综述除了梳理重要的研究进展外，很重要的一个内容是对相关研究进展评述，同时要对学科领域存在的问题、未来的发展趋势等进行预测和展望，这需要作者具有一定的研究基础和学术功底。在本章第二节中已经给出综述文献的基本思路和具体方法，在此不做赘述。

参考文献

[1]　郭继军.医学文献检索[M].3 版.北京:人民卫生出版社,2012.

[2]　程芳.如何利用信息检索助力论文写作[J].中南财经政法大学研究生学报,2020,(4):12-20.

[3]　马新亮.医学文献阅读和写作技巧[J].心脏杂志,2004,16(4):387-389.

第六章 医学科研选题与查新

第一节 医学科研概述

医学科研是医学科学研究（medical science research）的简称，是运用科学的方法，揭示人类生命奥秘与疾病的发生、变化规律，探索有效防治疾病、提高生命质量的技术、手段和方法的实践活动。其研究对象是人体的生命现象及疾病规律。其本质是对医学领域的未知事物进行科学的研究与分析。

医学科研不同于其他科研，具有更鲜明的研究方法及内容的复杂性。

医学科研具有探索性、继承性、积累性及创新性，与其他科学研究工作比较，具有以下突出特征。

1. 研究的对象特殊：医学研究对象主要是人，具有复杂性。必须从生物学、心理学、自然和社会环境等因素来综合考虑研究过程，同时要确保人身安全，从而进行严密科学的设计。

2. 研究的方法困难：因研究对象是人体，所以要求从伦理道德角度考虑，许多实验不允许在人体上直接进行，必须采取间接的模拟方法，如动物实验，然后才逐步进行临床试验，从而增加了科研的困难性。

3. 研究的内容复杂：各种研究都是以人体为中心展开的。其器官系统具有独特性、整体性，又有内在的特殊活动规律，具有更高的研究深度和广度。

当今医学科研有以下特点：医学的信息获取由手工检索向信息化检索转变；发展趋势呈高度分化和综合；研究深度由细胞水平向分子水平转变；研究形式由单学科向多学科协作转变；研究规模由单中心向多中心转变；科研目的由单纯的科研向效益型科研转变。

医学科研基本程序包括选题及制订计划、计划实施、资料处理和分析及总结四个阶段。其中选题是科学研究的首要环节和战略性步骤。

第二节 医学科研选题来源与种类

医学课题具有 4 个方面内容：具体的研究目标、具体方法和依据、研究方案及技术路线、完成课题的基本条件。医学课题选题是指遵循一定的原则和程序来提出和确定具体研究问题的过程。

一、医学科研的选题来源

（一）计划性项目

指根据国家和地区科学技术发展规划所划定的研究任务，结合自己的学科、专业和人才、技术资源优势，从中选择自己能做到的项目，现阶段我国医学科学技术计划分为国家级项目、部级项目、省市级项目、地区级项目。

（二）单位项目

根据本单位实际工作需要，为解决一些关键性技术问题而开展的一类课题，并列入本单位科技计划的项目。

（三）行业和社会性项目

根据社会有关部门、企事业单位的需要，结合本学科专业和技术、人才优势，以科技服务的方式，进行有偿或赞助性的研究课题。

（四）自选课题

在实践工作经验的基础上，根据个人业务特长，技术水平及信息文献掌握的情况，选择自己感兴趣、又有助于复活经济建设和社会发展所需的研究项目。

二、医学科研课题种类

医学科研课题按照科研过程中所采用的方法分为动物实验研究和临床试验研究试、文献性研究、调查性研究。按照科研设计与实施时间关系分为前瞻性研究和回顾性研究。按照科研目的、意义和活动类型分为基础理论研究、应用开发研究、应用基础研究。

（一）医学科研选题原则

1. 创新性原则：创新是科研选题的首要原则。可分为两类：一类是原始创新，其多见于基础性研究，指基本概念或新方法上的建立或突破，或在新的领域内的拓展。另一类是次级创新，应用基础研究和大部分应用研究多属于次级创新。主要是对现有理论、概念、方法的补充和改良。医学研究不应特意苛求前所未有的创新，如果是在前人已有的基础上继续改进、突破、补充，也都是创新。

2. 实用性原则：医学基础和临床研究要解决的是医学实践中所遇到的问题。因此，课题选择一定要有临床意义和价值。如一味追求高级课题，却解决不了临床实际问题的，只会将临床科研选题引入误区，难以落到实处。

选题要充分考虑所能产生的社会效益、经济效益，对于能产生较大的社会、经济效益的课题，即使研究费用和推广应用投入大一些，也是值得的。

3. 可行性原则：选题要充分考虑是否具备完成所选课题的主观和客观条件。课题可行性指的是科研的技术指标、实施方案、设备及场所条件、材料及实验资源、经费等能否满足所选课题的要求。

（二）医学科研选题基本过程及方法

科研选题的基本过程为善于在观察、怀疑、灵感或幻想、实践中发现问题，提出问题（初始意念）；查阅文献；撰写综述；科研设计。

1. 科研课题指南、招标或指定：国家、省市自治区等各级科研管理部门每年会定期公布《项目招标指南》或有关文件，申报指南会非常明确地提出资助范围和鼓励研究的领域，需要科研工作者认真阅读指南，从中选择适合自己的研究课题。项目指南所列出的项目或课题一般宏观和笼统，立题时应该具体化和详细化。

2. 文献调研及学术交流：认真查阅国内、外文献，注意培养自己独立思考的能力，善于从文献中获得灵感、寻找空白及争论的问题。积极参加各种学术讲座、学术讨论、疑难病例讨论和学术会议等，发现对某一疾病的争论焦点，从而获得选题灵感。

3. 学科交叉及学科协同选题：多学科交叉已经成当今医学发展的趋势，各学科领域的新概念、新成果、新技术、新方法可以互相融合、移植，从而凝炼课题方向，为己所用。借鉴是科学研究的重要方法，从而得到从方法上、学术思想上的交叉、互融，达到学术理论之间的碰撞、互补和衔接。

有时一个大的项目或课题往往会涉及不同的专业方向和学科，科研分解成多个子课题或项目，各个子项目科研可来自同一单位的不同科室或不同单位的不同科室。

4. 医学工作实践：医学科研选题首先要面向医学科学研究中的实际问题，要善于观察发现在实践工作中遇到的新的疾病、治疗难题或机制，使之成为原始意念，进而发展为科研选题。对于教学型医院要适当开展一些基础研究，也是培养专业技术人才、提高临床诊治水平和加强学科建设的必然要求。

5. 已有课题的延伸：原有课题具备一定的研究基础和初步发现，选题可为原有课题的延伸及进一步研究，可以使科研进一步深入，从而取得进一步成果。

（三）医学科研选题注意事项

1. 切忌重复：研究者应扩大知识面，注意事物间的差异，加强专业素养，充分查阅文献，避免重复性研究。

2. 注重交叉：互相交叉、互相渗透是现代科学技术的最大特点。科学技术是从宏观到微观，多层次、多学科纵横交叉的结构体系。应注意加强学科间的横向联系和学科渗透。

3. 寻找空白：要注意寻找和发现本专业和相关学科领域中的空白点，注意开发那些最易出成果的领域。

4. 注意合作：要注意与相关学科、相关人员和机构、资源、设备、方法技术的合作，求得多方面的合作，以优势互补，提高研究的质量和水平，早出成果。

（四）医学科研查新

医药卫生查新是医学情报人员以高水平文献检索为基础，经过多次深入分析及鉴别密切相关的文献，为医药卫生科研立题、成果评审评价提供科学依据的情报咨询服务。查新与一般文献检索不同，不以提供相关文献目录为目的，而以提供新颖性评价为宗旨。

常规性的查新咨询工作主要有专利查新、科研课题立项和成果鉴定查新三类。

1. 专利查新：专利查新主要为专利申请而进行的查新工作，是一种典型的查新工作，通常由专利局的专业人员完成。它主要对专利文献和核心期刊进行检索国内外专利，从而对专利的新颖性进行审查。这类查新对新颖性的内涵及查新的时间、空间范围均有明确的规定。

2. 科技立项查新：科技立项查新咨询为立项提供论证依据，以避免无效的劳动和低水平的重复研究。通过查新工作可以系统地对选题设计、思路和方法的先进性、必要性和可行性等提供科学依据，以评价所选课题是否具有立项价值。

3. 成果查新：成果鉴定是对成果实施奖励的前提和基础，除参评专家外，查新工作有着不可忽视的作用，它为评价成果提供重要依据和基础。通过查新工作，得出新颖性评价，了解研究的深度、广度。

查新委托者须按要求认真填写《查新委托单》，尤其要将项目的内容要点、技术关键、主要指标、创新点及其他等填写清楚，简明扼要地列出需要进行国内外对比分析的查新咨询要求。为准确、方便地进行查新咨询，委托者应提供5～10个中英文对照检索用词，列出3～5篇与该项目密切相关的国内外文献。

查新过程包括分析课题，即查新人员通过对用户提供的各种资料进行分析和用户讨论，确定查新重点和检索词并构造检索策略；调试检索策略，在用户在场的情况下，查新人员进行联机试验，并根据试验情况确定正式检索的数据库及检索策略，正式检索，在用户在场的情况下，查新人员完成国际联机、国内联机及光盘数据库检索。

第七章 医学科研项目申请

科学研究是医学发展的源动力，对提高医院软实力有非常重要的影响。医院主要竞争力的表现之一是科研的水平。科研项目是评价医院科研实力的重要指标。能否获得国家级基金的资助已成为衡量一个学科、一个团队、一个科研人员水平的硬性条件。科研项目的整个管理过程体现在项目的申报、审核、执行以及结题验收各个阶段。

第一节 科研项目概况

一、科研项目的种类

根据级别划分，科研项目可以分为 4 种类型：校级、市厅级、省部级和国家级，包括学院立项、研究所自选的课题；上级下达的科研项目和研究任务；国家、省、市、区科技部门立项及中标课题；国际合作课题；其他项目或课题等。

二、科研项目的类型

科研项目包括以下类型：基础研究、应用基础研究、应用研究以及开发类研究。其中基础研究主要揭示客观规律，具有前沿性和探索性；应用基础研究主要围绕某一应用目的探索新领域，具有学术价值和应用前景；应用研究主要解决具体科学问题；开发类研究则是以获得新技术等进行的目的性研究。应用研究和开发类研究侧重于实用性和新颖性。

三、科研经费的来源

根据科研经费的来源划分，科研项目可以分为两种类型，即纵向科研项目和横向科研项目，国家没有统一的标准来划分这两种项目，在实际应用中，各个单位（主要是高校和科研机构）根据自身情况制定标准进行区分和界定。目前没有更大争议的界定标准是对财政部门直接拨款的科研项目都界定为纵向科研项目，对企业出资委托的科研项目都界定为横向科研项目。参考文献直接在章节后整体标出，无须在文中具体标出，以下情况类似。

（一）纵向项目

纵向项目是指承担国务院各部委及各级地方政府计划安排的科研项目，由国家或地方有关部门拨给经费，高校对纵向项目提取管理费，不需交税。

（二）横向项目

横向项目是指承接企业事业单位的科技协作、转让科技成果、科技咨询及其他涉及技术服务的项目，由企事业单位拨给的专项经费或合同经费等，高校对横向项目提取管理费外，还需要缴税。

第二节 医学科研立项申请程序

一、选题并提出申请

"正确地提出问题，等于解决了问题的一半"已经成为科学家的座右铭，可见选题在整个科研工作中至关重要，一个好的选题会极大地增加科研课题的成功率。

在临床日常工作中学会观察和积累遇到的疑难病例，进行记录、整理、归纳和总结，值得研究和探讨的病例可作为科研选题的方向。而选择一项合适的科研课题，需要研究者不断查阅各种文献，收集资料，对相关学科或领域的研究历史和现状有深刻的理解，了解和掌握相关研究技术最新水平，在此基础之上进行有依据的原创性的研究设想，提出科学问题，构建研究方案和预期科研成果。以下列举了一些选题原则。

（一）科学性

申报课题的研究人员应明确自己选择的课题在国内外的研究现状和发展趋势，并掌握最新的科研动态和科学理论，关注国家政府主管部门的政策发展方向，如国家自然基金项目指南、2019 年发生的新型冠状病毒肺炎等，确保研究课题的质量，避免重复研究。

（二）创新性

医学研究能在不断探索健康与疾病的发展规律中建立起更科学高效的干预措施，与研究思想和科学技术的不断创新密不可分。创新性是医学乃至其他所有科学研究的核心，是衡量其研究水平的一项重要标准，可以通过多学科交叉学习，找到新思路，提出有创新性的问题。

（三）实用性

社会的发展离不开科学研究的进步，这充分体现了科学研究的实用价值。因此，医学研究不仅要从当前国内外医学发展前沿方面设计课题，还应具有实用性，使其在理论上具有一定的学术价值，在临床工作也发挥一定的社会效益，进而使医学研究从理论走向实践，真正帮助指导临床工作。

（四）可行性

医学研究是在综合国内外研究的基础上设计的具有科学性、创新性和实用性的课题，但是任何研究所需要的资源和条件是有限的，申报者应该充分考虑研究课题的样本来源、可操作性、实施能力和经费预算等，使课题能够按照预定计划落实。

二、查新

科研立项查新是指针对某一特定的研究课题，从文献查新的角度出发，以该课题的创新点为依据，利用手工和计算机等检索方法，对文献信息进行分析和对比，查证拟研究课题的新颖性和先进性。据统计，我国科研课题重复率达40%，国外重复率也占30%左右，科研经费浪费较大。为避免毫无意义的重复研究，科研立项查新对申报项目尤为重要。从项目开始选题到立项，首先要确保该项目的创新性。

申报人在申报课题项目前和在项目研究的过程中，通过检索文献和查阅资料，了解相关研究的现状和水平，并预测其发展趋势，有助于申报人选择正确的研究方向。此外，通过查新也可以学习借鉴他人的研究成果，避免课题重复，提高课题中标率。医学科研工作者为申请高质量的、不重复的研究课题向查新机构提出的一种课题查新，即医药卫生科研立项查新，对减少人力资源和物力资源的浪费具有重要意义。

在查新过程中主要涉及项目委托人、项目联系人、委托接待人、查新员和审核员，其中项目委托人和查新员之间及时有效的沟通对科研课题的申请非常重要。委托人提供科研项目的研究背景、国内外研究概况、主要研究内容、采用的技术方法以及预期达到的目标等，查新员通过对项目的创新点或不同点进行验证，出具查新报告（从接受合同到出具查新报告一般5~10个工作日完成）。根据查新报告中列出的同类相似文献数量进行评判，相似文献>20篇列为无创新，5~20篇者列为一般创新，<5篇者列为明显创新。当查出相同题目或相似的文献时，若该研究在技术路线、方法手段、深度和广度等方面有实质性的区别时，不能表明该课题是重复研究。反之，若该研究的实质内容与查新内容没有本质上的区别时，即使题目不同，也需要评审专家重点审查。查新员有丰富的知识和经验，委托人可以和查新员沟通后对课题的可研究性进行判断和调整，从而在项目的研究深度、广度、技术路线等方面重新寻找突破口。

三、撰写申请书

科研水平不仅可以衡量学科和医院的发展水平，也是卫生专业技术人员选拔和晋升的主要标准，因此科研课题的申请和获取对医院及医院的科研人员至关重要。医院科研管理部门在上级部门的课题申请通知正式下发前，会提醒有意申报的科研人员提前准备。申报工作开始后，科研管理部门向申报人员传达上级部门下达的申报信息，包括申报要求和细节规范等，帮助申报人解读申报指南，对本单位提交的申请书进行严格、仔细的形式审查，探讨申报项目的可行性，并提出修改意见。

（一）项目申请书

《项目指南》和项目申请书往往同时下达，申请者可以登录医院科研管理部门的官方网站，下载最新版本的项目申请书，仔细阅读填写说明后撰写申请书。项目申请书主要包括四部分。

1. 封面：封面包括项目名称、申请人、联系方式（电子邮件和电话）、依托单位及相关信息，其中项目名称有字数限制，应简明扼要，能直接反映研究的主要内容，国家自然科学基金限制其项目名称在 50 个字以内。申请人即为课题负责人，通常为中级以上职称的研究人员，而国家自然科学基金面上项目则要求申请人具备高级职称，若不符合该条件必须有两位同行的高级职称专家推荐方可申报。申请人的联系方式应真实有效，以保证能及时准确地获取信息。项目依托单位即为申请人的工作单位，不能写单位的简称，要填写与单位公章一致的全称。

2. 数据表：数据表又称基本信息表，主要包含 8 个部分：资助类别、研究属性、报审学科、申请资助金额、起止年月、参加单位数、项目组主要成员和研究内容的摘要及关键词。科研项目种类众多，如面上项目、重点项目、重大项目和指导性项目等；研究类别包括基础研究、应用研究、应用基础研究和开发研究等；报审学科即申请项目所属的学科，若涉及多学科，应先填主要涉及的学科。国家自然科学基金多支持基础研究和应用基础研究，国家自然科学基金项目需填写申请代码表明课题的研究方向，申请人需参照下达的《项目指南》等文件如实填写相关申报信息。项目申请的年限一般从申请次年的 1 月至完成年度的 12 月，参加单位数即项目组成员所在单位的数量，国家自然科学基金面上项目规定合作单位数不得超过 2 个。除了学科领头人，项目组主要成员还需要能掌握实验技术且熟练操作的研究人员，课题组成员以 5～8 人为宜，各个成员的项目分工也需明确具体。研究内容的摘要应精辟，能概括项目的主要研究内容，关键词的选取也应适当。

3. 报告正文：报告正文作为申请书的主体部分，一般在 4 000～8 000 字，主要包括以下内容：立项依据、研究内容、研究方案、项目的特色与创新之处、预期研究进展和研究成果、研究基础与工作条件和经费预算。

立项依据很重要，主要通过探索国内外相关领域内的研究现状及学术前沿等，阐述该研究项目的创新性、学术价值、应用前景以及对推动社会发展的重要意义。

研究内容、本课题的研究目的和拟解决的关键问题是申请书的主要部分，要仔细斟酌，做到详略得当、抓住关键、重点突破、层次清晰且有创新性，能够提出或完善新的问题、学说或解决方法等，强调研究内容的优势。

研究方案详细阐述了实现所研究目标的具体方法、关键技术和实验手段等，可以添加流程图直观表明技术路线，添加公式进行注释说明，再对研究内容进行可行性分析，如实验设计的合理性等。完备的研究方案能进一步让评审专家明确并信服课题研究的设计。

项目的特色与创新之处是申请书的精华部分，在已有的理论基础上敢于探索未知的领域，进行原创性研究，解决尚未提出或尚待解决的医学难题。

预期研究进展和研究成果是指预期研究内容按照时间进度所完成的研究结果及成果形式，如期刊论文、学术专著或研究报告等。

除了缜密的研究设计外，还需要提供研究基础，如与申请项目相关的前期工作结果、与申请课题有关的研究论文、专利等材料以及与本项目相关的工作积累。

要想达到预期的研究成果，还需要完善的工作条件、实验条件、资料设备以及项目组成员的配置等。

最后是研究课题的经费预算，申请人依据各类项目的《项目经费管理办法》的相关规定提出预算，避免预算过高或过低。此外，当申请国家自然科学基金时，经费预算可以参考历年来本学部的平均资助额度，在此基础上略做上调。

4. 签字盖章页：完成报告正文后，申请书最后一部分是签字盖章页，包括申请人和项目组成员的签字、学校以及领导的公章以及依托单位科研管理部门和学校学术委员会的意见。此外，若申请书中有其他单位的人员，视为合作单位，需加盖该单位的公章；若合作单位为境外单位，可以不用公章，有参加者本人的签字或同意函即可；若申请人员为在职研究生时，需附上导师的同意函。

（二）准备工作

科研课题从申报到立项包括各项目组织部门发布课题申报相关事宜，申请人填写申请书上报，同行专家进行评审，最后决定是否立项或资助。为了避免或减少申请书返修和形式审查不合格的情况，项目申请者撰写申报书时也需要做好各项准备工作。

首先，需要合理规划时间，可以按照以往课题申报的规律和要求，提前查阅资料，撰写标书，待申报通知和申报指南下达后略做修改，避免申请书撰写时间太短影响质量。此外，课题申报时还需要提交各种附件，如科技查新报告、伦理审核意见、合作协议、实验动物合格证和境外人员参与课题同意函等，还可以附上课题前期的研究成果或已申请受理的专利等，这些材料都需要提前准备。

其次，在上级主管部门发布项目申报指南前会发布指南征集通知，各重点专科应积极撰写指南建议，争取将本单位的研究项目纳入指南专题。当上级主管部门发布申请指南后，申请人应明确申报人员限制、课题的类别和政府部门重点资助的研究领域等，认真选题，提高中标率。

最后，要组建能优势互补的研究团队，规划好课题工作，避免因项目组人员超额，导致研究课题在形式上审查不合格的情况发生。

四、项目论证

申报者撰写项目申请书后，经本部门审批后提交至研究所办公室，经研究所学术委员会召开项目评审会，对研究项目的技术路线、经费预算、可行性分析和预期成果等方面进行论证，提出评审意见并上报有关部门进行审批。

五、立项审批

（一）项目资助部门

科研项目的立项审批工作主要由政府部门主导完成，医学类项目也主要来源于国家自然科学基金委、科技部、教育部，省科技厅、教育厅、卫健委等。此外，很多医学院校、研究所及医疗机构等单位内部也设置了科研项目基金。

（二）项目审批方式

科研项目审批有两种形式，一种是负责人单独对项目及经费分配进行审批，广泛用于各部位的研究立项；另一种是通过同行（委员会）评审，如自然科学基金委的审批，就是由专家小组通过投票的方式对申请项目进行评议审批。目前，我国还没有统一的科研项目审批立法，只有《国家自然科学基金条例》和各项目管理办法对自然科学基金项目的申请、受理和评审进行公平、公正、公开地管理。

（三）项目审查阶段

项目审查包括初筛、复审和再审三个阶段，科学研究项目的初筛为函审，比如 4 位专家中有 3 位专家持否决意见，项目无法进入第二轮。复审为会议答辩环节，会对初筛专家的意见进行"质询"，决定申请项目是否列项。再审是对之前提出的伦理问题等是否进行修订的审查，或召开会议讨论相关伦理问题（新医疗技术项目不进入再审阶段）。对涉及人的生物医学研究项目，伦理审查是重要内容，必须符合伦理委员会批准研究项目的基本标准：公平选择受试者，尊重受试者权利，研究方案科学，知情同意书规范，遵守科研诚信规范，合理的风险与受益比例，坚持生命伦理的社会价值。科学研究项目的伦理审查符合标准或在可接受的修订范围内，可以在修订后立项。

（四）医学科研项目评审

医学科研项目立项评审主要从以下方面进行评估：首先是对项目申请人和课题组成员的科研能力进行评估，如人员职称、学历等。其次是对项目前期的研究成果进行评估，如与申请课题有关的论文、专著和专利等，其中发表医学论文的期刊类型与级别的关系如表 7-1 所示。此外，对研究项目的创新性进行评估，创新程度可以根据专业查新机构的查新报告进行评估，其创新程度与查新报告中同类相似文献数量的关系如表 7-2 所示。最后是对项目申请书内容的评价，如研究设计的合理性、研究内容的可行性和经费预算的合理性等。

表 7-1　论文的期刊类型与项目评价级别

项目评价	国内期刊	国外期刊
级别 A	中文核心	SCI
级别 B	统计源期刊	Medicine
级别 C	一般期刊	一般期刊

表 7-2　论文的创新程度与查新报告相似文献量

项目创新程度	相似文献（条数）
明显创新	＜5
一般创新	5～20
无创新	＞20

第三节　医学科研项目申请书撰写

申请人应充分阅读并理解当年的项目申报指南，明确申报人员的限制条件和课题的类别等，在政府重点资助的研究领域内有的放矢。以 2020 年度科学基金项目申请为例，关于科研项目申请书的内容、撰写要求及常见问题如下所述。

一、项目申请书的主要内容

科学基金项目申请书一般包括信息表格和报告正文两部分，其中信息表格用于计算机录用，包括经费申请、基本信息和项目组主要参与者三张表格，因基本信息的内容在项目获批后会向社会公开，因此不能写入涉及国家科技保密范围和知识产权的相关内容。项目申请书的报告正文主要包括课题题目、立题依据、研究目的、研究方案、研究对象、研究方法、预期结果、进度安排和经费预算等。

选题应关注自己所研究领域的前沿动态，切入点有新颖性、创新性和研究价值，同时要有研究基础和技术条件支持，不能异想天开，项目要具有可行性。立题依据中应详细阐明所研究项目在国内外相关领域的研究状况和瓶颈问题，以及该研究项目的科学意义及对学科发展的推动价值。研究项目必须有明确的研究目的，包括主要目的和次要目的，围绕研究目的设计具有可行性、合理性的研究方案，并对理论和/或技术方法上的课题进度进行预估。经费预算编报要按照目标相关、政策相符和经费合理的原则，根据相关资金管理和项目预算等文件，合理编报经费预算。

此外，《2020 年度国家自然科学基金项目指南》明确规定，若医学科学研究中涉及科研伦理与科技安全（如生物和信息安全）的项目申请，申请人需严格执行国家相关法律法规和伦理准则，按照相关科学部的要求提供相应附件材料（电子申请书应附扫描件）。

二、项目申请书的撰写要求

通过对《2020 年度国家自然科学基金项目指南》的认真解读，关于撰写科学基金项目申请书的相关要求总结如下。

1. 申请书必须由申请人本人撰写，且签字盖章页必须由申请人和项目主要参与者本人签字，姓名应与使用的身份证件一致，文字符合规范。

2. 依托单位或非全职聘用的工作人员作为申请人申请科学基金项目时，应在申请书中如实填写在该依托单位的聘任岗位、期限及每年的工作时间。

3. 2020 年基于四类科学问题属性的全部面上项目和重点项目试点分类评审时，科学问题属性应根据研究内容和待解决的关键科学问题进行选择，并在项目申请书中说明选择该科学问题属性的原因。

4. 填写申请书简表时，准确选择申请代码及相应的研究方向和关键词。

5. 具有高级专业技术职称的申请人或项目主要参与者的单位出现以下情况应在申请书中详细注明，如同年申请或参与申请各类科学基金项目的单位不一致或与正在承担的科学基金项目的单位不一致。

6. 除指南中有特殊说明外，申请书的起始时间一律填写 2021 年 1 月 1 日，终止时间根据各类型项目的资助期限填写，如 20 xx 年 12 月 31 日。

三、常见问题

科学基金项目申请时，可能因为申请书撰写不规范等导致形式审查或立项审批不过关，常见问题总结如下。

（一）合作单位无公章

主要参与者中如果有申请人所在依托单位以外的人员（包括研究生），其所在单位即被视为合作研究单位，申请书基本信息表中的合作单位信息由信息系统自动生成，合作单位公章必须与单位名称完全相符，每个申请项目的合作单位不能超过 2 个。

（二）不具备申请资格

1. 年龄限制：如当年 1 月 1 日，申请青年科学基金项目要求申请人，男性未满 35 周岁，女性未满 40 周岁；申请优秀青年科学基金项目要求申请人，男性未满 38 周岁，女性未满 40 周岁；申请基础科学中心项目要求申请人未满 60 周岁。

2. 职称或学历限制：正在攻读研究生学位的人员无法作为申请人申请各类项目；在职攻读研究生学位的人员在经过导师同意后可以申请部分项目，如面上项目、地区科学基金项目和青年科学基金项目，需提供导师签字同意说明函；在站博士后研究人员也只能申请面上项目、地区科学基金项目和青年科学基金项目，需提供依托单位保证函。

3. 申请书内容不规范：申请书中申请人简介部分、项目参与者需按要求填写；申请书中应列入科研诚信承诺书，而且申请人、主要参与者、依托单位和合作单位需签署诚信承诺书后才能提交，对于无纸化项目类型，依托单位和申请人线上签署承诺书，包括面上项目、重点项目、青年科学基金项目、地区科学基金项目和优秀青年科学基金项目；申请书的纸质版信息与信息系统中电子版的信息须一致，如无纸化项目的签字盖章页；涉及伦理时，电子申请书应附上相关扫描件。此外，应按照指南中国家自然科学基金申请代码，选择所研究领域或研究方向的申请代码，尽量选到最后一级，有疑问可以咨询相关科学部。

4. 多项目申请：当年申请国家杰出青年科学基金项目的人员，不可以再申请优秀青年科学基金项目（已经获得过优秀青年科学基金项目和国家杰出青年科学基金项目资助的人员也不能再申请优秀青年科学基金项目）；上一年获得重大研究项目资助的项目负责人，不可以再申请重大研究计划项目（集成项目和战略研究项目除外），且申请人同年只能申请一项重大研究项目；基础科学中心项目的项目负责人和骨干成员，在该项目资助期满之前不可以申请其他类型的项目（优秀青年科学基金项目和国家杰出青年科学基金项目除外）。

5. 经费问题：经费预算的单位为万元，避免书写错误。此外，按各项目资金管理文件合理进行经费预算，不能超出基金资助范围，如 2017 年直接费用平均资助强度，面上项目约为 60 万元/项，青年基金项目约为 25 万元/项。

6. 签字不规范：申请书要求项目申请人和项目组成员本人，根据可用的身份证信息亲自签字，且文字要规范。

第四节　常见科研项目申请书撰写案例

一、大学生创新创业训练计划项目撰写

为符合创新型国家建设，培养创新型人才，教育部决定在"十二五"期间实施国家级大学生创新创业训练计划。国家级大学生创新创业训练计划包括创新训练项目、创业训练项目和创业实践项目三类，旨在增强高校大学生的创新能力及创新基础上的创业能力。

高校开展大学生创新创业训练计划项目，可以帮助积极性高的学生提前进入科研领域进行科研训练，同时也提升了学生的团队协作能力、科研创新能力及自主创业能力。一般是在每年的四五月份，教育部下达"国家大学生实践创新训练计划项目"通知后，高校组织大学生申报该项目，学生自行确定选题、组建项目研究团队并联系指导教师。

由于大学生的研究方案往往过于理想化，缺乏可行性，所以项目负责人应与其指

导教师详细讨论后，确定实施方案并撰写申请表。此外，科研过程中对于科研人员来说，司空见惯的失败可能会对大学生的积极性和自信心造成极大的打击。所以在大学生开展科研训练时，需要指导教师正确地引导和鼓励，如督促他们阅读文献，帮助学生开阔视野；组织科研汇报使学生对研究的近期进展、存在的问题以及下一步研究计划有充分的认识；指导他们实验操作及论文写作，提升他们开展科学研究的动手能力和写作能力。

以武汉大学大学生创新创业训练项目申报书为例，其申请书内容及要求如下所示。

（一）表格

1. 项目名称：仿宋体小四。

2. 项目创新特色概述：仿宋体小四，100 字以内。

3. 项目所属一级学科：哲学、经济学、法学、教育学、文学、历史学、理学、工学、农学、医学、管理学和艺术学十二个一级学科门类中的一种或多种。

4. 申请经费：2019 年武汉大学本科院系规定，国家大学生创新创业训练项目中创新训练项目为 5 000～10 000 元/项、创业训练项目为 10 000/项、创业实践项目为 50 000/项。校级大学生创新创业训练项目不少于 1 000 元/项。"双一流"创新训练专项中国家级创新训练项目为 24 000～36 000 元/项、校级创新训练项目为 12 000 元/项。

5. 起止时间：2019 年武汉大学本科院系规定，国家大学生创新创业训练项目完成期限为两学年，如 2019 年 3 月至 2020 年 9 月，校级大学生创新创业训练项目完成期限为一年，如 2019 年 3 月至 2020 年 3 月。

6. 申请人或申请团队信息：包括姓名、学号、院系、专业、联系电话和电子邮件。武汉大学大学生创新创业训练项目原则上要求项目负责人在毕业前完成项目。项目成员不超过 5 人。

7. 导师信息：包括导师的姓名、院系、职称、联系电话和电子邮件。

（二）正文

大学生创新创业训练项目申请书主要包括申请理由，如自身具备的知识条件，特长和兴趣等；立项背景，如研究现状、趋势、研究意义等，以及参考文献和其他有关背景材料；项目方案；预期成果和详细预算。

（三）签字盖章页

签字盖章页包括学校导师的意见和签名、院系的意见及签名盖章以及学校的意见。

二、省自然科学基金项目撰写

2020 年湖北省自然科学基金计划项目的类型包括面上类项目，如青年项目和一般面上项目；重点类项目，如杰出青年人才项目和创新群体项目，所有项目均为前资助项目。青年项目的申请人，男性年龄须在 35 周岁以下，女性年龄须在 37 周岁以下；

一般面上项目申请人年龄须在 50 周岁以下；杰出青年人才项目的申请人，男性年龄须在 40 周岁以下，女性年龄须在 42 周岁以下；创新群体项目的团队负责人不超过 50 周岁，团队平均年龄在 45 周岁以下。

以湖北省自然科学基金项目申请书为例，其申请书内容及要求如下所述。

（一）简表

简表内容将输入计算机，包括研究项目名称、涉及学科、项目起止年月、承担单位的性质、承担项目组负责人及成员的职称和联系方式、研究内容的摘要和主题词等。

（二）立题依据

立题依据主要包括项目研究目的、意义、国内外研究现状及分析、课题创新之处及参考文献。

（三）研究方案

研究方案主要包括研究内容、拟解决的关键问题、预期研究成果、技术路线、可行性分析和年度计划等。

（四）研究基础

研究基础包括过去的研究工作基础、现有的主要仪器设备、研究技术人员及工作条件，若从其他渠道已获得经费资助，可另附页。

（五）经费预算

经费预算表中注明支出科目、金额和计算依据及理由。

（六）推荐理由

申请人不具备高级专业职务或职称的，须由两名同行高级专业职务或职称的科技人员推荐，推荐意见说明项目的意义和取得预期成果的可能性，申请人和项目组成员的学术水平及研究能力及现有工作条件等。

（七）申请者所在单位（包括工作单位）的审查意见与保证

包括合作单位意见、申请者所在单位学术委员会或专家组审查意见、申请者所在单位领导审查意见，进行签字盖章。

三、国家自然科学基金项目撰写

国家自然科学基金项目包括面上项目、重点项目、重大研究计划项目、青年科学基金项目、地区科学基金项目、优秀青年科学基金项目、国家杰出青年科学基金项目、创新研究群体项目、基础科学中心项目、国际（地区）合作研究与交流项目、联合基金项目和数学天元基金项目，《2020 年度国家自然科学基金项目指南》对各类型项目申请进行了详细介绍。

国家自然科学基金项目申请书的内容和要求如下所述。

（一）封面

封面包括资助类别、亚类说明、项目名称、申请人姓名、电话、依托单位、通信地址、邮政编码、电子邮件和申报日期等。

（二）基本信息表

基本信息表包括申请者的姓名、电话、民族、学位和工作单位等；依托单位的名称、代码、电话、邮件、联系人姓名和网站地址等；项目基本信息、摘要和关键词等。

（三）项目组主要成员

项目组主要成员的姓名、出生年月、性别、职称、学位、单位名称、电话和邮箱等，该栏不包括项目申请者，国家杰出青年科学基金申请也不填此栏。

（四）经费申请表

经费预算表中注明支出科目、金额和计算依据及理由。

（五）报告正文

报告正文包括立项依据、研究内容、研究目标、拟解决的关键问题、拟采取的研究方案及可行性分析、本项目的特色与创新之处、年度研究计划及预期研究结果、工作基础、工作条件、申请人简历、承担科研项目情况、完成自然科学基金项目情况等。

（六）签字盖章页

签字盖章页自动生成，包括申请者、项目组主要成员、依托单位和合作单位承诺，打印后签字盖章。

参考文献

[1] 朱孟斐,朱孔来.关于明确纵向科研项目和横向科研项目划分标准的建议[J].科技成果管理与研究,2019,(8):28-29.

[2] 李幼玲,刘中国,孙耀忠等.浅谈医学科研选题及项目申报的方法[J].护理研究,2006,20(3):267-268.

[3] 秦咏梅.科研立项查新与立项决策的探讨[J].科学与管理,2010,(5):41-42.

[4] 姚芹.医学科研立项查新工作现状及对策[J].新疆医学,2010,40(10):108-110.

[5] 侯小红.基于沟通的图书馆科技查新服务工作[J].科技与创新,2019,(15):124-126.

[6] 彭云.医学类科研项目立项定量评价方案研究[J].成都医学院学报,2013,8(6):56-57.

[7]　唐颜.如何做好医学科研课题的申报准备工作[J].现代医院,2016,16(4):23-24.

[8]　王小曼.科研项目申请书撰写的探讨[J].气象教育与科技,2007,29(4):92-94.

[9]　陈光.科研项目审批制度分析[J].科学学与科学技术管理,2008,29(3):110-112.

[10]　王芳.程序正义视角下科研项目审批权的法律规制[J].青岛科技大学学报:社会科学版,2015,31(1):63-64.

[11]　张东海.基层三级医院医疗技术及科研项目评审与伦理审查实践[J].中国医药科学,2020,10(8):57-58.

[12]　徐德林.指导医学生参与科研探索的带教经验[J].现代医药卫生,2017,33(19):95-96.

第八章 医学科研设计基本内容

第一节 医学科研设计的目的、分类及我国临床研究概况

一、医学科研设计的目的

医学科研是在医学专业理论的指导下，以正确的观点和方法，围绕人类身心健康，探索医学领域的未知或未全知的事物或现象的本质及规律的一种认识和实践。临床工作者在日常的临床实践过程中会碰到大量有关诊断、治疗的影响因素、预后等方面的临床问题，这就需要凝炼科学问题，提出研究假说，设计研究方案并开展临床研究。合理的研究设计、正确的研究实施、科学的研究评价是实施高质量科学研究的基本原则。因此，临床工作者需要了解并不断更新医学科学研究知识和技能，进而提高医学科学研究水平。

二、医学科研设计的分类

医学研究包括基础医学、临床医学、预防医学和卫生事业管理学研究。研究对象包括正常人、患者、动物（实验动物）和生物体赖以生存的自然和社会环境。研究类型分为调查研究、临床观察和实验性研究。

三、国内临床研究发展概况

我国临床研究发展迅速，研究数量逐年递增。调研结果显示，我国临床试验注册量在近三年猛增，从最初的每年仅注册数十个试验发展到 2017 年的 3 939 个试验。长期以来，中国的临床研究结果较少被纳入循证医学证据级别高的系统综述而成为国际临床实践指南的证据基础，已发表的临床研究对国内临床实践的指导和对国际临床研究领域的影响都比较有限。另外，随着药物研发全球化，国际多中心临床试验愈受青睐。然而由中国申办方、研究者、监管方、药物临床试验机构及伦理审查机构开展国际多中心临床试验的能力与临床试验快速发展需求仍有较大距离。总体来看，中国目前仍比较缺乏高质量的临床医学研究体系及具有全球高影响力的研究成果，在主导国际诊疗标准和制定临床诊疗指南及规范等方面与发达国家还有明显差距。未来仍需要进一步加强临床医学研究领域的顶层设计，促进基础研究向临床研究的转化和结合，倡导及促进跨学科交叉融合，激发创新活力，推动医学成果转化。

第二节　临床问题的提出

提出问题是科研选题的首要环节，具有重要的战略意义和指导作用。一个好的临床问题胜过无数平庸的研究，问题的提出多来源于日常临床医疗实践，要有创造性、先进性和科学性，要有临床意义和临床价值，并具有可行性。临床问题提出的注意事项如下。

一、问题应具有重要性或实用性

临床问题的解答可以帮助临床决策，从而处理患者最迫切需要解决的问题。在实际临床工作中，面对同一个患者，可能会有很多问题等待医护去面对和处理，而临床工作繁忙，要获取每个问题的答案并不现实。这时，就需要医生根据一定的原则来对这些问题进行取舍和排序，初步确定优先问题应该考虑如下因素：①哪个问题与临床工作的需要关系最大、最能改善治疗效果、最能节省医疗资源消耗、最能体现治疗水平？②明确哪个问题对患者的生命健康影响最大？③疑难、急危重症患者迫切需要解决的关键问题，在时间许可范围内哪个问题最急需、最亟待解决、最可能得到答案？

二、问题应具体化

选题范围大小要适当，主攻方向要明确。一个课题只能解决某一领域的某一问题，不能将整个领域定为一个课题，命题必须确切。如"急性脑梗死重组组织型纤溶酶原激活剂（rt-PA）静脉溶栓后早期使用前列地尔注射液的临床疗效如何？"是一个明确清晰的问题，而如果提出"急性脑梗死重组组织型纤溶酶原激活剂（rt-PA）静脉溶栓后如何进行药物治疗？"则问题范围太广，无法聚焦及开展研究。

三、问题应结构化

临床问题的提出常常遵循 PICO 原则，P 指特定的患病人群（population/participants），I 指干预或者暴露（intervention/exposure），C 指对照组或另一种可用于比较的干预措施（comparator/control），O 指结果（outcome）。例如：用抗凝剂和不用抗凝剂相比能否降低缺血性脑卒中患者远期死亡或残疾的风险？

第三节　研究现状的评述

启动任何新研究之前都应系统回顾现有证据。为了避免研究的浪费，在开展任何新研究之前均应系统地回顾现有相关证据。研究显示，很多研究者在论证新研究的必要性、制定研究计划书以及讨论研究结果时，并没有进行系统的检索和引述之前已有的相关研究。英格兰国家健康研究所（national institute of health research for

England）要求：研究经费申请者在论证其研究的必要性和合理性时，必须引用现有相关研究的系统性综述，以此证明他们已经充分考虑了前人研究的结果。而系统性综述的制作要求预先确定清晰的研究问题、纳入和排除标准、检索方法、筛选流程、质量评价、数据提取及分析方法，排除任何相关研究都需要给出明确理由，得出任何结论都需要合理和正确综合每一项纳入研究的结果。所有临床研究者必须认识系统回顾现有证据以及评价、解释和利用系统性综述结果的必要性。不管是从科学、伦理，还是资源的角度考量，在决定是否需要开展一项新的研究以及判断新的研究设计和结果解释是否合理时，高质量的现有研究的系统性综述均是不可忽视的重要参考。

第四节　研究假说的提出

科学发展史是一个不断提出和验证假说的发展历史。假说具有科学性、假设性及可验证性，即假说需以事实材料和科学知识为依据，并对事物存在的原因及其规律所做出的某种推测进行说明或解释，需要经过科学试验或检验来验证。一般情况下，基本问题提出后需进行小范围的现场预调查或实验室预实验，最后建立科学的研究假说，确定研究课题。

一、假说的作用

科研假说为形成新理论提供毛坯，为实验设计提供方向，为科研发展提供焦点。科研过程的 3 个阶段及 10 个步骤均以假说为主干。第 1 阶段，假说的提出过程（选题过程）：①提出问题；②查阅文献；③假说形成；④陈述问题。第 2 阶段，假说的验证过程：①实验设计；②实验观察；③数据资料积累。第 3 阶段，假说的论证过程：①数据资料处理；②统计分析；③对假说提出结论。生物医学研究发展中的科学假说充分体现了人们思维的创造性，纵观科学研究发展史就是假说和科学理论的不断更替和假说的内容不断精确化、深刻化的过程，也是人们对真理不断追求和认识的过程。

二、假说形成的基础

假说需突破传统思维，并建立在客观事实的基础上，具备科学的想象和推理。在科学假说成立之后，就应当围绕这一假说，进行科学构思，确立科研题目并撰写科研设计报告。为使选题更加全面、正确和完善，通常需要邀请同行和专家对选题方案进行评估和论证。这样可以克服个人知识面相对狭窄、专业相对局限和有限的调研之间的矛盾，达到集思广益的效果。

第五节　确定研究题目

一个科学性很强的题目，一般要满足以下要求。第一，要体现课题的三要素，即受试对象、处理因素、效应结果，这几项内容需要在题目中明确体现。第二，题目要醒目有新意，选题切忌课题名称的完全重复，即使自己所提出的研究内容与以前资助的研究内容有所不同，甚至有创新，但名称重复则很难给人以新意。第三，题目要言简意赅，切忌不着边际、夸大其词。其次，题目字数长短要适中，一般以 15～25 个汉字为宜，在题目中应尽量不要用缩略语、化学分子式等。

第六节 医学科研选题的内容分析

一、疾病的病因及致病机制的研究

例如，采用描述性流行病学研究方法提出病因假设，采用分析性流行病学研究方法检验病因假设，采用实验性流行病学研究方法证实病因，采用分子流行病学的研究方法探讨病因及致病机制等。原因不明的新发传染病的病因研究也是医学研究选题的重要内容，因为只有在传染病的病因明确后，才能针对病因采取有效的预防和治疗措施，从而控制传染病的流行。

二、疾病流行规律的研究和疾病流行预测的研究

这方面常常是预防医学专业选题的主要内容，有时临床医学也会选择这方面的研究课题。通过疾病监测或纵向研究，对某些疾病连续、系统地追踪观察多年以了解这些疾病的自然史，疾病随时间推移所发生的变化特点，如疾病发病率、患病率、死亡率、病死率的变化，疾病严重程度的变化，疾病流行的人群变化，疾病流行的周期性等。在调查了解疾病流行规律时，可同时调查分析疾病发生发展相关影响因素的变化情况。另外，通过流行性病学调查或理论流行病学的研究方法可以研究预测某些重大疾病流行的情况，为疾病的预防控制提供理论依据。此方面课题的研究结果也可以指导卫生行政管理部门制定重大疾病的防治策略和措施。

三、疾病治疗效果与药物作用机制的研究

医学研究快速发展，医疗技术日新月异，每年研究开发很多新药，故疾病治疗效果是临床上选题的主要内容，比如临床上常常需要解决新药疗效及治疗方案的有效性问题，包括科学用药方法、最佳的配伍原则、有效的剂量范围和应用途径等。对新药的作用机制及老药新适应证的作用机制应进行全面的研究。

四、疾病病理变化过程研究

目前一些重大疾病，如肿瘤病因及病因的致病机制是研究需要解决的主要问题。此外一些疾病发生后的病理演变过程也是医学科研选题的重要方面。当一种疾病发生后，机体内组织和器官的病变从轻到重的病理变化，病变程度和病变的可逆性以及病

变组织和细胞内基因和蛋白质的变化情况等是近年来基础和临床选题研究的重点。

五、疾病诊断方法和效果研究

随着医学科学的发展，新的疾病诊断方法也不断出现，使得过去很多无法诊断的疾病能够得到正确的诊断。但是对一种疾病有时可以选择几种诊断方法，而且不同的诊断方法其诊断效果不同。因此需要对不同的诊断方法进行评价，找出一种灵敏度和特异度均高的诊断方法，特别是对一些重大疾病，要探讨早期灵敏快速的诊断方法或者根据疾病的轻重缓急选择适当的诊断方法。例如，检测 IgM 和 IgG 抗体在新型冠状病毒肺炎诊断中是否具有较高的灵敏度和特异度，从而作为新型冠状病毒感染的有效筛查指标。

六、疾病预后的研究

疾病的种类不同，其预后也常常不同，如急性传染病经过医疗干预后可以痊愈，也可能因为患者治疗或疾病本身导致一些长期存在的健康不利影响。所以这些疾病的预后可以作为临床医学和预防医学研究的选题，通过随访研究，探讨疾病经过不同的医疗干预后的结局。此方面的研究结果可为临床医生选择疾病的诊断和治疗方案奠定基础，也可能为卫生行政管理机构制定相关疾病的预防控制策略提供科学依据。

七、疾病预防研究

要想以最少的投入换取最大的人群健康，只有预防能做到。疾病的预防在节省医疗成本，改善人群健康及提高生活质量各个方面均有重要作用。另外，疾病的预防在传染病的控制中发挥了决定性的作用。疾病的预防是预防医学和临床医学选题研究的重点。绝大多数传染病都有相应的预防措施，如通过注射疫苗可以预防传染病的爆发和流行。2020 年新型冠状病毒肆虐全球，截至 2020 年 6 月 27 日，关于新型冠状病毒肺炎的预防研究，全球已有超过 200 个候选疫苗，其中 15 个正在进行人体临床试验。慢性非传染病方面，对常见病、多发病研究有效的一级预防措施或联合预防措施是今后一段时间内研究的主要内容。

八、医疗新技术或新方法的研究

在临床科研选题方面，例如临床手术方式的改进、新医疗器械的和新诊断方法的应用及其效果评价、器官移植及器官克隆和替代疗法等也是非常常见的，此类研究课题属于应用性课题，其研究结果可以马上应用于临床实践。

九、卫生政策和卫生经济学研究

卫生政策研究主要用来指导医疗卫生工作重点及医疗卫生工作的发展方向，具有很强的实用性和社会意义。医疗卫生体制和政治、经济、社会的关系，医疗卫生改革，健康和医疗服务的供给和需求的规律，医疗保险、医院、医生和医药产业的行为特点，在医疗卫生领域如何配置资源，使得整个社会获得最优、最公平的健康等等都是研究的热点问题。

十、循证医学研究

循证实践作为一种观念和工作方法，对当今临床医学的发展带来了深远的影响，循证临床实践已成为全球医学实践的共识。循证医学可以开展制作证据和使用证据两个方面的研究。比如系统评价是产生新证据的一类研究，系统评价能将多个有争议甚至相互矛盾的小型临床研究采用严格、系统的方法进行评价、分析和合成，以解决纷争或提出建议，为临床实践、医疗决策和临床科研起到正确的导向作用。目前知识转化已经成为全球卫生保健关注的热点，如何促进基于证据的最佳实践的实施，成为全球医疗卫生保健领域亟须解决的问题。在此背景下为推动基于证据的最佳实践的开展，证据转化研究也得到了越来越多的关注和实施。临床实践指南的制订也是循证医学研究中非常重要的一类研究，通过临床实践指南的制订与实施可以促进最佳证据的快速使用和临床转化。

第七节　研究设计类型

一、动物研究

医学研究中以动物作为受试对象的实验称为动物实验。动物实验对生命科学研究不可或缺，已逐渐成为医学各学科发展的基础，推动了诸多领域的突破性进展。近年来，随着科学技术的发展和社会进步，动物实验研究所涉及的道德问题引起广泛关注，科研工作者均须了解并在工作中加以关注，以使自己的研究工作更加规范，同时也为我国科学研究工作与国际同行平等对话创造条件。

二、细胞研究

细胞是生物体结构和功能的基本单位，也是生命活动的基本单位，在生物进化中处于核心地位。生物体各种生理和生化过程均由细胞和细胞群体完成，故细胞水平研究是最基本的实验研究模型。以细胞作为受试对象的研究称为细胞学实验，其主要内容包括从体内分离细胞；借助细胞培养技术模拟体内生理条件，使其在人工条件下生长、生存、繁殖和传代；以细胞模型研究细胞生命过程、细胞癌变、细胞工程等。近年来，细胞学实验已广泛应用于分子生物学、遗传学、肿瘤学、免疫学、细胞工程等领域。通过细胞实验对细胞周期、细胞分裂、细胞增殖与分化、细胞凋亡与坏死、细胞逆境适应、细胞间相互作用物质运输、细胞迁移及其相关信号路调控网络等细胞生物学行为进行研究，有利于更精确地了解生物体的生长、发育、繁殖、运动、遗传、变异、衰老和死亡。

三、临床研究

临床研究的设计类型有很多，归纳起来分为两大类：观察性研究（observational study）和试验性研究，后者即临床试验（clinical study）。试验性研究设计者可人为地控制条件，随机分组，有目的地设置各种对照，从而探讨某研究因素与疾病的联系。因此试验性研究的论证强度较高，结论比较可靠。常用的临床试验包括随机对照试验（randomized controlled trial，RCT）、非随机同期对照试验（non-randomized concurrent control trial，NRCCT）、历史性对照试验（historical control trial）、前后对照试验（before-after study）、序贯试验（sequential trial）等。观察性研究和实验性研究最主要的区别是前者不能由研究者人为控制试验条件，只能尽量控制非研究因素的影响，以求得研究结论的真实性。因此，研究结论的论证强度不及试验性研究。临床上常用的观察性研究根据有无对照分为描述性研究和分析性研究，描述性研究包括病例报告及横断面研究等。分析性研究包括病例对照研究（case-control study）及队列研究（cohort study，前瞻性和回顾性）。不同的临床问题需要不同的研究设计（表8-1）。

表 8-1 临床问题与最佳研究设计

临床问题	最佳研究设计
疗效评价	RCT
治疗的不良反应	RCT
诊断或筛查试验	与金标准进行盲法比较横断面研究
预后评价	队列研究
无法进行 RCT 或有伦理问题的疗效评价	队列研究
暴露不良环境的危害	病例对照研究

第八节　研究步骤的实施

一、科研选题与设计

科研选题与设计主要涉及提出假说、进行设计、完善方案、开展研究与论证假说五个步骤。医学科研选题是科学研究的起点，科研选题就是确定所要研究的题目，即研究者发现有价值的问题，提出具体、可行的研究目标。科研设计是对医学科研项目实施的整体规划，需根据研究目的、现有资源和时间要求等因素，形成清晰、明确、严谨、对研究具有指导价值的研究方案（protocol）。科学研究特别是临床试验的研究计划书需要进行公开注册与发布，临床试验注册具有伦理和科学的双重意义，任何临床试验都与公众利益相关，临床试验注册的目的是为了尊重和珍惜所有试验参与者的贡献。公开其所有的研究设计信息，并跟踪已注册试验的结果，使临床试验的设计和实施透明化，让所有人都可以通过网络免费查询和评价注册的临床试验。中国学者可以在中国临床试验注册中心网站（http：www. chictr. org/cn/）上进行临床试验的注册。

二、医学研究的实施

实施过程的核心就是对数据进行收集。在数据收集的过程中，严格的质量控制非常重要。要严格按照设计要求收集资料，一切可能干扰研究结果的因素均应当有效地控制，如处理方法应保持不变、研究的条件和环境保持稳定、采集、测量数据的方法和手段前后一致等。要严格按照设计要求客观地去收集资料，不可泛泛地收集资料，也不应漏项。即使所进行的课题完成后，也应当保存好原始资料，供再分析及以后相关课题所利用。所收集资料的准确性和可靠性是科研结论准确性和可靠性的前提。要对收集到的资料进行核查、整理，应用数据库软件录入。录入时应当有二次录入，录入后应当进行逻辑检查和核对，尽量避免因数据录入错误造成分析结果的误差。对于那些待验证的资料，一方面要运用理性思维进行分析和研究，去粗取精；另一方面，如有条件，应通过设计相关的实验进行检验，以确定所获资料的可信程度。

三、数据管理与统计分析

数据管理与统计分析是临床研究中非常重要的部分。规范的数据管理有助于获得真实可靠的高质量数据，详细的统计分析计划有助于保证统计分析结果的正确，数据管理需遵循相关数据管理指导原则，进行数据库的建立、数据录入、数据质量查验、编码及相关数据文档的制定及保存等确保数据的完整性和准确性。研究者可以通过数据库软件建立数据库并录入数据。数据录入后，一般需要通过相应的逻辑核查条件对数据质量进行核查，核查条件可以嵌入数据库软件中，也可以通过专业软件如 SAS、STATA 编程实现。同时针对一些医学专业术语等需要采用专业词典如国际医学用语词典（medical dictionary for regulatory activities，MedDRA）、国际疾病分类（international classification of diseases，ICD）、专用药物字典等进行编码规范。统计分析是医学研究中必不可少的部分，统计分析包括统计描述和统计推断。统计描述主要针对各项指标进行描述性分析，如例数、均数、标准差、中位数、四分位数，常借助统计表、统计图等对数据归类简化、展示数据特点。统计推断需要根据不同的数据特征，选择合适的统计方法，并对观察结果存在的差异和关联做出推断，由样本推断总体，进而得出结论。正确掌握和运用统计方法是医学科研中重要的基本功之一，通常在进行统计分析之前应拟定详细的统计分析计划（statistical analysis plan，SAP）。一般统计分析应有专业的统计人员参与，采用专门的统计分析软件，从而确保分析结果准确无误。统计分析计划可以是独立的文件，内容涵盖试验中所涉及的所有统计学细节，包括研究设计类型、比较类型、随机化与盲法、主要指标和次要指标的定义与测量、检验假设、数据集的定义、疗效及安全性评价和统计分析的详细计划。统计分析报告（statistical analysis report，SAR）则是依据统计分析计划，对试验数据进行统计分析后形成报告，是临床试验结果的呈现方法。

四、科研结论与研究报告

科研结论是指在得到统计分析结果后，结合专业背景所得出的科学结论，以指导医学实践。在临床研究中，统计学的显著性差异广泛应用于推断药物或其他医疗干预的治疗效果。然而，越来越多的学者意识到，统计学推断可能会对疗效的评估产生误导作用。首先，疗效的统计学差异不能表明该差异一定有临床意义。统计显著性只能推断出疗效存在与否，而无法具体得知疗效高低。只要样本量或者样本的变异性足够大，都能表现出统计学显著性差异。其次治疗组与安慰剂组疗效对比的统计学显著性从本质上忽略了患者个体间的异质性。在临床研究中，只有明确具体治疗方案对病情改善所具有的临床意义，才能为最优化的临床治疗方案提供决策依据。在科研方面，明确结局指标变化的具体临床意义，才能为后续研究确定必须样本量提供充分的数据支持，只有了解相关结局指标的数值变化及其对应的临床环境，明确区分结局指标的统计学意义与临床意义，将统计学结论与专业有机地结合起来，才能得出相对客观、符合实际的临床结论。

论文在表达统计分析结果时，一般只给出"$P>0.05$""$P<0.05$"或"$P<0.01$"，应给出统计量的计算结果，并尽可能给出具体的"P值"，如 $t=4.78$，$df=8$，$P=0.001\,4$，$\chi^2=10.360$，$df=3$，$P=0.015\,7$。论文在陈述结论时常描述试验组与对照组比较，差异非常显著。这样下结论是不可取的，正确的陈述方法如下："试验组与对照组总体平均值之间的差别具有统计学意义，因试验组的平均值大于对照组的平均值，说明试验药物使该指标的取值有所升高"。提高健康研究质量与透明度协作网（EQUATOR，www. equator-network. org）提供了几乎所有文献类型的报告学标准，可供参考使用。

第九章 诊断试验设计

第一节 诊断试验设计的概念与基本设计方法

临床工作中，疾病的诊断是至关重要的一个环节。新的诊断方法在临床应用之前，必须经由严格设计的诊断试验准确性研究进行评价。

一、诊断试验研究的概念

诊断的本质是将患者与非患者区别开来，用于诊断的试验方法称为诊断试验。诊断试验的定义是广义的，包括病史和体格检查所获得的临床资料；各种实验室检测，如生化、血液学、微生物学及病毒学、免疫学、病理学等项目检测；影像学检查如超声诊断、计算机断层扫描、磁共振成像和放射性核素检查等；各种器械诊断如心电图、内镜等检查；以及各种诊断标准，如诊断新型冠状病毒肺炎的诊断标准，此类诊断标准称之为"组合性诊断标准"（constructing diagnostic criteria）。诊断时利用诊断试验，对疾病和健康状况做出确切的判断。诊断试验（diagnostic test）评价是临床医疗工作和临床科研工作必不可少的研究方法，是临床科研工作的一个重要内容。随着医学科学的不断发展，新的诊断试验不断出现，陈旧的诊断项目需要不断更新，医生应对试验的真实性、可靠性及其临床应用价值做出准确的、科学的评价。筛检则是在一级和二级预防策略下发展起来的一种具体措施，它通过简便易行的筛检试验从人群中筛选出可疑病例，从而达到早诊断、早治疗的目的。

二、诊断试验的研究设计

诊断试验准确性研究常采用横断面研究和病例对照研究两种方法。

（一）横断面研究

横断面研究是指在特定时点或时期，对确定的研究对象样本同时进行待评价的诊断试验以及"金标准"测量，从而获得诊断试验结果以及与疾病诊断"金标准"之间的关系。例如，通过连续招募在某三甲医院急诊科就诊的所有疑似急性心肌梗死的患者，探讨血清肌钙蛋白Ⅰ对于诊断急性心肌梗死的准确性。招募研究对象时，研究者并不知道他们是否发生了心肌梗死，只是在一个时间点上一次性收集参与研究者的血清肌钙蛋白和金标准检查结果，据此分析血清肌钙蛋白 I 在心肌梗死诊断上的准确性，这种研究方法就是横断面研究。其优点是横断面设计通常只对研究对象进行一次"观察"，容易实施，且能同时观测多种诊断试验与疾病间的关系，节约人力、物力和时间。缺点是不适用于低患病率的疾病，以及危险性高、价格昂贵或患者难以接受的诊断试验或金标准。

（二）病例对照研究

先按照金标准选择一组患者群（即病例组）和一组未患此疾病的人群（即对照组），然后对每一研究对象进行待评价的诊断试验检查，对比病例组和对照组的检查结果，从而评估该诊断检测方法的准确性。这种按照金标准招募病例组和对照组的研究方法又称为病例参照法或金标准招募法。金标准招募法适用于两种条件，一种是临床上已经存在的金标准可以确诊或排除某类疾病患者，另一种是金标准比较容易进行的情况。例如，在评价 CT 对于胰腺癌的诊断准确性的研究中，由于胰腺癌的诊断金标准是手术取标本进行检测，因此在招募研究对象时，应首先选择一批已经手术后确诊或排除胰腺癌的患者作为研究对象。

第二节　诊断试验的实施过程

一、诊断试验的基本步骤

评价一项新诊断方法的诊断价值，最佳研究设计是采用与金标准（gold standard）方法同期盲法比较的诊断试验。首先确立疾病的标准诊断方法（最好是金标准）；然后选择研究对象，并根据标准诊断方法将这些对象划分为"有病组-病例组"与"无病组-对照组"，同时用新诊断方法同步测试这些研究对象，将获得的诊断结果与标准诊断的结果进行对比，进而绘制四格表，计算敏感度、特异度、预测值、似然比等指标来综合评价该试验的诊断效率和价值。为减少偏倚，一般采用盲法评价。最后考虑采用了诊断测试的患者的健康结局是否比未采用的患者好，是否符合成本-效益等。一般要求诊断测试对健康结局影响的评价采用随机对照试验，可以计算 RR 值，增量成本-效果比及其 95％置信区间等指标。以横断面研究为基础的诊断准确性研究基本步骤如下。

（一）构建诊断准确性研究的临床问题

可采用 PICOS（P：patient；I：intervention；C：comparison；O：outcome；S：study design）原则将其转化为科学问题。诊断试验准确性研究中，P 为疑诊某病的患者；I 为待评价的诊断试验；C 为诊断金标准；O 为诊断准确性评价，包括灵敏度、特异度、预测值和似然比。

（二）确定诊断金标准

诊断金标准亦称标准诊断，是指目前临床医学界公认的最为准确可靠的诊断方法。常用的金标准包括实验室检查、细菌培养（病原学诊断）、手术探查、组织活检、尸体解剖（病理学诊断）、特殊影像诊断、公认的综合诊断标准、长期随访的肯定诊断，如慢性胰腺炎等，以及权威医疗机构颁布的诊断标准。应用金标准的目的是将疑诊某病的患者正确地区分为"有病"或"无病"，在同条件同期下检测待评价的诊断试验，与金标准比较以评价诊断试验的准确性。

（三）选择研究对象

诊断试验的目的是在具有相似临床表现的疑诊患者中正确识别出目标疾病患者。选择诊断明确的患者和健康人作为研究对象仅适用于诊断试验准确性评价的早期，研究者需要注意，如果病例对照研究设计选择严重疾病患者和健康人作为研究对象，很可能会高估诊断试验的准确性。

临床诊疗过程中，医生所接诊的患者可能包含目标疾病的各种类型，如不同病情严重程度（轻、中、重）、不同病程阶段（早、中、晚）、不同症状和体征（典型、不典型）、是否经过治疗、有无并发症等。而需要与之鉴别的患者，往往具有相似的临床特征，易与目标疾病混淆。因此，选择研究对象时，应尽量包括上述所有类型的患者以保证该研究具有充分的代表性。另外，研究对象应该同期进入研究，可以是连续样本或者是按比例抽取的样本，但不能由研究者随意选择，否则出现选择偏倚的可能性会增加，进而影响试验的真实性。

研究对象纳入和排除标准的确定应结合临床实际，根据构建的研究问题定义目标总体的主要特征，注意外推性的同时兼顾可行性。

（四）估算样本量

诊断试验研究的样本量与下列因素有关：①对试验敏感度的要求，即假阴性率要控制在什么水平，敏感度高的试验一般用于疾病的筛选；②对试验特异度的要求，即假阳性率要控制在什么水平，特异度高的试验一般用于疾病的确诊。

诊断试验准确性研究样本量相关参数：①显著性水平 α，α 值越小，所需样本量越大，α 通常取 0.05；②容许误差 δ，δ 值越小，所需样本量越大，δ 通常取 0.05～0.10；③灵敏度或特异度的估计值，用灵敏度的估计值计算病例组样本量，用特异度的估计值计算对照组样本量。

$$n = \frac{u_a^2 \times p \times (1-p)}{\delta^2}$$

例：待评价诊断试验的灵敏度估计值为 70%，特异度估计值 75%，试计算病例组

（N1）和对照组（N0）所需要的样本量。

设 $\alpha=0.05$，$\delta=0.05$，即 $u_\alpha=1.96$。则计算如下：

$$N1=1.96^2\times0.70\ (1-0.70)\ /0.05^2\approx323$$

$$N0=1.96^2\times0.75\ (1-0.75)\ /0.05^2\approx289$$

因此，评价该诊断试验需病例组人数为 323 例，对照组人数为 289 例。

当灵敏度或特异度估计值≤20％或≥80％时，样本率分布呈偏态，需要对率进行平方根反正弦转换，其样本量估计公式为：

$$n=\left(\frac{57.3u_\alpha}{\sin^{-1}\left(\dfrac{\delta}{\sqrt{p\ (1-p)}}\right)}\right)^2$$

（五）盲法比较诊断试验结果

为了避免偏倚对评价指标结果的影响，需要采用同步盲法。受检对象在检测前不分组，由于诊断试验中准确性指标错误与否易受患者接受试验顺序的影响，为了减少诊断倾向性，应尽可能让所有受试者同时接受诊断试验和金标准方法，即要求判断试验结果的人不能预先知道该病例用金标准划分是"有病"还是"无病"，以免发生疑诊偏倚，特别是影像诊断时盲法很重要。目前大多数生化实验室都使用了自动化分析仪，其显示的数据可以认为是盲法试验的结果。

诊断准确性试验的数据常采用四格表的形式进行展示（表 9-1）。在真阳性、假阳性、真阴性和假阴性四个的描述中，阴和阳是根据诊断试验判断的结果，真和假是根据金标准判断的结果。诊断准确性试验的评价指标将围绕着这四个数据 A、B、C、D展开。

表 9-1　诊断准确性试验资料四格表

试验诊断结果（T）	金标准诊断（D）		合计
	患病（D+）	未患病（D−）	
阳性（T+）	A（真阳性）	B（假阳性）	A+B
阴性（T−）	C（假阴性）	D（真阴性）	C+D
合计	A+C	B+D	A+B+C+D

1. 灵敏度（sensitivity）：采用金标准诊断为"患病"的人群中，诊断性试验诊断为阳性例数的比例，也称为真阳性率。

$$灵敏度=\frac{A}{A+C}$$

假阴性率（false negative rate，FNR）又称漏诊率（omission diagnostic rate），是实际患病但诊断试验结果为阴性的概率。与灵敏度为互补关系，也是反映被评价的诊断试验发现患者的能力，该值愈小愈好。

$$假阴性率＝100\%－灵敏度$$

2. 特异度（specificity）：采用金标准诊断为"未患病"的人群中，诊断性试验诊断为阴性例数的比例，也称为真阴性率。

$$特异度＝\frac{D}{B+D}$$

灵敏度和特异度均是以金标准结果进行分组，两者体现的是试验本身的准确性，不能反映诊断价值。

假阳性率（false positive rate，FPR）又称误诊率（mistake diagnostic rate），是实际未患病但诊断试验结果阳性的概率。与特异度为互补关系，也是反映鉴别未患病者的能力，该值愈小愈好。

$$假阳性率＝100\%－特异度$$

3. 阳性预测值（positive predict value，PPV）：试验诊断为阳性者，确为患者的概率。

$$PPV＝\frac{A}{A+B}$$

4. 阴性预测值（negative predict value，NPV）：试验诊断为阴性者，确为未患病的概率。

$$NPV＝\frac{D}{C+D}$$

5. 患病率（prevalence rate）：金标准诊断为患者的人群占诊断试验纳入人群的比例。

$$患病率＝\frac{A+C}{A+B+C+D}$$

在诊断准确性试验中，计算患病率是金标准诊断为患病的受试者例数占受试者总例数的比例，并不能代表自然人群中该疾病的患病率。当患病率固定时，诊断试验的灵敏度越高，则阴性预测值越高，当灵敏度达到100%时，若诊断试验结果阴性，那么可以肯定受试者无病；试验的特异度越高，则阳性预测值越高；当特异度达到100%时，若诊断试验阳性，可以肯定受试者有病。若诊断试验的灵敏度和特异度确定后，阳性预测值和患病率成正比，阴性预测值和患病率成反比。一般来说，患病率的大小会影响诊断试验的阳性预测值和阴性预测值，但不会影响灵敏度和特异度，这是因为灵敏度和特异度的计算是在患病和未患病的亚组中进行的。

6. 准确度（accuracy）：依据金标准判断为真阳性和真阴性之和占总例数的比例。

$$准确度＝\frac{A+D}{A+B+C+D}$$

7. 诊断比值比（diagnostic odds ratio，DOR）：患病组中阳性的比值与未患病组中阳性的比值之间的比值。

$$诊断比值比 = \frac{A/C}{B/D} = \frac{AD}{BC}$$

8. 阳性似然比（positive likelihood ratio，LR＋）：表示真阳性率与假阳性率之比。

$$LR＋ = \frac{\dfrac{A}{A+C}}{\dfrac{B}{B+D}}$$

9. 阴性似然比（negative likelihood ratio，LR－）：表示假阴性率与真阴性率之比。

$$LR－ = \frac{\dfrac{C}{A+C}}{\dfrac{D}{B+D}}$$

似然比是诊断试验的某种结果（阳性或阴性）在有病组中出现的概率与无病组中出现的概率之比。说明有病者出现该结果的概率是无病者的倍数。在四格表中，阳性似然比为诊断试验阳性结果在有病组中出现的概率（真阳性率）与在无病组中出现的概率（假阳性率）之比。阴性似然比为假阴性率与真阴性率之比。似然比是评价诊断试验真实性的重要综合指标。阳性似然比数值越大，提示能够确诊患有该病的可能性越大。阴性似然比数值越小，提示能够否定患有该病的可能性越大。二者不受患病率影响，比起敏感度和特异度更为稳定。

似然比对疾病诊断非常有帮助，它的统计含义是试验前比值提高或降低了多少。根据试验前研究对象的患病率（验前概率，pre-test probability）结合似然比，估计研究对象新的患病率（验后概率，post-test probability）。

似然比＞1 则表明诊断试验后疾病诊断的概率增大；＜1 则表明诊断试验后疾病诊断的概率减小。临床实践中若似然比＞10 或＜0.1，验前概率到验后概率发生决定性的变化，基本可确定或排除诊断；似然比 1～2 或 0.5～1 对疾病诊断帮助不大。

10. 受试者工作特征曲线（receiver operator characteristic curve，ROC 曲线）：前面的四格表中诊断试验测量的数据是二分类变量，阳性和阴性之间的分界值需严格界定。实验室诊断多为生理性连续指标，对于这种连续变量需要选择一个（或多个）区分正常与异常的诊断临界值（cut off point），又称为截断点和（或）界值。如空腹血糖水平，这样阳性和阴性的分界值会有很多种选择，最适宜的诊断标准的确定要求是误诊率和漏诊率达到最小。例如一项利用肌酸激酶来诊断心肌梗死的诊断精确性试验中，按肌酸激酶的分组排序，展示各组内心肌梗死和无心肌梗死的人数（表 9-2）。例如大于 400 组中有 50 例心肌梗死患者，3 例非心肌梗死患者。根据不同的分界值，将数据重新整理，则可计算一系列的灵敏度和特异度。可以根据 300、200、100 的分界值分别计算其灵敏度和特异度（表 9-3）。可以发现随着临界值的变大，灵敏度逐渐下降，特异度逐渐升高。灵敏度和特异度呈反向变化。

表 9-2　肌酸激酶诊断心肌梗死价值研究

肌酸激酶	心肌梗死组	无心肌梗死组
400~	50	3
300~	47	7
200~	19	15
100~	13	35
0~	5	50

表 9-3　不同分界值对应的灵敏度和特异度

临界值	灵敏度（%）	特异度（%）
400	37.3	97.3
300	72.4	90.4
200	86.6	77.3
100	96.3	45.3

　　由于诊断试验的测量结果在病例组、对照组及健康人中常有重叠，临界值水平的选择直接影响敏感性和特异性等评价指标。临界值水平的选择取决于诊断试验的目的与权衡漏诊和误诊的利弊。如果是为了防止漏诊，应选用敏感性高而特异性稍低的水平作为临界值；如果是为了防止误诊，应选择特异性高而敏感性稍低的水平作为临界值。有时还要根据研究对象的多种临床实际情况，如不同年龄等临床特征导致临界值的差异，分别选用多个临界值。

　　ROC 曲线是将不同分界值所对应的 1－特异度作为横坐标、相应的灵敏度作为纵坐标，将前面的汇总数据加入 2 个点（分别表示分界值无限大时和分界值接近 0 时的灵敏度和 1－特异度的值），连接各点构成的曲线即为 ROC 曲线（图 9-1）。ROC 曲线综合反映了诊断试验的特性，可根据误诊率和漏诊率最小的条件来确定最佳分界值，用于临床实践。绘制 ROC 曲线后，就可以估计 ROC 曲线下面积（area under the ROC curve，AUC）。AUC 综合了多个分界值所对应的灵敏度和特异度。AUC 介于 0.5～1、0.5～0.7 表示诊断价值较低，0.7～0.9 表示诊断价值中等，大于 0.9 表示诊断价值较高。

　　11. 其他指标：在比较不同检查方法准确性时，采用单个准确性的指标比采用一对灵敏度和特异度的指标相对容易。当检查结果是二分变量时，综合灵敏度和特异度信息的指标有一致率和 Youden 指数。

　　1）一致率（consistency rate）是指整个样本中真阳性数和真阴性数所占的百分比，其计算公式为：一致率＝（TP＋TN）/N。一致率的缺点是：①其大小依赖于患病率，所以同一诊断试验用于不同患病率人群，其一致率不同；②不能区分误诊率和漏诊率，

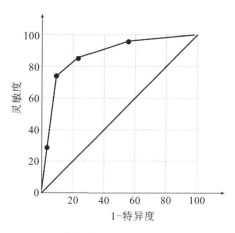

图 9-1 诊断试验 ROC 曲线建立示意图

例如试验 A 的灵敏度为 100%，特异度为 0%；试验 B 的灵敏度为 0%，特异度为 100%，被诊断的研究人群的患病率为 50%，由此得到的试验 A 和试验 B 的一致率均为 50%，然而两种情况下受检者接受的处理将完全不同；③一致率与灵敏度和特异度一样，也会受诊断切分点的影响，不同诊断切分点下其一致率不同。

2）Youden 指数＝（灵敏度＋特异度－1），取值范围在 0～1。Youden 指数的数值反映的是相对于非患者，患者诊断试验为阳性结果的可能性。Youden 指数不受研究对象所在人群的患病率的影响，但其大小会受诊断切分点变动的影响，同样也不能区分误诊率和漏诊率。由于这些指标只能用来估计和比较试验检查采用某切分点时的整体准确性，不能同时比较不同切分点时的准确性，因此，真正可以比较两个试验整体准确性的方法是比较它们的 ROC 曲线下面积。一致性和 Youden 指数都不能直接估计验后概率，而验后概率才是临床医生在解释诊断结果时直接需要的信息。临床医生的主要任务不是估计和比较诊断准确性指标，而是利用研究提供的关于诊断准确性的信息去估计验后概率。

二、提高诊断试验效率的方法

（一）选择患病率高的人群

诊断试验预测值的大小受诊断试验的灵敏度、特异度及目标人群患病率的影响。当诊断试验确定后，其灵敏度和特异度就已经固定了，此时的预测值主要受患病率的影响。如将诊断试验用于患病率很低的人群，则阳性预测值很低，但用于高危人群，则阳性预测值可显著提高。在实际应用中，可优先选用灵敏度高、价格低的方法，然后再考虑昂贵的诊断试验确诊。

（二）采用联合试验

为了提高诊断试验的灵敏度与特异度，除了探索新的试验方法之外，可以将现有的两种以上的试验结合起来，称联合试验或复合试验，如联合血清中甲胎蛋白的检测及影像学检查诊断肝癌可作为肝癌诊断规范。联合试验有两种方式：①平行试验（parallel tests），亦称并联试验，同时做几个诊断试验，只要有其中一个试验阳性即可认为试验阳性，只有全部试验结果均为阴性才认为试验阴性。该法会提高灵敏度、降低特异度。采取并联试验不易漏诊，阴性预测值提高有利于排除其他诊断，但其代价是特异度降低，容易造成误诊。②系列试验（serial tests），亦称串联试验，依次做多个诊断试验，只有当所有试验皆阳性才认为试验阳性，只要任何一项诊断结果为阴性就认为试验为阴性。选用系列试验可以提高诊断的特异度、减少误诊。在做系列试验时，先后次序上应该考虑各个试验的临床价值、风险和价格等因素。在做联合试验时，既要交代各单项试验的评价指标，还必须计算联合试验的相关指标。理论上如果两个诊断试验的结果彼此完全独立，应用概率论原理可以估计联合试验后的灵敏度和特异度。但在临床实践中，能够诊断同一种疾病的多个诊断试验，彼此之间独立的可能性很小。

第三节　诊断试验的评价

一、诊断试验评价中常见的偏倚

（一）参考试验偏倚

参考试验偏倚（reference test bias）是指诊断试验的金标准不妥造成的偏倚。由于金标准不够准确，会造成错分（misclassification），即将有病者判为无病者，将无病者判为有病者，从而影响诊断试验评价的准确性。金标准是在特定历史条件下医学发展的产物，其真实性是相对的，某一个时间段可能是金标准，之后不一定是。因此选择合适的金标准是提高诊断试验研究与评价质量的关键。若被评价的诊断试验比金标准更灵敏，则待评价的诊断试验的阳性病例在"金标准"下就成了假阴性。相对于原金标准试验，被评价的诊断试验总是无法超过原金标准。这时需要研究者慎重解读结果，若有生物学证据表明被评价的诊断试验可能会更优越，应考虑采用一个更复杂、更准确的金标准，也可巧妙地建立一个新的金标准。

（二）病情检查偏倚

病情检查偏倚（work-up bias）指只对诊断试验出现阳性结果者才进一步用金标准方法加以确诊，除非有充分的理由，试验结果阴性者通常不再做进一步检查就简单地认定无病，从而造成假阴性资料的缺乏。而评价诊断试验准确性的研究需要获得 4 个数据，不然无法获得全面的评价。这种偏倚在癌症诊断试验中非常普遍，如应用甲胎蛋白检测诊断肝癌，甲胎蛋白阴性者常会被认为无癌，但实际上原发性肝癌中甲胎蛋白灵敏度只有 60％左右，这样会出现很多假阴性的患者。

（三）疾病谱偏倚

诊断试验研究对象要求能很好地代表目标临床人群，包括该病的各种临床类型，如不同的病情严重程度、病程阶段，有和无并发症者，以及确实无该病，但易与该病相混淆的其他疾病等。有些诊断试验的研究对象为诊断明确的健康者与患者进行比较和评价，因为没有纳入与该病混淆的其他疾病，也没有纳入检验结果呈"灰色地带"的患者，从而高估诊断试验的诸多参数。这种试验的研究对象不能代表试验应用的目标人群情况，从而产生疾病谱偏倚。

（四）缺乏无病人群试验结果的信息所造成的偏倚

如果诊断试验的评价只在病例组中进行，缺乏非患者群试验结果的信息，就会造成这种偏倚。例如，评价磁共振成像在腰背痛患者的病因诊断中的价值，如果只在腰背痛的患者中进行评价，可以发现许多患者有椎间盘膨出，故常用此结论来解释腰背痛的原因，并给予治疗。而事实上有研究显示，在无症状的志愿者中进行核磁共振检查，结果发现超过一半的无症状者也有椎间盘膨出，其发生率略低于有症状者，两者在统计学上的差异无显著性。

（五）组合诊断标准掺杂偏倚

某些情况下，在一些研究中，金标准建立在一系列试验和相关临床资料基础上。此时金标准不能包括待评价的诊断试验，如果把待评价试验结果直接当作金标准，会增加两者的一致程度，夸大诊断的准确性，从而造成掺杂偏倚。

（六）评价者临床解读偏倚

知道金标准的结果可能会影响对待评价试验结果的判读，反之亦然，被称为评价偏倚。评价偏倚对试验结果的影响程度取决于其在试验结果判读时的主观程度，主观程度高意味着在诊断试验的判读时受金标准影响大，程度小则影响小。

二、诊断试验的方法学质量评价（真实性评价）

QUADAS（quality assessment of diagnostic accuracy studies）是由英国布里斯托大学研究项目组制定而成，是唯一经过验证的、最有效的评价诊断试验方法学质量的工具。原版 QUADAS 于 2003 年问世，后于 2011 年进行升级改版，即 QUADAS-2。QUADAS-2 工具主要由病例选择、待评价诊断试验、金标准、病例流程和诊断试验与金标准的时间间隔四个领域及相应领域的标志性问题所构成。根据每个领域相应标志性问题的评估结果，进而判断该领域的偏倚风险。每个标志性问题的评估结果为"是、否、不确定"，若满足相应问题描述的内容，则评估结果记为"是"；若不满足相应问题描述的内容，则评估结果记为"否"；若根据文章提供的信息，无法判断相应问题描述的内容，则评估结果记为"不确定"。"偏倚风险"的判断结果记为"高偏倚、低偏倚、偏倚风险不清楚"。此外，QUADAS-2 工具也可用于评估病例选择、待评价诊断试验和金标准三个领域的临床适用性，即评估原始研究涉及的临床问题与系统评价预解决的临床问题的相符程度，根据实际评估情况，将结果记为"高偏倚、低偏倚、偏倚风险不清楚"。

表 9-4　诊断准确性试验的质量评价维度及条目

评价领域	病例选择	待评价诊断试验	金标准	病例流程和诊断试验与金标准的时间间隔
描述	描述病例选择的方法；描述纳入病例的情况（已行的检查、临床特征、背景等）	描述待评价诊断试验及其实施过程并对其进行解释	描述金标准及其实施过程并对其进行解释	描述未接受待评价诊断试验和金标准的检测的病例，以及未纳入 2×2 表格的病例；描述进行待评价诊断试验和金标准的时间间隔和中间进行的干预情况
标志性问题（是/否/不确定）	①病例的选取是否是连续入组或随机抽样入组？②是否避免病例对照研究设计？③研究是否避免不合理的排除标准	①待评价诊断试验的结果解释是否是在不知金标准试验的结果的情况下进行？②若设置了阈值，是否为事先确定	①金标准是否能准确区分有病、无病状态？②金标准的结果解释是否是在不知晓待评价诊断试验结果的情况下进行	①金标准和待评价诊断试验的间隔时间是否合理？②是否所有的连续样本或随机选择的样本均接受了金标准？③是否所有的连续样本或随机选择的样本均接受了待评价诊断试验？④是否所有的连续性样本或随机选择的样本均进行了统计分析
偏倚风险（高/低/不确定）	患者选择是否会引进偏倚	待评价诊断试验的实施和解释是否会引入偏倚	金标准的实施和解释是否会引入偏倚	失访或退出患者是否引入偏倚
临床适用性（高/低/不确定）	是否考虑纳入患者与系统评价中提出问题中的患者相匹配	是否考虑待评价诊断试验的实施和解释与系统评价中提出问题中的待评价诊断试验相匹配	是否考虑金标准的实施和解释与系统评价中提出问题中的待评价诊断试验相匹配	

三、诊断试验的可靠性评价

(一)可靠性

可靠性（reliability）也称信度、精确度（precision）或可重复性（repeatability），是指在相同条件下用某测量工具（如诊断试验）重复测量同一受试者时获得相同结果的稳定程度。

(二)标准差和变异系数

当诊断试验的检测指标是定量指标时，可用标准差（standard deviation）和变异系数（coefficient variance，CV）来表示可靠性。标准差和变异系数的值越小，表示可重复性越好，精密度越高。反之可重复性就越差，精密度越低。变异系数为标准差与算术均数之比。

(三)符合率和 Kappa 值

在诊断试验真实性评价中，符合率是指诊断试验判定的结果与金标准诊断的结果相同的人数占总受检人数的比例。在可靠性评价中，符合率可用于比较两个医师诊断同一组患者或同一医师两次诊断同一组患者的结果之间的吻合情况。近年来，人们常用 Kappa 值评价两种检验方法或同一种方法重复两次检测结果的一致程度。Kappa 值的取值范围为 $-1 \sim +1$，若 Kappa 值为负数，则表示观察一致率比机遇造成的一致率还小；若 Kappa 值 $=-1$，则表示两次判断完全不一致；若 Kappa 值 $=0$，则表示观察一致率完全由机遇所致；Kappa 值 >0，表示观察的一致程度大于因机遇一致的程度；Kappa 值 $=1$，表明两次判断完全一致。目前对 Kappa 值的一致性强度尚有争议，但多数学者认为 Kappa 值在 $0.4 \sim 0.75$ 为中高度一致，Kappa 值 ≥ 0.75 为一致性较好，Kappa 值 ≤ 0.4 时为一致性差。

四、诊断试验的适用性评价

诊断试验应经过效用分析，用可靠的依据说明其临床意义、应用前景和可能的收益，如该诊断试验在临床使用是否可行、准确、精确及患者是否能支付费用。此外诊断试验评价还需考虑截断点的选择是否合理和是否控制了偏倚等。截断点一般选择正常参考值作为临界值，但正常值有不同的定义与选取方法，可直接影响结果的判断，因此在评价中要合理选择。研究过程中会出现各种偏倚，如选择偏倚、错误分类偏倚和测量偏倚等，应当进行控制。

第十章　临床研究设计

第一节　临床试验的目的

临床研究是以患者及相应群体为研究对象，研究和论证某个或某些研究因素对疾病病因、诊断、治疗、预后等方面产生的效应或影响。临床研究的实施多以临床医生为主体、多学科人员合作完成。必须要强调的是，临床研究不等于临床实践，其本质是科学研究，以临床实践的需求为出发点，但需要进一步将临床问题凝炼、转化为科学问题，用科学研究的方法去实施、寻找答案，从而回答临床问题（B-B-B，bed-bench-bed），改善临床实践，使患者受益。

临床研究结果要转化为高质量的循证医学实践证据，最有效的方法之一就是研究之前进行严格的科研设计。通常将临床研究的设计方案分为两大类：实验性研究和观察性研究（图 10-1）。它们最主要的区别在于是否存在人为干预措施。实验性研究根据是否随机又分为随机对照研究和非随机对照研究。观察性研究根据是否存在对照组又分为分析性研究和描述性研究。分析性研究包括队列研究和病例对照研究。以下我们重点介绍观察性研究中的队列研究和病例对照研究，以及实验性研究中的随机对照研究。

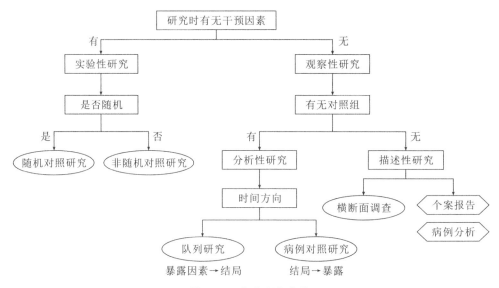

图 10-1　临床研究分类

第二节 队列研究设计

一、队列研究的基本概念

（一）定义

队列研究（cohort study）是检验疾病病因假说的一种重要的分析性研究设计方法，属于"由因寻果"的前瞻性研究（prospective study）。其基本原理是在"自然状态"下，根据某暴露因素的有无将研究对象分为暴露组和非暴露组，随访观察两组疾病及预后结局，如发病、治愈、药物反应、生存、死亡等的差异，以验证暴露因素与研究疾病之间有无因果联系。从性质上讲，它同实验性研究设计一样，也是前瞻性的，不同的是暴露组和非暴露组并非经随机获得，而是根据因素的暴露是否自然形成。

例如，回顾性分析 2020 年 1—2 月上海市公共卫生临床中心收治的 134 例新型冠状病毒肺炎患者的临床资料。134 例患者均接受重组人干扰素 α-2b 喷雾治疗及对症支持治疗，其中 52 例患者口服抗病毒药物洛匹那韦/利托那韦，34 例患者口服抗病毒药物阿比多尔，48 例患者不服用任何抗病毒药物。比较 3 组患者的治疗效果。将口服洛匹那韦/利托那韦及阿比多尔作为"暴露因素"，而将不服用任何抗病毒药物者作为"非暴露组"，然后比较不同组接受不同治疗措施后的症状或呼吸道标本病毒核酸转阴时间。由于研究对象的分组并不是经研究人员随机分配，而是根据治疗团队治疗方法不同而形成的，故属队列研究，而不是试验性研究。若为疾病的病因研究，则在研究开始时，两组对象均不应患所研究的疾病。如研究吸烟与肺癌的关系，则应先排除研究对象中的肺癌患者，再将其余的研究对象按吸烟与否或不同的吸烟量分为两组或多组，随访观察和比较两组肺癌的发病率。

（二）特点

队列研究属于观察性研究，需要设立对照组，研究对象按是否暴露于某因素进行分组。随访过程中，研究者可通过调查与记录，获得暴露与疾病发生的动态情况；研究在疾病发生前开始，需经一段时间随访才能获得发病的病例，是一种由因找果的研究。

（三）分类

根据研究对象进入研究队列的时间和终止时间的不同，队列研究分为前瞻性队列研究（prospective cohort study）、历史性队列研究（historical cohort study）和双向性队列研究（ambispective cohort study）（图 10-2）。

前瞻性队列研究是队列研究中最常见的形式。该研究暴露组与非暴露组是根据研究开始时研究对象的暴露状况来分组，研究结局（如发病或死亡）需前瞻观察一段时间才能得到，即从现在追踪到将来。

历史性队列研究又称回顾性队列研究。研究对象的分组是研究者根据已掌握的研究对象过去的某时刻暴露状况的历史资料来决定的，研究开始时结局已经出现，不需要随访观察。

在历史性队列研究的基础上进行前瞻性队列研究即为双向性队列研究，也称混合型队列研究。此类研究兼具上述两类研究的特点，最适合用于评价对人体健康同时具有短期效应和长期效应的暴露因素。

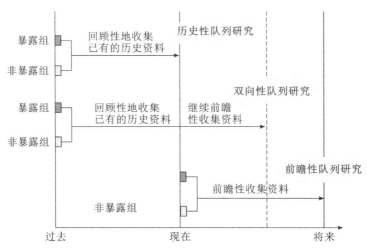

图 10-2　队列研究的分类

二、队列研究主要步骤

（一）队列研究类型的确定

1. 前瞻性队列研究应考虑的因素：①是否有明确的假设供检验之用，暴露因素是否已经找准；②研究疾病的发病率或死亡率是否较高；③是否明确规定了暴露因素；④是否明确规定了结局变量；⑤有无把握获得足够的观察人群并将其清楚地分为暴露组与非暴露组；⑥流程观察人群大部分可否被长期随访下去并取得完整可靠的资料。

2. 历史性队列研究应考虑的因素：

除上述前五点外，还应考虑是否有足够数量的、完整可靠的记录或档案材料。

（二）暴露因素的确定

暴露（exposure）指的是研究对象接触过某种待研究的物质（如重金属）、具备某种待研究的特征（如年龄、性别及遗传等）或行为（如吸烟）。暴露因素泛指各种会影响人体健康的具体的物理、化学和生物因素。对暴露因素的性质，暴露的时间、频率、强度等需进行明确规定。

（三）结局变量的确定

结局不局限于发病，还包括死亡或各种生理生化指标，应根据明确统一的标准对结局进行判定，并在研究的全过程中严格遵守。确定主要研究结局外，还可考虑同时收集多种可能与暴露有关的结局。

（四）研究对象的选择

1. 暴露人群的选择。

1）一般人群：一个范围明确地区的全体人群或其样本，由具有不同暴露因素的个体组成。

2）职业人群：在研究某种可疑职业暴露因素与疾病之间的关系时选择的人群。例如，如果想研究工厂中生产性粉尘与尘肺之间的关系，那么暴露人群就需要选择在这类工厂上班的工人作为研究对象。

3）特殊暴露人群：特殊暴露是指人群经历过某一特殊的事件或较长期固定的接触某一有害物质。

4）有组织的人群团体。

2. 对照人群的选择（可比性）。

1）内对照（internal control）：选择一个暴露因素分布不均的研究人群，将其中暴露于所研究因素的对象作为暴露组，其余没有暴露或暴露水平最低的人群作为对照组，无须去另外寻找对照。

2）外对照（external control）：当选择职业人群或特殊暴露人群作为暴露人群时，需在该人群之外寻找对照。

3）总人口对照（total population control）：以研究地区一般人群的发病率或死亡率做比较。

4）多重对照（multiple control）：用上述两种或两种以上的形式选择多组人群作为对照。

（五）样本量的确定

队列研究样本量的影响因素有以下方面。

1. 非暴露人群的发病率（P_0）：P_0越接近 0.5，所需样本量越小。

2. 暴露人群的发病率（P_1）：暴露人群与非暴露人群发病率之差越大，所需样本量越小。

3. 显著水平（α）：α 值越小，即对显著性水平要求越高，所需样本量越大，通常 α 取 0.05 或 0.01。

4. 把握度（检验效能，$1-\beta$）：把握度越大，所需样本量越大。

5. 样本量的计算公式如下（条件为暴露组和对照组样本含量相等）：

$$n_1 = n_2 = \frac{[Z_{a/2}\sqrt{2\overline{p}(1-\overline{p})} + Z_{\beta}\sqrt{p_1(1-p_1) + p_0(1-p_0)}]^2}{(p_1-p_0)^2}$$

（六）资料的收集

队列研究资料包括基线资料和随访资料。

1. 内容：①与暴露有关的信息；②与结局（疾病或死亡）有关的终点材料；③与产生混杂作用有关的因素。

2. 方式：①查阅记录或档案；②访问研究对象或其他能够提供信息者；③对研究对象进行测定或检查；④有时需对环境做调查与检测。

（七）随访

所有的研究对象都应采用相同的方法同等地进行随访（follow up）、收集资料，并坚持追踪到观察终点或研究终止期。随访收集资料的内容和基线调查基本一致，但应该以收集结局变量为重点。

1. 目的：①确定研究对象是否仍处于观察之中；②确定研究人群中的各种疾病事件；③进一步收集有关暴露和混杂因素的资料。

2. 标准：①随访期的确定。以暴露因素作用于人体至产生疾病结局的一般潜伏期为依据。②随访间隔的确定。随访应事先规定随访时间间隔和次数。

3. 方法：①利用常规登记的人群和疾病资料随访；②进行特殊安排的随访，如定期家庭随访、电话访问或信访等。

4. 失访。

1）定义：研究对象因迁移、外出、死于非终点疾病或拒绝继续参加观察而退出队列。

2）意义：当失访率>10%时，应采取措施对其可能产生的影响做进一步估计；当失访率>20%时，研究真实性将受到严重怀疑。

3）可采取以下措施减少随访过程中的失访。

（1）招募阶段：①排除可能失访的对象，如计划搬出的人、不确定可以返回的人、健康状况较差或患有与研究问题无关的危重疾病；②为进行随访追踪收集信息：如研究对象的地址、电话号码和电子邮箱地址；研究对象好朋友或亲属的姓名、地址、电话号码和电子邮箱地址；社会保障/保险号码等。

（2）随访阶段：①定期与研究对象联系以收集信息、提供结果和支持，可通过电话（可在周末或晚上联系）、邮件或其他途径；②对那些无法通过电话或邮件联系的对象，可联系其朋友、亲属，或通过其他公共途径，如网络，甚至信用机构搜索寻找地址；对医保对象，可通过社会保障部门收集出院信息。

（八）质量控制

队列研究费时、费力、消耗大，因此加强实施过程，特别是资料收集过程中的质量控制显得特别重要。一般包括下列几点：①调查员选择；②调查员培训；③制定调查员手册；④监督。

（九）资料分析

队列研究的资料，一般可按下表进行整理（表 10-1，表 10-2）。

表 10-1　队列研究累积发病率资料整理表

组别	发病	未发病	合计	发病率
暴露组	a	b	n_1	a/n_1
非暴露组	c	d	n_0	c/n_0
合计	m_1	m_0	$a+b+c+d=t$	

表 10-2　队列研究发病密度资料整理表

组别	发病数	人时数（人年/月）	发病率
暴露组	a	n_1	a/n_1
非暴露组	b	n_0	b/n_0
合计	$a+b=M$	$n_1+n_0=T$	

统计分析内容如下。

1. 率的计算：常用指标有累积发病率、发病密度和标化比。

当研究时间不长，研究人群的数量较多，人口比较稳定，资料比较整齐时，可用固定人口作分母来计算发病率，称之为累积发病率（cumulative incidence），即累积发病率＝观察期内发病（或死亡）总人数/观察开始时的人口数。

如果观察时间较长，难以做到人口稳定，则应以观察人时为分母计算发病率，用人时为单位计算出来的率带有瞬时频率性质，称为发病密度（incidence density），即发病密度＝观察期内发病（或死亡）总人数/观察人时。

当研究对象数目较少，结局发生率较低时，无论观察时间长短，都不宜直接计算率，而以标化（发病）死亡比（SMR）代替。SMR＝研究人群中的观察死亡数/以标准人口死亡率计算的预期死亡数。SMR 表示被研究人群死于（发生）某病的危险性是标准人群的多少倍。

2. 暴露与疾病关联强度的测量。

1）相对危险度（relative risk，RR）：又称危险度比、率比，是暴露组发病（或死亡）率（I_e）与非暴露组发病（或死亡）率（I_0）的比值。如果 RR＞1，表示暴露因素是疾病的危险因素，RR 越大，表明暴露导致人群发病的危险性越大；RR＜1，表示暴露因素是疾病的保护因素；RR＝1，表示暴露与疾病无联系。

$$RR = \frac{I_e}{I_0} = \frac{a/n_1}{c/n_0}$$

2）归因危险度（AR）/特异危险度/率差：表明暴露组与非暴露组发病率的差值，即暴露者单纯因暴露而增加的发病概率。

$$AR = I_e - I_0 = I_0 (RR - 1)$$

三、实例分析——二硫化碳（CS_2）长期低剂量暴露与冠心病的关系

（一）研究背景

1. 既往开展的回顾调查、现况研究、病例对照研究等发现，长期低剂量 CS_2 暴露与脑、肾等器官的动脉粥样硬化有关，但其与冠心病的关系尚未有明确结论。

2. 20 世纪 60 年代，芬兰职业卫生研究所 Hernberg 和 Tolonen 教授开展的 5 年前瞻性队列研究最终确定了两者之间的因果关系。

（二）研究步骤

1. 确定研究因素。

1）研究因素：长期低剂量的 CS_2 暴露。

2）定义：有 CS_2 暴露，在不至引起急性中毒的车间工作至少 5 年以上。

2. 确定研究结局。结局指标：心肌梗死、血压变化、心电图的改变、心绞痛发作。

3. 确定研究现场和人群。

1）暴露组：1942—1967 年某黏纤厂 25～64 岁，至少有 5 年 CS_2 暴露史，且研究开始时未患冠心病的工人（343 名男性工人）。

2）非暴露组：以年龄相差不超过 3 岁，出生地区相同，工种体力消耗相当为配比条件，在同一城市的造纸厂随机选择 343 名男性工人。

4. 资料收集。

1）查阅档案记录：用药情况、既往车间 CS_2 的浓度等。

2）询问：姓名、性别、年龄、工种及工作年限、吸烟、业余时间的体力活动情况等。

3）实验室检查：血糖、血脂、血清胆固醇水平、血压、心电图、心脏大小、体重及车间 CS_2 浓度的动态变化等。

5. 质量控制：采用国际通用的标准和规定；事先校准各种仪器和设备；重复测量和分析某些指标。

6. 资料分析：结果如下，CS_2 暴露组发生心肌梗死的相对危险度为 3.57，两组间致死性心肌梗死发生率及总的心肌梗死发生率差异显著（表 10-3）。

表 10-3　暴露组和对照组的心机梗死发生率及相对危险度

		发病数	5 年累积发病率（%）	RR	RR 95%CI
暴露组（343 人）	致死性	14	4.08	4.69	1.34～16.47
	非致死性	11	3.21	2.74	0.86～8.69
	合计	25	7.29	3.57	1.52～8.37
对照组（343 人）	致死性	3	0.87		
	非致死性	4	1.17		
	合计	7	2.04		

（三）结论

1. 长期低剂量（20～30 mg/L）CS_2暴露与冠心病的发病和死亡存在因果关系。
2. 措施：芬兰当局已于 1972 年把 CS_2 的车间最高容许浓度从 20 mg/L 降至 10 mg/L。

四、队列研究的优缺点

（一）优点

1. 符合病因链先因后果的时间顺序，验证病因与疾病之间的因果关系论证强度高。
2. 可以直接计算暴露组和非暴露组的发病率或死亡率，获得 RR 和 AR 等反映疾病危险关联的指标。
3. 能对暴露因素所致的多种疾病同时进行观察，从而获得一种病因与多种疾病的可能因果关系。
4. 一般不存在回忆偏倚，可以了解疾病的自然史，对测量暴露的方法实行标准化，减少信息偏倚。

（二）缺点

1. 通常不适用于发病率低、潜伏期长的疾病病因研究。
2. 需长期随访，易产生各种失访偏倚。
3. 研究费时间、费人力、费物力，其组织与后勤保障工作相当艰巨。

第三节　病例对照研究设计

一、病例对照研究的基本概念

病例对照研究（case-control study）是一种"由果溯因"的回顾性研究（retrospective study），其基本原理是以确诊的某特定疾病的现患患者作为病例，以未患该病但具有可比性的个体作为对照，通过询问调查、实验室检查等方法，搜集既往各种可能的危险因素的暴露史，测量并比较病例组与对照组中各因素的暴露比例，若两组差异有统计学意义，则可认为因素与疾病间存在统计学关联。

二、病例对照研究的主要步骤

（一）研究对象的选择

1. 病例的选择。

1）内部特征限制：确诊病例（尽量采用国际通用或国内统一的诊断标准）。

2）外部特征限制：制定纳排标准，对年龄、性别、病情轻重等进行规定，使研究的病例具有同质性，为选择对照做参考。

3）纳入病例优先选择新发病例。

2. 对照的选择。

1）应确诊未患"病例组"的疾病。

2）原则上与病例组对象同源（医院、社区等），与病例的内外部特征、来源等具有同质性。

3. 病例和对照的来源：病例与对照的基本来源有两个，一个来源是医院，可以是医院的现患患者、医院、门诊的病案及出院记录，称为以医院为基础的（hospital-based）病例对照研究；另一个来源是社区，可以是社区的监测资料、普查或抽查的人群资料，称为以社区为基础的（community-based）病例对照研究。一般以社区来源为优，代表性较强，但不易得到，因此通常选用医疗机构为来源的病例，可节省费用，容易获得，合作好，信息较完整、准确，但容易发生选择偏倚。

4. 病例与对照的比较方式。

1）成组病例对照研究：在符合设计要求的病例和对照人群中，分别抽取一定量的研究对象，组成病例组和对照组进行比较。

2）匹配病例对照研究。

（1）频数匹配（frequency matching）：要求对照组匹配因素所占比例与病例组一致，如性别、年龄构成一致等。

（2）个体匹配（individual matching）：即病例和对照以个体为单位进行的匹配。如果比例为 1∶1 匹配时，称为配对（pair matching）；1 个病例与多个对照匹配时，称为 1∶M 匹配。注意 M 一般不宜大于 4。

5. 选择偏倚（selection bias）：见表 10-4。

表 10-4 病例对照研究中选择偏倚的常见类型及解决措施

类型	概念	解决措施
入院率偏倚/Berkson 偏倚	以医院患者为研究对象时,目标疾病入院率因待研究的暴露因素的存在或暴露水平的不同而存在差异	在一般人群中或在多个医院、多个科室中随机选择研究对象
现患病例-新发病例偏倚/Neyman 偏倚	以现患病例为研究对象时,未纳入因病死亡病例或病程短、症状轻且已经痊愈的病例而导致偏倚	选择新发病例作为研究对象
检出症候偏倚	某因素与目标疾病在病因学上无关,但其存在导致目标疾病相关症状或体征的出现,提高早期病例检出率,导致过高估计暴露程度而产生偏倚	收集早、中、晚期各类病例

(二)确定样本量

病例对照研究样本含量的估计一般根据研究设计类型,选择相应的公式进行计算。计算中要考虑的 4 个参数:研究因素在对照组中的暴露率(P_0);预期的该因素引起的比值比 OR(定义见后文);显著性水平(α);检验把握度(检验效能,$1-\beta$)。

下面介绍不同类型病例对照研究样本量的确定方法。

1. 成组设计(不匹配)。

1)病例数与对照数相等时样本含量的估计:成组病例对照研究的样本大小可用下列公式。

$$n_1 = n_2 = \frac{(Z_\alpha \sqrt{2\,\overline{pq}} + Z_\beta \sqrt{p_1 q_1 + p_0 q_0})^2}{(p_1 - p_0)^2}$$

式中 p_0 为对照组有暴露史者的比例,p_1 为病例组有暴露史者的比例。$\overline{p}$ 为病例组与对照组平均暴露史比例,$\overline{q}$ 为 $1-\overline{p}$。Z_α 与 Z_β 分别为 α 与 β 时正态分布分位数,可通过查医学统计学书上的附表得到。

若无病例组暴露史比例,但参考他人文献的 OR 或 RR 信息,可用下列公式推断病例组暴露史比例。

$$p_1 = \frac{OR \times p_0}{1 - p_0 + OR \times p_0}$$

2)病例数与对照数不等时样本含量的估计:设病例数:对照数 $=1:c$,则需要的病例数如下所示。

$$n = (1 + 1/c)\,\overline{pq}\,(z_\alpha + z_\beta)^2 / (p_1 - p_0)^2$$
$$\overline{p} = (p_1 + c p_0) / (1 + c),\quad \overline{q} = 1 - \overline{p}$$

2. 匹配设计。

1）1∶1个体匹配：先要计算病例对照暴露不一致的对子数（m），病例数＝对照数（n）。

$$m = \frac{\left[z_\alpha / 2 + z_\beta \sqrt{p\ (1-p)}\ \right]^2}{(p - 0.5)^2}$$

式中 $p = \dfrac{OR}{1+OR} \approx \dfrac{RR}{1+RR}$

$$n = \frac{m}{p_0 q_1 + p_1 q_0}$$

2）1∶M个体匹配：计算式如下。

$$\bar{p} = \frac{p_0 + m p_1}{(1+m)}$$

$$n = \left\{ \frac{z_\alpha \sqrt{(1+1/m)\ \overline{pq}} + z_\beta \sqrt{p_0 q_0 + p_1 q_1 / m}}{p_0 - p_1} \right\}^2$$

每个病例有 M 个对照，样本含量病例组为 n，对照组为 Mn。

（三）研究资料的收集

1. 资料来源：主要来源于设计良好的调查问卷，若医院病历记录、疾病登记报告等能够满足研究所需，也可从中摘录，对调查表进行补充。

2. 收集方法：主要通过询问调查、查阅病历等方法收集资料。

3. 信息偏倚：见表 10-5。

表 10-5 病例对照研究中信息偏倚的常见类型及解决措施

类型	概念	解决措施
回忆偏倚	因研究对象记忆准确性或完整性上的差异导致的系统误差	尽量选用新病例，利用客观的记录资料，并重视问卷的提问方式和调查技巧
测量偏倚	对研究对象测量方法不一致导致的系统误差	尽量采用客观指标，严格培训调查员，由同一调查员完成调查或盲法调查

（四）数据资料的整理与分析

1. 描述性统计。

1）描述研究对象的一般特征，如病例组和对照组的性别、年龄、职业、出生地、居住地等的分布。

2）均衡性检验：在病例组与对照组之间比较所要研究因素以外的某些因素或特征是否齐同，目的是检验病例组与对照组的可比性。

2. 显著性检验：判断两组暴露率差异是否具有统计学意义，若有，说明暴露因素与疾病之间存在统计学关联。主要是进行病例组和对照组暴露率比较的 χ^2 检验。

3. 关联强度分析：在病例对照研究中，不能获得发病率资料，因此无法估计相对危险度。但可以用比值比（odds ratio，OR）估计疾病与暴露的联系。

将病例对照研究的资料整理成下表所示（表 10-6）。

表 10-6 病例对照研究资料的整理

暴露因素	疾病		合计
	病例组	对照组	
有	a	b	$a+b$
无	c	d	$c+d$
合计	$a+c$	$b+d$	n

病例组暴露比值 $= [a/(a+c)]/[c/(a+c)] = a/c$

对照组暴露比值 $= [b/(b+d)]/[d/(b+d)] = b/d$

比值比（OR）表示暴露者患某种疾病的危险性为非暴露者的多少倍，其计算公式为：

$$比值比（OR）= \frac{病例组暴露比值\left(\dfrac{a}{c}\right)}{对照组暴露比值\left(\dfrac{b}{d}\right)} = \frac{ad}{bc}$$

OR > 1，表示暴露因素是疾病的危险因素，OR 值越大，暴露导致人群发病的可能性越大；OR < 1，表示暴露因素是疾病的保护因素，OR 值越小，该因素保护人群不发病的可能性越大；OR = 1 或接近于 1，表示暴露因素与疾病无联系。

三、实例分析——年轻女性阴道腺癌与母亲妊娠期服用己烯雌酚的关系

（一）研究背景

1. 1966—1969 年，美国波士顿 Vincent 纪念医院收治 7 名阴道腺癌患者，年龄为 15～22 岁。

2. 阴道癌占女性生殖系统癌症的 2%，阴道腺癌占阴道癌的 5%～10%，且多发于 50 岁及以上中老年妇女。

3. 1966 年以前该院从未收治过阴道腺癌患者。

（二）研究步骤

前期调查：7 例患者均未使用阴道局部刺激物，无阴道冲洗等历史；除 1 例已婚外，其余无性交史；发病前均未使用避孕药。

1. 提出假设：是否与胚胎期或其母亲孕期暴露于某些因素有关。

2. 病例的选择：7 例加 1 例另一医院的阴道腺癌患者。

3. 对照的选择：按照 1∶4 比例进行配对，要求对照组与病例组在同等级病房出

生，出生时间前后相差不超过 10 天。

（三）研究结果及结论见表 10-7。

表 10-7　阴道腺癌病例组与对照组在母亲孕期特征上的比较

病例号	母亲年龄		母亲吸烟		此次怀孕出血		以往流产史		此次怀孕时使用过雌激素	
	病例组	4 个对照组平均	病例组	对照组	病例组	对照组	病例组	对照组	病例组	对照组
1	25	32	有	2/4	否	0/4	有	1/4	有	0/4
2	30	30	有	3/4	否	0/4	有	1/4	有	0/4
3	22	31	有	1/4	有	0/4	否	1/4	有	0/4
4	33	30	有	3/4	有	0/4	有	0/4	有	0/4
5	22	27	有	3/4	否	1/4	否	1/4	否	0/4
6	21	29	有	3/4	有	0/4	有	0/4	有	0/4
7	30	27	否	3/4	有	0/4	有	1/4	有	0/4
8	26	28	有	3/4	有	0/4	有	0/4	有	0/4
合计			7/8	21/32	5/8	1/32	6/8	5/32	7/8	0/32
平均	26.1	29.3								
χ^2	自由度为 1[①]		0.53		4.52		7.16		23.22	
P	不显著[②]		0.5		<0.05		<0.01		<0.000 01	
OR			5.7		8		10.5		28	

注：①用 Pike 与 Morrow 的配对对照 χ^2 检验公式。

②配对 t 检验，$S_{\overline{X}} = 1.7$ 岁。

病例组与对照组在 3 个因素上存在显著差异：①母亲怀孕期间使用过己烯雌酚激素治疗（$P < 0.01$）；②母亲既往流产史（$P < 0.01$）；③此次怀孕阴道出血史（$P < 0.05$）。因有后两个因素存在才使用己烯雌酚治疗。

结论：母亲在妊娠早期服用己烯雌酚使其女儿发生阴道腺癌的危险性增加。

四、衍生研究设计方法

巢式病例对照研究（nested case-control study）是在一个随访队列内套用病例对照设计，将病例对照研究与队列研究组合后形成的一种研究方法。其设计原理为：首先按研究设计确定某特定人群作为研究队列，收集队列中每个成员的有关资料信息和/或生物标本（最常用的是血清，也可以是其他生物组织），并对该队列成员随访一段时间（事先规定好），随访期间新发病例组成病例组，在队列尚未发生研究疾病的人群中，选取一定数量的研究对象作为对照组，对照组可以按病例的年龄、性别、社会阶层等因素进行匹配，然后把病例组和对照组研究对象已收集有的相关资料及生物标本抽出，按病例对照研究的分析方法进行资料的统计分析和推论，分析暴露因素与发病关系。

五、病例对照研究的优缺点

（一）优点

1. 特别适用于罕见病的研究，有时往往是唯一选择。
2. 可较快得到对疾病危险因素的估计，可以对一种疾病的多种病因同时进行探讨。
3. 相对省钱、省力、省时间，易于组织实施。

（二）缺点

1. 偏倚较大：选择偏倚、信息偏倚、回忆偏倚等。
2. 无法判断暴露与疾病的时序关系，论证因果关系的能力无队列研究强。
3. 无法计算发病率，只能推算出优势比。

第四节　随机对照试验

一、随机对照试验的基本概念

随机对照试验（randomized controlled trial，RCT）是采用随机化的方法，使每位研究对象有同等机会被分入试验组或对照组，然后接受相应的试验措施，试验组实施治疗措施，对照组给予对照措施或仅给予安慰剂，在一致的条件下或环境中，同步进行研究和观测试验效应，并用客观的效应指标对试验结果进行科学测量和评价。

二、随机对照试验应遵循的原则

（一）随机化原则

随机化（randomization）是指总体中的每一个个体都有均等的机会被抽取或被分配到试验组及对照组中。随机化原则的核心是等概率性。使用随机化方法可以使已知和未知、可测和不可测的影响效应的因素在组间分布均衡，保证组间可比性，避免研究者或受试者主观意愿的干扰。其特点是医生和患者既不能事先知道或决定患者将被分配到哪一组，也不能从一个患者已经进入的组别推测出下一个患者将分配到哪一组。

随机分组的实现需要设计科学、可行的随机化分组方案，同时需隐藏随机分配方案，即分配隐藏。

1. 随机化分组方案。

1）简单随机分组/完全随机分组：可使用计算机产生随机数字、采用随机数字表、抽签法、信封等方法实现。

2）区组随机分组：研究对象分成若干区组（由若干特征相似的试验对象组成），在每区组中再进行完全随机化分组。

3）分层随机分组：根据受试者特征，即可能产生混杂作用的某些因素（如年龄、性别、种族、文化程度等）进行分层。在每层内随机把受试者分配至试验组和对照组。

2. 分配隐藏：分配隐藏（allocation concealment）又称分组隐匿，指的是在审核、纳入研究对象和随机分配的阶段，使患者、纳入对象的研究人员不知道随机序列及相对应组别，从而避免各种人为因素影响随机分组造成选择偏倚。分配隐藏的常见方法及措施见表 10-8。

表 10-8 分配隐藏的常见方法及措施

方法	措施
按顺序编号、密封、不透光的信封	生成的随机分配序列被放入按顺序编号、密封、不透光的信封中，研究人员确定受试者合格性后，按顺序拆开信封并将受试者分配至相应组别，信封内设厚纸板或铝箔避免透光
有序编号的药物容器	药物容器由独立的药房准备，按顺序编号，并依次打开，容器的外观相同、重量相等 根据产生的随机分配序列，将药物放入外形、大小相同并按顺序编码的容器中，研究人员确定受试者合格性后将其名字写在容器上，并将药物发给受试者
中心随机	中心随机系统远离患者招募中心，研究人员确定受试者合格性后将其详情通过电话、传真或电子邮件上报中心随机系统，中心随机系统记录受试对象者详情后通知研究人员该受试者入组情况

（二）对照原则

设立对照为研究提供比较的参考。常用的对照形式有下列几种。

1. 空白对照（blank control）：指对照组不施加任何处理，完全在"空白"的情况下进行对照。常用于防疫系统疫苗接种效果的观察与研究。

2. 标准对照（standard control）：指以公认的标准方法、标准值或正常值作为对照，又称阳性对照。

3. 安慰剂对照（placebo control）：即感官性状与试验药物相似但完全没有药理作用的类似物作为安慰剂对照。安慰剂对照是一种特殊的空白对照，其目的主要是排除患者或研究人员的心理偏见而导致的试验误差。

（三）盲法原则

盲法（blinding）是一种蒙蔽治疗分组的措施，根据设盲对象的不同可分为单盲、双盲和三盲。单盲仅对受试者设盲，即受试者不知道自己是试验组还是对照组；双盲是对受试者及研究者（疗效观察者）设盲；三盲指对受试者、研究者（疗效观察者）和资料统计分析者均设盲。

霍桑效应指在研究过程中，研究者对自己感兴趣的试验组的受试者较对照组更为关心，而被关照的受试者由此产生心理变化，对研究者报以过分的热情，并改变他们的行为，更多地向研究者报告好的结果，从而夸大了治疗效果。因此盲法的实施非常必要。

分配隐藏与盲法的区别和联系：在双盲研究中，充分的分配隐藏是确保盲法成功实施的关键之一。若研究者破译了分配隐藏方案，知晓受试对象的治疗方案，将会破坏盲法。此外，若随机化方案不充分（半随机），将无法对研究人员实施盲法，但只要确保受试对象入组时的分配隐藏充分，仍可以实施受试者盲法。但需要注意的是，无论分配隐藏是否充分，对统计人员施盲常常是可行的。

三、随机对照试验的主要步骤

（一）立题及设计

1. 收集背景资料，立题和确定研究目的。

2. 确定受试者、地点和环境、纳入和排除标准、招募患者的方法。

3. 干预措施的确定：治疗方式和时间。

4. 设置试验组和对照组：治疗方案、疗程、减增停药的条件；空白对照、安慰剂或标准对照。

5. 确定临床结局和观察时间。

6. 估计样本量。

7. 知情同意书：单位批准、患者签署。

（二）实施过程

1. 随机分组，分配隐匿和盲法的实施。

2. 干预和随访，提高依从，降低失访，应对严重毒副作用的方案。

3. 收集资料：次数、时间、内容、方法、质控措施等。

（三）资料分析

1. 统计分析原则。

1）意向治疗分析（intention to treat analysis，ITT）：结果分析根据受试者随机入组情况，不管其随机分配后是否接受相应治疗措施、是否完成治疗或违背治疗方案，经随机化的研究对象均应纳入结果分析中，研究对象当初分配在哪一组，结果分析时就应在哪一组。

2）遵循研究方案分析（per-protocol analysis，PP）：根据受试者随机分组后实际接受的治疗措施进行分析，即研究对象接受的是哪一组治疗措施，就纳入哪一组分析，不考虑随机分组时的入组情况。

2. 统计分析方法。

1）均衡性检验：即评价各种可能影响干预措施效果的因素在各比较组之间是否均衡，排除各种干扰因素对结果的影响。

2）统计描述和统计推断：RCT 研究结果分析内容主要为两（多）组计数指标的比较、两（多）组计量指标的比较、相关性分析、多因素分析等。

四、其他类型的随机对照试验

整群随机对照试验由具有某些共同特征个体构成的整群（如家庭、社区等）而非单个个体作为研究对象，采用随机抽样的方法将整个群体分配到不同处理组的试验，基于整群作为研究对象进行干预、随访，比较不同处理组的效应。整群随机对照试验相比一般随机对照试验特殊之处在于因随机分配的单位不同，使得样本含量和结果分析方法有所差异，所需样本含量较大。目前这种设计方案广泛应用于包括健康教育、健康行为等非治疗性干预措施的评价研究中。

五、随机对照试验的优缺点

（一）优点

1. 设计严谨，前瞻性的对照设计，可以验证因果关系，循证证据等级高。

2. 随机分组，可比性好。

3. 有效控制偏倚。

4. 资料统计分析效能高。

（二）缺点

1. 要求高，成本高，实施难度大。

2. 外部真实性受限：因为严格的纳入排除标准，虽使入选对象具有良好的同质性，但使样本代表性及外部真实性受限。

3. 存在潜在伦理学问题。

第五节 临床试验分期

一、新药临床试验的特点

临床试验属前瞻性研究，新药临床试验是以人体（患者/正常人）作为研究对象的生物医学研究，目的是揭示研究因素（即新药）对人体的作用、不良反应，或探索药物在人体内的吸收、分布、代谢及排泄规律。

新药的临床试验与临床治疗有很大的区别，即临床治疗是根据每一位患者的具体情况对症施治，无须统一的研究方案，目的是将患者治好；新药的临床试验是为了探索某药物是否安全及有效，所以必须有一个共同遵循的试验方案，对所有参与试验的受试者均按同一方案进行治疗或处理，不得因人而异。

二、新药临床试验的分期

新药上市之前必须进行临床试验以评价药品的安全性和有效性。新药的临床试验分为 Ⅰ、Ⅱ、Ⅲ、Ⅳ 期。

Ⅰ期临床试验：初步的临床药理学及人体安全性评价试验。观察人体对于新药的耐受程度和药代动力学，为制定给药方案提供依据。

Ⅱ期临床试验：治疗作用初步评价阶段所进行的一系列试验。目的是初步评价药物对目标适应证患者的治疗作用及安全性，也包括为Ⅲ期临床试验研究设计和给药剂量方案的确定提供依据。此阶段的研究设计一般根据具体研究目的，采用多种形式，包括随机双盲临床试验。

Ⅲ期临床试验：治疗作用确证阶段所进行的一个或多个试验。其目的是进一步验证药物对目标适应证患者的治疗作用和安全性，确定利益与风险，最终为药物注册申请的审查提供依据。试验设计一般为具有足够样本量的随机盲法对照试验。

Ⅳ期临床试验：新药上市后应用研究阶段所进行的一系列试验。目的是考察在广泛使用条件下的药物疗效及不良反应，评价在普通或者特殊人群中使用的利益与风险关系以及改进给药剂量等。

三、新药临床试验常见的研究设计

新药临床试验中常用 4 种研究设计方法，即平行组设计（parallel group design）、析因设计（factorial design）、交叉设计（cross-over design）、成组序贯设计（group sequential design）。

1. 平行组设计：是最常见的临床试验。平行组设计即将个体随机地分配到两个或多个试验组，每组分别给予不同的处理。

2. 析因设计：析因设计是通过处理的不同组合，对两个或多个药物同时进行评价。最简单的是 2×2 析因设计。设有 A 和 B 两种药物，为评价 A、B 两药的联合效应，可设计以下 4 组：第一组不用 A 也不用 B；第二组用 A 但不用 B；第三组不用 A 但用 B；第四组同时用 A 和 B。

这种设计可以分析同时用 A 和 B 是否比单独用 A 或 B 效果更好，A、B 联合使用是否有交互作用。可见，析因设计常用于联合给药方案的评价。

3. 成组序贯设计：成组序贯设计是把整个试验分成若干个连贯的分析段，每个分析段试验组与对照组的病例数比例与总样本中的比例相同。每完成一个分析段，即对已经完成的病例的主要变量进行期中分析（interim analysis），一旦可以做出结论（拒绝 H_0，差异有统计学意义）即停止试验，否则继续进行。如果到最后一个分析段仍然不拒绝 H_0，则作为差异无统计学意义而结束试验。其优点是当处理间确实存在差异时，可较早地得到结论，从而缩短试验周期。成组序贯试验也是先设计后分步实施的。随机分组系统或盲底需一次产生并分批揭盲。由于多次重复进行假设检验势必增加 I 类错误，一般需对每次检验的名义水准（nominal significance level）进行调整，以控制总的 I 类错误不超过预先设定的水准（比如 α=0.05）。试验设计中需写明 I 类错误的控制方法或 α 消耗函数（alpha spending function）计算方法。期中分析时间，早期终止标准，每次检验名义水准等都需在试验前确定。

4. 交叉设计：交叉设计是将组间比较与自身比较相结合的一种设计方法，参加试验的每个个体随机分配到两个或多个顺序组中，每个个体均接受所有的处理，但在不同阶段接受不同的处理，在每个阶段接受何种处理的顺序是随机的。常用于生物等效性（I 期临床试验），或临床等效性试验（Ⅱ、Ⅲ期临床试验）中。

最简单的是 2×2 的交叉设计，即将受试者随机分配到 AB 和 BA 两个顺序组，其中 AB 组的患者在第一阶段接受 A 处理，在第二阶段接受 B 处理；而 BA 组的患者在第一阶段接受 B 处理，在第二阶段接受 A 处理。其他复杂的交叉设计如三阶段二处理的交叉设计，受试者分为两组，第一组在三个阶段分别顺序接受 ABA 处理，第二组分别接受 BAB 顺序处理。另外四阶段二处理的交叉设计，第一组在四个阶段分别顺序接受 ABBA 处理，第二组分别接受 BAAB 顺序处理。

采用交叉试验设计最重要的是避免药物的延滞作用，即前一阶段用药对后继阶段的残余影响。因此交叉设计一般用于慢性的稳定的或复发性疾病研究，药物的疗效需在处理阶段充分发挥出来，并且在前后两阶段间需有足够长时间的洗脱期。

四、临床试验全球化

在 20 世纪的大部分时间里，世界各地的临床试验都是在一种离散和各自分隔的方式下进行的。随着人用药品注册技术要求国际协调会（international council for harmonisation of technical requirements for pharmaceuticals for human use，ICH）的成功这种做法已经发生了变化，并朝着更好的方向发展。当前，许多临床试验的目标是支持新药在全球范围内获批上市。许多临床试验成为全球性的试验。虽然全球性试验可能提高了临床药物开发的效率，但同时带来了 3 项特别的挑战：①一些参与区域寻求纳入来自该区域范围和卫生保健环境预定人数的患者；②每个地区的监管机构在各种治疗领域的终点指标、持续时间、对照组处理措施以及其他试验特征方面有着不同的要求，从而难以制定一项全球范围内均可接受的单一试验方案；③虽然许多方面确实已经协调一致，但各国在批准和开展临床试验方面的详细监管框架或伦理要求增加了跨多个区域进行试验的操作复杂性。除了围绕研究方案和监管标准的协同努力外，创新方法的发展至关重要，这有助于临床试验结果预设性地外推，尤其是对于那些未能得到充分代表的人群，以得到足够的统计学把握度。这些方法必须在保持临床试验效率（即将样本量控制在可控范围内）和满足区域监管要求之间取得平衡。

第六节 系统评价与 meta 分析

一、系统评价与 meta 分析的概念

（一）系统评价

系统评价是一种全新的文献综合方法，针对某一具体临床问题（如疾病的病因、诊断、治疗、预后），系统、全面地收集现有已发表或未发表的临床研究，采用临床流行病学严格评价文献的原则和方法，筛选出符合质量标准的文献，进行定量或定性合成（meta-analysis，meta 分析或荟萃分析），得出可靠的综合性结论。

（二）Cochrane 系统评价

Cochrane 系统评价是 Cochrane 协作网的评价人员按照统一工作手册（cochrane handbook for systematic reviews of interventions），在相应 Cochrane 评价小组编辑部的指导和帮助下所完成的系统评价。由于 Cochrane 协作网有严密的组织管理和质量控制系统，严格遵循 Cochrane 系统评价者手册，采用固定的格式和内容要求，统一的系统评价软件（review manager，RevMan）录入和分析数据、撰写系统评价计划书和报告，发表后根据新的研究定期更新，有着完善的反馈和完善机制，因此 Cochrane 系统评价的质量通常比非 Cochrane 系统评价质量更高，被认为是单一的、评价干预措施疗效的最好的证据资源（best single source）。

（三）meta 分析

meta 分析是一种统计分析方法，它将多个独立的、可以合成的临床研究综合起来进行定量分析。因此，如果没有明确的、科学的方法去收集、选择、评价临床研究资

料，而仅单纯采用统计方法将多个临床研究进行合成，并不能保证结论的真实性和可靠性。

目前，系统评价与 meta 分析两个名字常被混用，但系统评价不一定都包括 meta 分析过程，而 meta 分析不一定是系统评价。两者的关系见图 10-3。

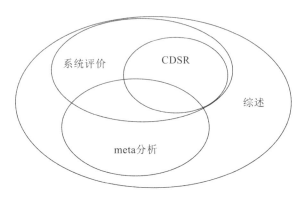

图 10-3　系统评价与 meta 分析的关系

二、制作系统评价的必要性

（一）应对信息时代的挑战

每年约有 200 万生物医学文献发表在 2 万多种生物医学杂志上，年增长率约为 6.7％。1 名内科医师需要每天不间断地阅读 19 篇专业文献才能勉强掌握本学科的新进展、新研究结果。系统评价采用系统检索，严格选择和评价的方法，去粗取精，去伪存真，合成真实、可靠的信息，可直接为各层次的决策者提供科学依据。

（二）及时转化和应用研究成果

随着疾病谱的变化，对多因素（如恶性肿瘤、心脑血管疾病和各种慢性疾病）治疗方法进行评估，往往需要开展大样本的临床试验，特别是随机对照试验（RCT）。但实施大规模的 RCT 需要消耗大量的人力、财力和时间，往往超过一个单位的承受能力。可行性受到一定的限制。而现有的临床研究虽然数量多，但多数样本量不够大，故单个试验的结果难以提供较为全面、准确和推广应用价值大的研究结果。

将多个较高质量的同质临床试验结果应用系统评价方法进行合成，则可将其综合的有效措施，及时转化和应用于临床实践与决策。如采用累积性 meta 分析回顾性分析有关静脉输注链激酶治疗急性心肌梗死的临床试验，1973 年前发表的 8 个 RCTs（2 432 例患者）的 meta 分析即能证明静脉输注链激酶能有效降低 AMI 患者的总死亡率（$P=0.01$）；1978 年前发表的 25 个 RCTs（34 542 例患者）的 meta 分析显示 $P=0.001$（包括 GISSI-1 和 ISIS-2）；至 1986 年 meta 分析结果 $P=0.000\ 1$，但静脉链输注激酶直至 1987 年才在传统综述和教科书中推荐常规用于治疗 AMI。临床应用比 meta 分析结果整整晚了 14 年。

（三）提高统计效能

针对同一临床问题的研究很多，但因疾病的诊断标准、纳入研究对象的标准、测量结果的方法、治疗措施和研究设计等的差异，研究结果可能不一致，甚至相互矛盾。如对可能早产的孕妇使用激素的例子，尽管纳入的 7 个高质量的临床试验中只有 2 个试验结果有统计学意义，但对 7 个临床试验进行定量系统评价，借以增加样本含量和统计效能后，总的结果却具有统计学意义，即肯定糖皮质激素能有效降低早产儿的病死率。系统评价或 meta 分析在进行资料合成时，不是根据阴性或阳性研究的个数多少决定哪种治疗措施有效，而是充分考虑了各研究样本量的大小和研究质量的高低。

三、系统评价基本步骤

系统评价可以通过采用严格、系统的方法，评价、分析和合成多个有争议甚至相互矛盾的小型临床研究，以解决纷争或提出建议，为临床实践、医疗决策及临床科研起正确导向作用。但系统评价的质量易受原始研究质量或制作者的方法学基础影响，如果纳入的原始研究质量不高或制作者使用的系统评价的方法不恰当，可能会导致不正确的研究结果，造成误导。因此，系统评价方法和步骤正确与否，对其结果和结论的真实性、可靠性起着决定性作用。

针对不同研究问题的系统评价，其基本方法和步骤相似，均要经历选题、设计研究方案、按照设计方案实施分析评价、撰写论文的过程。但不同类型的系统评价，在文献检索策略、文献质量评价方法、数据提取和统计分析等方面存在一定的差异。目前，Cochrane 系统评价是公认的最高质量的系统评价，本节以 Cochrane 系统评价（随机对照试验的系统评价）为例，简要介绍其制作步骤和方法。Cochrane 系统评价的制作步骤见图 10-4。

（一）确立题目并注册

系统评价的目的是为医疗和护理决策提供依据，因此其选题也来源临床医疗和护理实践，特别适用于评价某些干预措施的利弊难以凭借单个临床研究结果确定，或在临床研究应用过程中存在较大争议等问题的探讨。

为避免重复，应首先通过全面、系统的检索，了解针对同一临床问题的系统评价是否已经存在或正在进行。如果有，其质量如何？是否已经过时？如果现有的系统评价已经过时或质量较差，则可以考虑对其进行更新或重新制作新的系统评价。

在选定系统评价题目时，应明确围绕研究问题的 5 个要素（PICOS）：①研究对象的类型（participants/patients），包括所患疾病类型及其诊断标准、研究人群和场所等；②研究的干预措施和对照的措施（intervention and comparison）；③研究的结局指

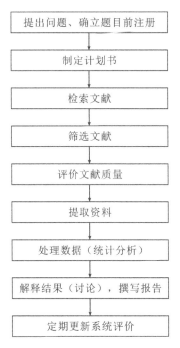

图 10-4 Cochrane 系统评价的制作步骤

标（outcomes），包括所有的重要结局（主要结局和次要结局）及严重不良反应等；④研究的类型（study），如随机对照试验和/或非随机对照试验。这些要素对于检索、筛选、评价文献，提取数据、统计分析及结果解释等十分重要，必须准确、清楚定义。

（二）制定计划书

撰写系统评价研究方案，详细陈述系统评价的全过程，如系统评价的题目、背景资料、目的和方法、利益冲突声明等，有助于高质量顺利完成系统评价。

计划书制订完成后，应送到相应系统评价小组，接受编辑组内外的同行或方法学专家的评审，并提出修改意见和建议。根据评审意见修改后再送交给系统评价小组评审，直到符合发表标准为止。

（三）检索文献

为了更加全面、系统地检索文献，应该采用多种来源的检索工具，如电子数据库 Medline、Embase、Pubmed 等；也可以通过联系相应的专家、药厂以获取未发表的文献资料，如学术报告、会议论文集或毕业论文；检索相关的临床试验注册平台，如 Cochrane 对照试验注册库和各专业评价小组试验注册库。必要时可追溯已有系统评价的参考文献。

（四）筛选文献

在系统评价制作过程中，文献的筛选一般包括 3 个基本步骤：①初筛。通过阅读文献的标题和摘要，剔除明显不合格的文献，对可能合格的文献进一步阅读全文筛选。②全文筛选。对初筛获得的可能合格的文献应仔细阅读和评估其全文的方法学部分，提取文献中的相关信息，以确定文献是否符合纳入标准，决定该文献是否纳入。③必要时获取更多的信息，即使获得了文献的全文，仍有可能因提供的信息不全面而无法确定是否纳入。因此，对有疑问或分歧的文献应先纳入，然后通过与作者联系等途径获取更多的信息后再决定取舍或在以后的过程中进一步评价。

（五）评价文献质量

目前，文献质量评价尚无金标准的方法，可采用单个条目、清单或一览表。Cochrane 手册 5.1.0 中并未推荐使用任何一种清单或量表，仅要求采用由 Cochrane 协作网的方法学家、编辑和系统评价员共同制定的"偏倚风险评估工具"。详细内容见第四章。

为了避免筛选文献和评价文献质量人员的偏倚，对文献筛选和质量评价通常至少由 2 名评价员独立、双盲进行，也可采用专业与非专业人员相结合的共同筛选和评价方法，意见分歧时可由第三方或双方讨论协商解决。多人选择文献时，也可计算不同评价者间的一致性（Kappa 值或 ICC 值）。另外，也可通过预试验，选择 3～6 篇文献进行初评，以摸索经验，统一筛选和评价方法。

（六）提取资料

提取资料是系统评价制作过程中非常重要的步骤，直接影响系统评价的真实性和可靠性。需要保证原始研究文献数据收集的准确性，以避免偏倚和人为错误。系统评价制作者可以事先设计数据提取表，表格中常包含以下内容：①纳入研究的基本信息。纳入研究的编号、发表年份、第一作者、引用题录等。②文献质量评价的相关信息。分组方法、是否采用盲法等。③研究对象的特征。年龄、性别、诊断标准、疾病严重程度等可能导致临床异质性的因素。④干预措施的特征。药物名称、给药途径、剂量、开始给药时间等。⑤结局指标：应事先确定是否需要提取纳入研究的所有结局指标。⑥研究结果。样本量、分组情况、治疗时间、测量尺度、数据类型、统计学数据（分类资料应收集每组总人数及事件发生率，连续资料应收集每组研究人数、均数和标准差或标准误等）。⑦其他信息。重要引文、资助机构、潜在利益冲突等。

（七）处理数据

系统评价对数据的分析包括定性分析和定量分析两种方法。定性分析是采用描述性分析方法，将纳入的每一个研究的特征按研究对象、干预措施、研究结果、研究质量和设计方法等进行总结并列成表格，以便浏览纳入研究的情况、研究方法的严格性和不同研究间的差异，计划定量合成和结果解释。而定量分析是应用适当的统计学方法将纳入的单项研究的资料根据其权重进行合并。当异质性不明显时，可以采用固定效应模型（fixed effect model）估计合并的效应量；如果存在异质性，且假定的理论效应量不固定，服从某种分布，如正态分布时，可以选用随机效应模型（random effect model）；如果异质性过于明显，则应考虑上述处理异质性的方法予以解决。

（八）描述、解释结果，撰写报告

1. 描述结果：一般包括文献检索结果、纳入文献的基本特征、文献质量评价结果、系统评价/meta 分析结果四个部分。其中，文献检索结果需详细报告从检索文献至确定纳入文献整个过程中每一步骤的文献数量和（或）相应的排除理由。纳入文献的基本特征可以以表格的形式对提取的文献基本信息进行呈现。文献质量评价结果是可以让读者快速了解系统评价纳入研究的质量，对系统评价结果的可靠性做出判断，系统评价制作者可以以表格的形式呈现，也可以用软件绘制偏倚风险评价结果图。系统评价/meta 结果主要是对研究的结局指标的分析结果进行陈述，此过程往往需要结合森林图（forest plots）或者表格呈现。

2. 解释结果：慎重的讨论和明确的结论有助于患者、医生、护士、卫生管理者和决策者正确理解证据的含义及其与实际决策的关系。结果解释可以考虑从以下五个方面进行。

1）主要研究结果的总结：归纳总结所有重要结局指标的结果，包括有利和不利结果（如不良反应等），并讨论重要结局指标的证据质量。

2）证据的可应用性：针对系统评价的应用价值，首先应考虑干预措施对患者利弊关系，其次也需要考虑系统评价纳入的研究，其研究对象是否与你的患者情况相似，是否存在生物学、社会文化背景、依从性、病情等方面的差异。

3）证据的质量：着重讨论研究的质量，可以从纳入研究的设计方案和每个研究的质量、是否存在重要的方法学缺陷、合成结果的效应值大小和方向、是否存在剂量-效应关系等方面进行讨论。

4）可能存在的偏倚或局限性：可以从检索策略是否全面、是否进行质量评价、研究的选择和纳入的可重复性、分析方法是否恰当等方面进行讨论。

5）与其他研究或系统评价的异同点：将本次系统评价的结果与他人的相关原始研究或系统评价相比较，从中找出相同点支持自己的结果，并解释产生此结果的可能机制；若有不同之处，应讨论产生不同结果的原因。

3. 撰写报告：系统评价制作者可参考由 19 名包括综述作者、方法学家、临床医生、医学编辑以及 1 位使用者在内的专家团队制定的系统综述/meta 分析应报告条目（PRISMA）对系统评价的内容进行规范报告，PRISMA 的具体内容见表 10-9。

表 10-9　PRISMA 条目清单

项目	编号	条目清单
标题		
标题	1	明确本研究报告是系统综述、meta 分析，还是两者兼有
摘要		
结构化摘要	2	提供结构式摘要包括背景、目的、资料来源、纳入研究的标准、研究对象和干预措施、研究评价和综合的方法、结果、局限性、结论和主要发现、系统综述的注册号
前言		
理论基础	3	介绍当前已知的研究理论基础
目的	4	通过对研究对象、干预措施、对照措施、结局指标和研究类型（participants, interventions, comparisons, outcomes, study design, PICOS）五个方面为导向的问题提出所需要解决的研究问题
方法		
方案及注册	5	如果已有研究方案，则说明方案内容并给出可获得该方案的途径（如网址）。并且提供现有的已注册的研究信息，包括注册号
纳入标准	6	将指定的研究特征（如 PICOS 和随访的期限）和报告的特征（如检索年限、语种和发表情况）作为纳入研究的标准，并给出合理的说明
信息来源	7	针对每次检索及最终检索的结果描述所有文献信息的来源（资料库文献，与研究作者联系获取相应的文献）
检索	8	至少说明一个资料库的检索方法，包含所有的检索策略的使用，使得检索结果可以重现
研究选择	9	说明纳入研究被选择的过程（包括初筛、合格性鉴定及纳入系统综述等步骤，还可包括纳入 meta 分析的过程）
数据提取	10	描述资料提取的方法（例如预提取表格、独立提取、重复提取）以及任何向报告作者获取或确认资料的过程
数据变量	11	列出并说明所有资料相关的条目（如 PICOS），以及做出的任何推断和简化形式
单项研究偏倚	12	描述用于评价单个研究偏倚的方法（包括该方法是否用于研究层面或结局层面），以及在资料综合中该信息如何被利用
效应指标	13	说明主要的综合结局指标，如危险度比值（risk ratio）、均值差（difference in means）
研究结果合成	14	描述结果综合的方法，如果进行了 meta 分析，则说明异质性检验的方法
研究集的偏倚	15	详细评估可能影响数据综合结果的可能存在的偏倚（如发表偏倚和研究中的选择性报告偏倚）

项目	编号	条目清单
其他分析	16	对研究中其他的分析方法进行描述（如敏感性分析或亚组分析，meta 回归分析），并说明哪些分析是预先制定的
结果		
研究选择	17	报告初筛的文献数，评价符合纳入标准的文献数以及最终纳入研究的文献数。同时给出每一步排除文献的原因，最好提供流程图
研究特征	18	说明每一个被提取资料的文献的特征（如样本含量、PICOS 和随访时间）并提供引文出处
单项研究内部偏倚	19	说明每个研究中可能存在偏倚的相关数据，如果条件允许，还需要说明结局层面的评估（见条目 12）
各单项研究结果	20	针对所有结局指标（有效性或有害性），说明每个研究的各干预组结果的简单合并（a），以及综合效应值及其可信区间（b），最好以森林图形式报告
合并的结果	21	说明每个 meta 分析的结果，包括可信区间和异质性检验的结果
研究集的偏倚	22	说明研究间可能存在偏倚的评价结果（见条目 15）
其他分析的结果	23	如果有，给出其他分析的结果（如敏感性分析或亚组分析，meta 回归分析。见条目 16）
讨论		
总结证据	24	总结研究的主要发现，包括每一个主要结局的证据强度；分析它们与主要利益集团的关联性（如医疗保健的提供者、使用者及政策决策者）
局限性	25	探讨研究层面和结局层面的局限性（如偏倚的风险）以及系统综述的局限性（如检索不全面，报告偏倚等）
结论	26	给出对结果的概要性的解析，并提出对未来研究的提示
资金支持		
资助来源	27	描述本系统综述的资金来源和其他支持（如提供资料）以及资助者在完成系统综述中所起的作用

（九）定期更新系统评价

在系统评价发表后，需定期收集新的原始研究，按照上述步骤进行分析、评价，及时更新和补充新的信息，使系统评价更完善。Cochrane 系统评价在发表后要接受来自各方面的评论与批评，评价者需对这些评论做出答复并发表在该系统评价上。当有新的临床研究证据出现后，Cochrane 系统评价每隔 2～3 年更新一次。

四、meta 分析

（一）meta 分析的内涵

1. meta 分析有广义和狭义之分，广义上包括提出问题、检索相关文献、制定文献纳入和排除标准、评价文献质量、描述纳入研究基本信息、定量综合分析等一系列过程。狭义上，专指系统评价中的定量分析。系统评价往往选用多个结局指标，可以对其中一个结局指标进行 meta 分析，也可以对其中多个结局指标进行 meta 分析。由于纳入研究质量、设计类型、资料类型等限制，只有部分系统评价可以实现定量分析。

2. meta 分析的类型包括：常规 meta 分析（主要基于有对照组的直接比较的研究）、单组率 meta 分析（对只提供一组人群的总人数和事件发生人数的研究）、间接比较的 meta 分析和网状 meta 分析（主要针对有公共比较组但无直接比较的研究）、累积 meta 分析（将研究资料作为一个连续的统一体，按研究开展的时间顺序及时将新出现的研究纳入原有 meta 分析）。

3. meta 分析具有以下优点：①评价同一主题多个研究结果的一致性；②对同一主题多个研究结果进行定量总结；③提出新的研究问题；④由于时间和研究对象的限制，大样本多中心干预研究缺乏时，meta 分析可作为一种选择；⑤对现阶段某课题的研究设计进行评价；⑥对小样本的临床试验研究；⑦meta 分析可以提高统计效能和效应值估计的准确度。同时，meta 分析也具有一定的局限性：①没有纳入全部的相关研究；②不能提取全部的相关数据；③发表偏倚；④用于合并统计的临床终点定义不明确。

（二）meta 分析的统计过程

1. 数据类型及效应量的表达：目前，meta 分析的数据类型有以下 5 类。①数值变量或连续性变量资料。往往有度量衡单位，且可以精确测量的数据，如血压值、血糖值、抑郁评分等。②二分类变量资料。按照某种属性分为互不相容的两类，如描述临床结局的指标（存活或死亡，复发或不复发等）。③等级资料或有序多分类变量资料。按照某种属性分为多个类别，各类别间具有程度或等级上的差异，如临床疗效的判定用痊愈、显效、有效、无效等表示。④计数资料（多分类变量资料）。按照某种属性分为互不相容的多个类别，如人的血型，分为 A 型、B 型、AB 型、O 型。⑤生存资料。同时观察两类数据，即是否发生不良事件及发生不良事件的时间等。

效应量（effect size）指的是临床上有意义或有实际价值的数据或观察指标的改变量。不同类型的数据使用的效应量的表达方式不同。①数值变量资料或连续性变量资料的效应量：加权均数差值（weighted mean difference，WMD）或标准化均数差值（standardized mean difference，SMD）等。②二分类变量资料的效应量：相对危险度（relative risk，RR）、比值比（odds ratio，OR）、绝对危险降低率（absolute risk reduction，

ARR）或需要治疗的人数（number needed to treat，NNT）等。③等级资料或多分类计数资料：可以根据情况转化为二分类变量或连续性变量资料处理，选择相应的效应量。④生存资料的效应量：风险比（hazard ratio，HR）。

2.meta 分析合并效应量及统计模型的选择：合并效应量反映多个同类研究的综合效应，其步骤包括 2 个内容，首先逐一计算每个研究的效应量及其 95% 可信区间，然后按照资料类型及异质性检验结果，选择合适的统计模型，估计合并效应量。根据原始研究的设计类型不同，meta 分析时也应选择相应的效应量（表 10-10）。当异质性不明显时，采用固定效应模型（fixed effect model）估计合并效应量；如果存在差异，且假定理论效应不固定，服从某种分布，如正态分布时，选用随机效应模型（random effect model）；如果异质性过于明显，则应对异质性进行处理。Meta 分析常用的分析方法及其与数据类型之间的关系见表 10-11。

固定效应模型根据资料的类型不同可以选用不同的方法，如二分类变量可以选用相对危险度（RR）、比值比（OR）或风险差（rate difference，RD）等合并效应量，模型可选用 Peto 法、Mantel-Haenszel 法。随机效应模型目前多用 D-L 法。随机效应模型估计合并效应量，实际上是通过计算多个原始研究效应量的加权平均值，以研究内方差与研究间方差之和的倒数作为权重。调整的结果是样本量较大的研究给予较小的权重，而样本量较小的研究则给予较大的权重。因此，随机效应模型可能削弱了质量较好的大样本研究的信息，而夸大了质量可能较差的小样本研究的信息，在下结论时应当慎重。

表 10-10　不同研究设计类型的 meta 分析合并效应量

资料类型	研究设计类型	合并效应量
计数资料	随机对照试验	RR＊，OR，RD
	非随机试验性研究	OR＊，RR，RD
	队列研究	RR＊，OR，RD
	病例对照研究	OR
	横断面研究	OR
	诊断准确性研究	OR
计量资料	随机对照试验	WMD♯，SMD
	非随机试验性研究	WMD♯，SMD
	队列研究	WMD♯，SMD
	病例对照研究	WMD♯，SMD
	横断面研究	WMD♯，SMD

注：＊最佳效应量；♯RevMan 5.0 及以上版本中均以"MD"显示。

表 10-11　常用 meta 分析方法一览表

资料类型	合并效应量	模型选择	计算方法
二分类变量	OR	固定效应模型	Peto 法
		固定效应模型	Mantel-Haenszel 法
		随机效应模型	D-L 法
	RR	固定效应模型	Mantel-Haenszel 法
		随机效应模型	D-L 法
	RD	固定效应模型	Mantel-Haenszel 法
		随机效应模型	D-L 法
数值变量	WMD	固定效应模型	倒方差法
		随机效应模型	D-L 法
	SMD	固定效应模型	倒方差法
		随机效应模型	D-L 法
个案资料	OR	固定效应模型	Peto 法

注：RR（relative risk）相对危险度；OR（odds ratio）比值比；WMD（weighted mean difference）加权均数差值；SMD（standardized mean difference）标准化均数差值；D-L 法：DerSimonian & Laird 法。

3. 异质性检验及处理：尽管进行系统评价或 meta 分析制定了严格的文献纳入、排除标准，以最大限度减少异质性的来源，但由于一些混杂因素的存在，仍有一些研究存在不同质的现象。Cochrane 系统评价员手册将系统评价或 meta 分析的异质性分为临床异质性（clinical heterogeneity）、方法学异质性（methodological heterogeneity）和统计学异质性（statistical heterogeneity）。其中，临床异质性指的是参与者不同（P）、干预措施的差异（I）及研究的终点指标不同（O）所导致的变异。例如，若检索数篇探讨多成分干预对轻度认知功能障碍患者作用效果的随机对照试验，这些研究可能在多成分干预的内容上有所差异，某篇研究的多成分干预内容为认知训练、健康教育、有氧运动，有的研究多成分干预内容为认知康复、手指操锻炼、健康教育，则研究间存在临床异质性。方法学异质性是由试验设计和质量方面的差异引起的，例如是否使用盲法和进行分配隐藏，或者对结局的定义和测量方法不一致。统计学异质性是不同研究间被估计的治疗效应的差异，其是以数据为基础，原理是各研究间可信区间的重合程度越大，则各研究间存在统计学同质性的可能性越大；相反，可信区间重合程度越小，各研究间存在统计学异质性的可能性越大。

进行 meta 分析时，应首先保证纳入研究在临床和方法学上的同质性，否则就要进行亚组分析或只描述不分析。只有在临床和方法学同质性的基础上，才可进入研究间的统计学异质性检验（heterogeneity test）和下一步的合并。

1）异质性检验。

Q 检验法：Q 检验的无效假设为纳入各研究的效应量均相同（即 $T_1 = T_2 = \cdots\cdots =$

T_k），则 Q 统计量可以定义为：

$$Q = \sum w_i (T_i - \overline{T})^2, \text{ 其中 } \overline{T} = \frac{\sum w_i T_i}{\sum w_i}, \quad Q = \sum_{i=1}^{k} w_i T_i^2 - \frac{(\sum w_i \cdot T_i)^2}{\sum w_i}$$

式中 w_i 为第 i 个研究的权重值，为其合并方差的倒数（$1/S_i^2$），T_i 为第 i 个研究的效应量，$\overline{T}$ 为所纳入研究的平均效应量。Q 服从于自由度 $k-1$ 的 χ^2 分布，Q 值越大，其对应的 P 值越小。若 $Q > \chi^2_{(1-\alpha)}$，则 $P < \alpha$，表明纳入的研究间存在异质性。反之亦然。

I^2 检验：在 RevMan 4.2 及以后版本的软件中，出现了一个异质性指标：I^2。I^2 反映了异质性部分在效应量总的变异中所占的比重。其计算公式如下：

$$I^2 = \frac{Q - (k-1)}{Q}$$

式中 Q 为 Q 统计量，k 为纳入的研究个数。在 RevMan 软件中，I^2 统计量越大，则异质性越大，I^2 在 0%～40% 表示异质性可能不重要，30%～60% 表示中度异质性，50%～90% 表示有显著异质性，75%～100% 表示有很大异质性。只要 I^2 不超过 50%，则说明异质性可以接受。

2）异质性处理：识别异质性后，如何对异质性进行处理是保证 meta 分析结果准确度的一个重要环节。当存在异质性时，可按照图 10-5 步骤进行处理。

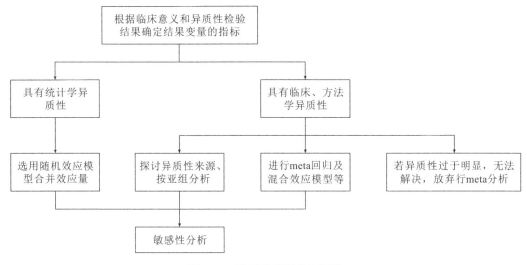

图 10-5　异质性处理的流程图

（1）meta 回归分析：meta 回归是通过建立回归方程，反映 1 个或多个解释变量（explanatory variable）与结果变量（outcome variable）之间的关系，以试图明确各研究间异质性的来源，从而筛选出导致异质性的重要影响因素。

在医学研究中，异质性的因素可能来自研究对象的年龄、病情严重程度、测量时间、随访时间等，当这些因素能够被准确测量并能全部解释变异时，可以选用 meta 回归。在 meta 回归分析中，将效应估计值（如 RR、OR、MD 或 log RR 等）作为结果变量，将可能影响效应量大小的研究特征因素（"协变量"或"潜在效应量改变因子"）作为解释变量，则回归系数描述了结果变量怎么随着解释变量的单位增加而改变；其统计学差异性通过对结果变量和解释变量之间有无线性关系来确定，通过回归系数的 P 值来判断这种差异有无统计学意义。

（2）亚组分析（subgroup analysis）：亚组分析是在出现异质性或要回答特定患者、特定干预措施或特定研究时，从临床和方法学异质性的角度探讨异质性的来源。例如，可以按照研究对象的不同年龄、性别、病情的严重程度、治疗时间、随访时间等分成亚组，进行亚组分析。

（3）敏感性分析：敏感性分析（sensitivity analysis）是用于评价某个研究结果的敏感性或考察它对系统评价或 meta 分析结果如何改变的一种分析方法。常常通过改变研究类型的纳入标准、研究对象、干预措施或终点指标；纳入或排除某些含糊不清的研究；对缺失的数据进行合理估计后重新分析数据；从纳入的研究中剔除质量相对较差的文献后重新进行 meta 分析，进而比较前后合并效应间有无显著性差异等方法实现。

（4）选用随机效应模型：若异质性的来源不能用临床和方法学异质性解释时，可以选用随机效应模型合并效应量。

（5）放弃行 meta 分析：若异质性过于明显，特别是具有明显的临床异质性、方法学异质性而无法通过上述方法解决时，可考虑放弃做 meta 分析，只对结果进行一般的统计描述。

4. 发表偏倚分析

发表偏倚是指"统计学上有意义"的阳性研究结果较"统计学上没有意义"的阴性研究结果或无效的研究结果更容易被发表，由此产生的偏倚。发表偏倚主要可能来源于作者、研究的赞助者和杂志社的编辑。发表偏倚的识别和处理主要有 3 种比较简单的识别方法：漏斗图法（funnel plots）、Egger 线性回归法（Egger liner regression test）以及剪补法（trim and fill method）。

漏斗图法是最为常用的方法，其是用每个研究的效应量估计值为 x 轴，研究精度（以样本量大小为基础，漏斗图中以标准误或效应方差估计表示）为 y 轴绘制的散点图（图 10-6）。小样本研究，研究精度低，分布在漏斗图底部，且向周围分散；大样本研究，研究精度高，分布在漏斗图顶部，且向中间集中。当偏倚影响较小时，其形状类似一个倒置的漏斗，故称漏斗图。如果资料存在偏倚，会出现不对称的漏斗图，不对称越明显，偏倚程度越大。绘制漏斗图需要纳入较多的研究个数，meta 分析的研究个数在 10 个及以上时才需做漏斗图。漏斗图的对称与否通常无严格限定，均为主观判断。

Egger 线性回归法是由 Matthias Egger 等于 1997 年开发的一种通过简单的线性回归法检验漏斗图对称性的定量法，又称"Egger 检验"。Egger 法对发表偏倚的检验统计量为截距 α 对应的 t 值和 P 值，并通过其 95％CI 是否包含 0 来判断其是否有发表偏倚。若截距 α 对应的 $P < 0.05$ 或 95％CI 不包含 0，则提示有发表偏倚；反之，则无发表偏倚。Egger 检验的局限性：①其自变量的标准差估计均来自纳入的原始研究数据，

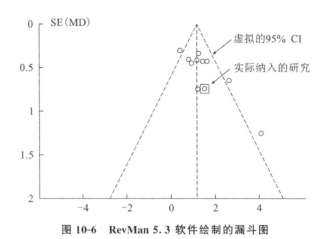

图 10-6　RevMan 5.3 软件绘制的漏斗图

由于抽样误差的存在，导致回归方程的斜率 b 和截距 a 都为有偏倚估计；②当纳入研究个数较少时，该检验效能受到局限，以至于不能检测出漏斗图是否对称，此时不建议进行该检验；③Egger 检验只能检测出漏斗图是否对称，但不能解释其不对称的原因。

5. meta 分析结果的解释：森林图是 meta 分析最常用的展示统计结果的方法，它是以统计效应量和统计分析方法为基础，用数值运算结果绘制出的图形，森林图以一条数值为 0 或 1 的中心垂直线为无效标尺线，即无统计学意义的值。每个纳入研究的效应量横向排列，每条横线代表一个独立的研究，横线的长短为每个研究效应量 95% 可信区间上下限的连线，表示可信区间范围的大小，横线中央的小方块表示效应量的位置，该方块大小表示相应研究权重的大小。如果横线触及或跨越无效线，则表示该研究的结局效应差异无统计学意义，反之，如果横线落在无效线的左边或右边并且不与无效线相交，则表示该研究的结局效应有统计学意义。合并效应量用一个小菱形方块表示，菱形的中心点表示合并效应量的点估计值，菱形的宽度为合并效应量的 95% 可信区间。合并效应量有无统计学意义需根据菱形是否与无效线相交来判断。

RD、WMD 和 SMD 的无效线对应的横轴尺度是 0（图 10-7），当 RD/WMD/SMD<0（或其对应的 95%CI 上、下限均<0），即森林图中其 95%CI 横线不与无效线相交，且该横线落在无效线左侧时，可认为试验组/观察组某指标均数小于对照组，若研究者所研究事件为不利事件时，试验因素为有益/保护因素；若研究者所研究的事件是有益事件时，试验因素为有害/易感因素。当 RD/WMD/SMD>0（或其对应的 95%CI 上、下限均>0），结果正好与 RD/WMD/SMD<0 相反。

RR 或 OR 的无效线对应的横轴尺度是 1。当某研究 RR/OR<1（或其 95%CI 上、下限均<1）时，即在森林图中其对应的 95%CI 横线不与无效线相交，且该横线落在无效线的左侧时，可认为试验组/观察组的发生率小于对照组的发生率，若研究者所观察的事件是不利事件（如发病、患病、死亡等）时，试验组/观察组的试验/暴露因素会减少该不利事件的发生，试验/暴露因素为有益因素；若研究者所研究的事件为有益

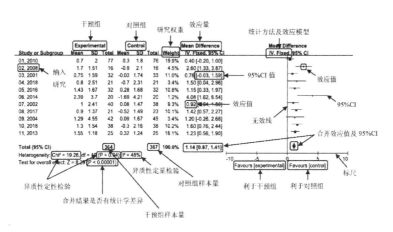

图 10-7 RevMan 5.3 软件绘制的森林图

事件（如有效、缓解、生存等），试验/暴露会减少有益事件的发生，试验/暴露因素为有害因素（危险因素）。反之，当 RR/OR>1（或其 95%CI 上、下限均>1）时，结果正好与 RR/OR<1 相反。

第十一章　动物实验科学

第一节　国内外实验动物科学发展情况

实验动物科学是一门包含实验动物、实验用动物和实验动物学的科学。

利用动物作为人类的替身进行试验历史悠久。实验动物是指经人工培育或人工改造、遗传背景明确或来源清楚，对其携带微生物、遗传及营养、环境因子实行控制，用于科学研究、教学、生产、检验及其他科学实验的动物。实验动物是生命科学研究中必须具备的 4 个基本条件之一，在生命科学领域，几乎所有的研究都要用到实验动物，借助实验动物去研究人类各种疾病的发病规律及其发生发展，研究治疗或控制措施；利用实验动物进行药物或器械等措施的安全性评价与效果试验评估。实验用动物是指能够用于科学实验的所有动物，实验用动物不仅包含了实验动物，而且还包括经济动物、野生动物、观赏动物等。实验动物学是现代科学发展中新崛起的一门新兴的、独立的、综合性基础学科，是研究如何培育符合科学实验要求的标准化实验动物并获得科学的一致性结果、可重复的、敏感性强的、精确可靠的一致性结果的科学。

实验动物科学研究的基本范畴有实验动物遗传育种学、实验动物环境生态学、实验动物营养学、实验动物微生物学与寄生虫学、动物实验方法学、实验动物福利及比较医学。

一、国外发展概况

人类对于实验动物的使用历史悠久且用量巨大，这促进了实验动物科学的发生和发展。其中，实验动物科学起始的标志性事件是 1956 年由联合国教科文组织（UNESCO）、国际医学组织联合会（CIOMS）及国际生物学协会（IUBS）共同发起成立的实验动物国际委员会（international committee of laboratory animal science，ICLAS）。这是个以促进实验动物质量、健康和应用达到高标准的国际组织。ICLAS 的主要目标是：①提倡全球范围内实验动物科学与生物研究资源的进步；②促进全球范围内实验动物科学知识与资源的合作共享；③通过建立标准及资源支持，促进高质量实验动物的监控与生产；④促使人们在科学研究实验中本着科学的态度、遵循伦理原则合理使用动物；⑤收集和传播实验动物科学信息；⑥推进 3R（替代、优化和减少）的进展。然而，随着生命科学研究的进一步深入及西方动物保护主义运动的影响，实验动物科学相关研究中实验动物使用数量在逐步降低，但是实验动物的质量却在逐步提高，也更加注重动物福利条件的改善及实验结果的准确性、科学性和可重复性。实验动物科学发展趋势表现为以下几个特点。

1. 实验动物的质量实现标准化，由追求数量向追求质量的提高方面转化。自 20 世纪 70 年代开始，国外主要实验室使用动物的数量就由平衡状态开始缓慢下降。近年来，随着动物维权运动的迅速掀起，人们对于动物保护的关注日渐增加，以及科学实验研究和安全测试方法的不断改进，使得动物使用量大约减少了 50%。

2. 实验动物品种、品系在增加，呈现出资源的多样化。在一些科学研究领域，大量哺乳动物被鱼类、鸟类、白鼬等取代。啮齿类、灵长类、犬和猫的使用量减少。

3. 实验动物模型商品化。实验动物生产供应的专业化、产业化发展到了动物实验技术服务的社会化和动物实验模型的商品化阶段。一些特殊疾病动物模型，如心血管病、老年病、肿瘤、肝炎、艾滋病等疾病相关模型已经实现了市场化供应。多种经过遗传修饰的动物模型已实现了商品化生产。

4. 实验动物管理法治化。随着社会、经济、科技、文化、宗教等事业的发展以及动物保护意识的不断加强，实验动物法治化管理不断建立与完善。国外大多采用多层管理，国家立法与行业法规、标准并重，国家实行立法、主管部门监督、行业根据国家法律并结合行业标准特点进行行业自律管理，统一执行国家法律、法规要求。

5. 实验动物替代材料的应用和替代方法的研究发展加快。用离体培养的器官、组织、细胞等代替整体动物，用低等动物代替高等实验动物或用物理、化学及电脑模拟方法代替动物。实验动物是科学研究中不可或缺的工具，但实验方法和模型需要遵照统一的标准进行严谨设计和条件控制，以力求实验研究的科学性。

近年来国际上也关注实验动物伦理，在实验动物的使用过程中最重要的管理流程包括动物伦理审查、实验动物采购及饲养、动物实验。国内也有研究院所设计开发了实验动物管理软件，有效提高了实验动物管理的工作效率与技术水平。

二、国内发展概况

我国实验动物科学事业起始于 20 世纪 50 年代，80 年代前发展缓慢，随着改革开放和科学技术的不断发展，我国对基础和应用研究以及基础研究资源的需求日益强烈，这使得我国的实验动物科学在 80 年代后得以迅猛发展。

第二节 实验动物的分类

一、实验动物遗传学分类

（一）实验动物品种与品系

1. 种：可分为形态学种和生物学种。后者强调种内成员间可以杂交繁殖，不同种间有生殖屏障或生殖隔离。在实验动物科学中，"种"是指生物学种，同种间可相互交配且后代有繁殖能力的同一类的动物。影响动物试验科学性的因素包括种系差异、评价的标准化以及环境条件等。

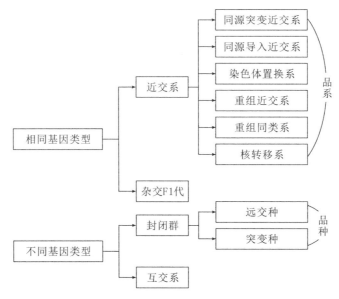

图 11-1　实验动物遗传学分类

2. 品种：一些容易识别和人们所需要的性状，而且其性状可以基本稳定遗传的动物群体。实验动物品种是研究者根据不同需要对同一"种"的动物进行改良和定向培养，使其具有特定外形和生物学特征，并能稳定的遗传。如新西兰兔、青紫蓝兔、Wistar 大鼠、SD 大鼠、CD-1 小鼠和 KM 小鼠等。

3. 品系：基因型高度纯合的动物称为品系动物。品系动物常指动物来源明确，其内部采用特定交配方法繁殖，个体间具有相似的外貌，群体内部有独特的生物学特征和基本稳定的遗传特性，可用于不同实验目的的动物群体。通常指近交系（如 C57BL/6）和突变系动物（如裸鼠）。

实验动物的品种、品系是指经人工培育、遗传限定，并且用于各项实验研究的动物，在同一物种不同的品种和品系并不存在种间隔离的天然屏障。作为实验动物的一个品种、品系应该具备 4 个条件：①相似的外貌特征；②独特的生物学特性；③稳定的遗传性能；④具有共同的遗传来源和一定的遗传结构。

（二）近交系

近交系指至少经过 20 代（或以上）连续全同胞或亲子交配，品系内所有个体都可追溯到起源于第 20 代或以后代数的一对共同祖先的遗传群体。将要进行近代培育的动物可以是封闭群动物、两种近交系的杂交后代，或者野生动物。经过 20 代的近交之后，近交系的个体有 98% 以上的遗传位点是纯合的，在它们的基因中没有暗藏的隐性基因。近交系具有：①纯合性；②同基因性；③均一性；④长期遗传的稳定性；⑤可辨性；⑥个体性；⑦分布的广泛性；⑧背景资料的完整性。

（三）同源突变近交系和同源导入近交系

1. 同源突变近交系：是指某个近交系在某位点上发生突变而分离培育出来的近交系的亚系。

2. 同源导入近交系：是指通过基因导入的方法将一个差异基因导入某个近交系的基因组内，由此形成的一个新的近交系。与之前的近交系只是相差一个很小的染色体片段上的基因差异。

同源导入系与同源突变系的不同之处在于与原近交系相比较，前者是一个染色体片段的差异，后者是一个位点单个基因的差异。

（四）重组近交系和重组同类系

1. 重组近交系：是指由两个近交系杂交后，后代经连续 20 代以上兄妹交配育成的近交系。

2. 重组同类系：是指由两个近交系杂交后，子代与两个亲代中的任意一个进行数次回交（通常回交 2 次），再经过对特殊基因进行选择的连续 20 代全同胞交配（通常大于 14 代）而育成的近交系，与重组近交系的培育方法非常相似。

（五）核转移系

核转移系是将某个品系的核基因组转移到其他品系细胞质而培育的品系。其原理为利用受精作用，作为雄性的近交系为配体提供核基因组，作为雌性的近交系为供体提供细胞质作为遗传成分。两者交配产生的雌性 F1 代与提供核基因组雄性品系回交，连续进行 9～12 代，从而得到在相同核基因组背景下，提供不同细胞质遗传成分的核转移系。

二、实验动物微生物学分类

最新国标 GB 14922.2－2011《实验动物 微生物学等级及监测》及 GB 14922.1－2001《实验动物 寄生虫学等级及监测》，将实验动物分为普通级动物、清洁级动物、无特定病原体动物、无菌动物四级。

普通级动物指不携带主要人畜共患病病原和动物烈性传染病的病原。

清洁级动物指除普通动物应排除的病原外，不携带对动物危害大和对科学研究干扰大的病原。

无特定病原体动物指除清洁级动物应排除的病原外，不携带主要潜在感染或条件致病和对科学实验干扰大的病原。

无菌动物指生活在无菌环境中，所用物品均经消毒灭菌（包括饲料、垫料、饮水等），用现有的科学技术方法在动物体内外检不出任何微生物和寄生虫的动物。

常用实验动物分类如下。

（一）小鼠

小鼠是当今世界上研究最详尽、用量最大、应用最广泛、品种最多的哺乳类实验动物。

常用品种和品系如下。

1. 封闭群：昆明小鼠（KM）、NIH 小鼠、CFW（LACA）、ICR 小鼠。

2. 近交系：A、AKR、AKR/J、AKR/Cum、BALB/cAnN。CBA/J、C3H/He、C57BL/6J、DBA/2、NZB、NZO、NZW。

生物医学应用：药物研究、肿瘤学研究、病毒/细菌/寄生虫病学研究、免疫学研究、老年学研究、内分泌疾病的研究。

（二）大鼠

大鼠是目前最常用的实验动物之一，其用量仅次于小鼠。

常用品种与品系如下。

1. 近交系：BN、F344/N、LEW、LOU/CN。

2. 封闭群：Wistar、SD、Long-Evans。

3. 突变系：SHR、WKY、裸大鼠、癫痫大鼠。

生物医学应用：药物学研究（药物毒理学、药效学研究）、行为学研究、慢性病研究（老年病学研究、心血管疾病研究、内分泌疾病研究、营养代谢病研究、肿瘤学研究）、微生物学研究、口腔医学研究。

（三）豚鼠

豚鼠目前主要在免疫学、营养学、微生物学等实验中广泛应用。

常用品种与品系：英国种、近交系 2、近交系 13。

生物医学应用：药物学研究（皮肤刺激实验、致畸研究、药效评价实验）、免疫学研究、传染病研究、耳科学研究、营养代谢研究、出血与血管通透性实验研究。

（四）家兔

家兔是实验中最常用的动物之一，广泛应用于各种急性实验、内分泌实验、物质代谢研究、遗传学研究、药理学等实验。

常用品种品系：日本大耳白兔、新西兰白兔、青紫蓝兔、中国白兔。

生物医学应用：发热研究及热原实验、免疫学研究、心血管疾病和肺心病研究、生殖生理及胚胎学研究、眼科学研究、遗传性疾病和生理代谢失常的研究、微生物学研究、皮肤反应实验、急性动物实验、口腔科学研究。

（五）犬

犬是最早被驯化的家养动物。其发源地至今未知。自 1940 年开始，犬才作为实验动物开始应用于研究中。犬是目前药理、药代、毒理研究中必不可少的实验动物品种。

常用品种：毕格犬。

生物医学应用：实验外科学、基础医学研究、慢性实验研究、药理学、毒理学研究。

（六）猴

猴作为非人灵长类动物进行的研究已相当广泛和多样。

常用品种：恒河猴、熊猴、红面猴、峨眉藏酋猴、食蟹猴、平顶猴。

生物学应用：传染病学研究（病毒性疾病、细菌性疾病、寄生虫病）、毒理、药理学研究、生殖生理研究、口腔医学研究、营养代谢研究、行为学和高级神经活动研究、老年病研究、器官移植研究、眼科学研究、内分泌病的研究、肿瘤学研究。

（七）其他实验动物

长爪沙鼠、地鼠、小型猪、鸡。

第三节　动物实验基本方法及影响因素

一、动物实验基本方法

（一）复制动物模型法

此法是动物实验最基本的方法，是采用人工的方法使动物在一定致病因素（机械、化学、生物和物理）作用下，造成动物的组织、器官或全身的一定损伤，复制成与人类疾病相似的动物疾病模型，来研究各种疾病的发生、发展规律及防治方法。

（二）切开、分离法

此法是以活体动物为对象的整体实验常用方法。习惯上把在麻醉情况下，制备一些实验条件（如活体解剖、分离暴露器官、组织或进行一些手术制备等措施）进行研究者称"急性动物实验"。其优点是比较简便，操作后即进行观察，实验条件相对较易控制，对要研究的器官，有可能直接观察。但存在着麻醉、手术创造及存活时间较短等因素，也会对实验结果带来一定的影响。因此采用此法应注意麻醉深度要适中，手术要轻巧，少出血、减少创伤，并要熟悉手术部位的神经、血管等解剖。

（三）切除和注入提取液法

此法常用于研究内分泌器官的生理和病理病变，如研究切除某一腺体后看辐射对机体的影响，切除某一腺体后看出现什么症状而推论这种腺体的功能，如蝌蚪无甲状腺素，若注入甲状腺素，蝌蚪很快变成了蛙。

（四）离体组织器官法

离体实验是利用动物的离体组织、器官或生物性致病因子（微生物、寄生虫等），置于一定的存活条件下（如温度、营养成分、氧气、水、pH 值等）进行观察的一种实验方法。如可利用离体肠管观察药物对肠管动物吸收、通透性、血流情况等的影响，并进行作用机制的分析；利用离体胆囊来筛选引起胆囊舒缩的药物；利用大肠杆菌或其他细菌进行药物敏感性实验，寻找抑制细菌生长的药物，并研究其作用规律，以便为胆道感染的防治提供线索。动物组织、细胞的培养也常用此种方法。离体实验的优点是方法比较简单，一般不需要很复杂的仪器设备。实验条件比较容易控制，牵涉的人力较少，因此常被列为分析性研究的一种手段。不足之处是模拟的存活条件毕竟与整体的实际情况有较大的出入，其结果也往往与体内的变化有一定距离，因此可以作为整体研究的补充和参考。

（五）瘘管法

用无菌手术方法给动物造成不同的人造瘘管如胃肠道瘘管、膀胱瘘管、唾液腺瘘管、食道瘘管、胆囊瘘管等。这些瘘管可以收集内脏液体，是生理学消化研究的主要方法。此种方法是慢性动物实验所常用的方法。慢性动物实验一般是先在无菌操作下制备好实验模型（瘘管法是其中一种），待动物恢复健康后进行研究。这类研究方法的优点在于被研究对象的机体内外环境已处于较自然的相对平衡状态，条件比较稳定，所得的结果接近生理情况。但需要事先制备、术后护理，等动物恢复健康后才能从事实验，花费时间较长，工作量较大，因而在选用上受到一定限制。除了用手术制备的动物实验外，运用药物或食饵等措施制备病理模型，如诱发各种实验性动物疾病模型的方法也可归为慢性动物实验。

（六）移植法

一般是将动物的器官、组织或细胞进行相互移植的一种方法。如骨髓移植时，将小鼠 A（供体）的骨髓注入小鼠 B 的血液中（受体），很快可见脾结节化（脾造血）。脾结节的数量反映了造血干细胞的多少，由此可以观察干细胞的变化。各小鼠之间的骨髓移植叫同种骨髓移植，同一品系小鼠内各小鼠之间的骨髓移植叫同系骨髓，小鼠骨髓移植给大鼠则叫异种骨髓移植。动物各种组织、器官的移植也是实验研究中常用的方法。

（七）生物电、活性观察法

对动物体各种生物电用电生理记录仪进行观察记录，如心电、肌电、脑电等；对动物组织中各种活动物质用生物化学法测定，如各种酶、激素等。

（八）病理解剖学、组织学观察法

采用肉眼观察、光镜和电镜检查，来观察、分析动物各种疾病时病理组织学改变。可从组织学的角度来探讨疾病防治机制，例如通过阑尾组织节片和肉眼观察，分析口服中药、针刺或局部敷药对有炎症阑尾的影响，阐明不同证型时阑尾变化的病理学特点以及某些患者用中西医结合非手术治疗后复发的原因。近年来由于电子显微技术的进展，不仅可以观察到病变时细胞内细胞器等亚细胞结构的变化，而且也可以运用电子扫描方法对动物器官的微小结构进行完整的表层观察。

（九）免疫学观察法

注入抗原使动物致敏，制备各种抗血清，如常选用新西兰或大白耳家兔制备病原体免疫血清、间接免疫血清、抗补体抗体血清、抗组织免疫血清等。采用免疫荧光技术、酶标记免疫技术、放射免疫测定技术、免疫电镜技术等对动物免疫后各种免疫变化进行检查。

（十）其他方法

联体动物法、条件反射法、生物遗传法、放射生物法、药物化学等。

二、影响因素

实验动物的品种因素、实验动物的个体因素、麻醉相关药物因素。

第四节 实验动物的选择和应用

实验设计时要考虑利用特定种类的实验动物进行研究是否已有文献报道或是借鉴已报道的研究数据从而避免不必要的重复；实验动物是否为濒危物种及其获得的难易程度；实验动物设施是否适合饲养所选择的实验动物；实验研究人员是否有熟练的操作和饲养管理所选定实验动物的经验和技能；实验动物的体形大小是否适合采集样本或开展相关操作等诸因素。

第五节　实验动物常用的各种生物学数据

一、计数数据

计数数据对每一观察个体而言，没有量的差异，只存在质的区别，故称为质反应资料。它指某一特定反应出现或不出现（例如死亡或存活、有效或无效、呕吐或不呕吐、惊厥或不惊厥等）的个数，如成活数、死亡数、产仔数等。这种指标值的大小是以各组受试中阳性反应（或阴性反应）的出现例数来表示，故又称为计数资料。

二、计量数据

计量数据是药效统计分析中最常用的资料类型。它通过直接计量而得来的以数量为特征的资料，是用度量衡等计量工具直接测定的，如血压、体重、血糖、尿量、血细胞数等。常用于计量资料的统计方法（如 t 检验）都基于测量数据符合"常态分布"这一前提，故做统计学处理之前应进行资料是否符合常态（或正态）分布的检验。

三、计时数据（时反应数据）

计时数据是以时间为指标的特殊计量资料。因多以时间为指标，故特称为计时（或时反应）资料。观察指标是某种质反应出现所需的时间或持续时间，这类资料称计时资料。计时资料的概率分布不如量反应的概率分布对称，其特点是常不符合常态分布，而呈右偏态，因而计时资料的数据处理不同于一般计量资料。

四、等级数据（半定量数据）

当观察指标有等级关系的称为等级数据，如用药后疾病的变化可分为痊愈、显效、改善、无效和恶化；组织的病变程度可分为＋＋＋、＋＋、＋、±、－；疼痛的缓解可分为高度、中度、轻度、无效等。等级资料介于计量资料和统计资料之间，可比计数资料获得更多的信息，但不如计量资料及计时资料准确，且常偏离正态，因而需要应用非参数方法进行统计分析。

参考文献

[1]　汤宏斌,孔利佳.实验动物学[M].武汉:湖北人民出版社,2006.

[2]　段文,魏敏杰.实验动物从业人员技术培训教材[M].武汉:湖北科学技术出版社,2017.

[3]　张亚楠,虞淦军,黄国阳,等.加强医学院校实验动物伦理学教育的实践与思考[J].现代医药卫生,2020,36(13):2009-2101.

第十二章 医学科研资料的分析与处理

第一节 医学科研资料的整理数据库建立

一、资料的来源

（一）实验记录

实验记录包括实验室记录和临床试验记录。它是医学科学研究的主要数据来源。例如，在药理实验中，将实验动物分配到不同剂量组中，观察动物的反应，计算出半数有效量或半数致死量；在新药临床试验中，详细记录被观察患者的用药及病情变化，作为新药疗效评价的依据；长期随访新药临床试验的对象，积累的数据更有研究价值。这类干预性研究设计与分析的方法较为成熟。

（二）现场调查记录

当从常规保存记录中得不到所需的数据时，可采用现场调查方法搜集数据。例如，为了解某地区糖尿病的患病情况，由于有的糖尿病患者并不住院治疗，甚至有的患者尚未被发现，医院保存的病历不能满足研究需要，必须进行现场调查与观察。这类观察性研究设计与分析的方法也较为成熟。

（三）常规保存的电子档案

一般业务机构都有常规保存的电子文档。例如，医院病案信息系统长期保存有住院患者的病案和病案首页；医疗保障部门保存有患者的报销数据；体检部门保存有一般人群的体检报告等。研究者可根据自己的研究兴趣，从这些数据中获取有关信息。例如，为研究某种疾病历年来的治疗效果，可以利用住院患者病案首页数据库，来分析该病的治愈率、并发症发生率以及住院天数等。

常规保存的电子文档资料相对真实可靠，如果能充分利用，将省事、省力、省经费。由电子文档资料得到的数据可以为众多课题服务，但由于不是专门为特定课题所设立的，研究者需要借助较多的统计方法才能达到预期目的。

（四）广泛存在的大数据

广泛存在的大数据也是进行医学科学研究的重要资源。例如，每 10 年进行一次的人口普查数据、中国卫生统计年鉴、历次国家卫生服务调查分析报告等。此外，还有公开发表的有关报告、商业性数据库、专题研究文献以及互联网数据等。这类大数据的优势在于涵盖面较广，具有普遍性和较低的异质性。

二、医学科研数据的管理

医学科研数据的管理，是利用计算机技术和网络技术，对研究数据进行录入、编码、核查、疑问校正、数据库锁定和数据归档的全过程。数据管理的主要内容包括采集和管理系统建立、数据库的设计、数据接收与录入、数据核查与质疑、数据库锁定、数据导出与传输、数据及数据管理文档的归档等。

（一）数据采集

数据采集可以使用纸质病历报告表，也可以通过电子数据采集系统完成。电子数据采集系统是一种基于计算机网络的用于临床试验数据采集的技术，通过软件、硬件、标准操作规程（standard operating procedure，SOP）和人员配置的有机结合，以电子化的形式直接采集和传递临床数据。

（二）数据库的建立

数据库的建立需要设定的内容包括数据集名称、变量名称、变量类型和变量规则。数据库建立后，应当对其进行测试和验证。数据库的测试内容应包括数据库设计、数据录入界面、数据录入、数据的储存情况、各种衍生变量的正常计算、导出数据与录入数据在数据格式上的一致性、数据的更新等。

（三）数据的接收

数据的接收可以通过多种方式进行，如传真、邮寄、可追踪有保密措施的快递、网络录入或其他电子方式。数据接收过程应有相应文件记录，其内容应包括病例报告表的编号、交接的日期、交接人员、签名以及备注等。

（四）数据的核查

进行数据核查之前，应制定详细的数据核查计划，该计划将详细地描述各数据的核查内容、核查方法和核查要求。数据核查应在盲法状态下进行，其主要内容包括试验完成情况核查、入选/排除标准核查、缺失数据核查、逻辑一致性核查、异常数据核查、时间窗核查、合并用药情况核查、不良事件核查等。数据核查后产生的质疑以数据疑问表的形式发送给临床研究员。研究员对质疑做出回答后，数据管理员根据返回的质疑答复对数据进行修改。

（五）数据库锁定

数据库锁定是临床试验过程中的关键节点，它是防止对数据文档进行无意或无授权的更改，而取消的数据库编辑权限。数据库锁定过程和时间应有明确的文档记录，由申办者、主要研究者、数据管理员、统计专业人员共同完成。对于盲法临床试验，数据库锁定后才可以揭盲；必须严格控制锁定后又解锁，必要的解锁及再锁定的过程必须详细记录。

（六）数据的导出和传输

对于数据的导出和传输，应规定数据导出和传输的文件格式、导出的内容（数据库、变量名和变量值编码）、提交程序以及传输介质。

（七）数据的归档

试验数据和数据管理过程中形成的文档都要完整保存，保存期限应按规定执行。

第二节 医学科研资料分析思路

开展医学科学研究，事先应有周密的科研设计，确定资料统计分析方法，根据统计分析方法的要求有目的地收集资料，然后整理分析，从而实现研究目的。

在实际情况中，许多科学研究事先没有严格的科研设计，收集资料前没有明确规定统计分析方法和对病例报告、体检资料、临床观察、病历的分析等，因此会遇到如何进行分析、选择什么统计学方法等问题。对现场观察、专题研究或实验数据等资料，统计分析目的在于从观察、研究样本找出事物的发展变化规律，并上升到理性认识，指导未来的实践，即由研究样本推断总体情况。对于医学科研资料，选用不同的分析方法，可能会得到不同的推断。正确使用统计分析方法，可以使研究结果具有科学性和说服力；反之，如果使用不当，不仅不能准确地反映科研结果，而且可能带来错误的结论。

一、根据研究目的选用统计分析方法

医学统计学是为医学科研服务的，不同的研究目的采用不同的统计方法，即选用不同的统计方法可以说明不同的问题。因此研究者在进行统计分析前，首先要明确资料分析的目的、意图是什么，通过分析最终达到什么样的期望。临床工作者通常的科研目的有以下方面。

1. 某人群的特征值，如平均身高、体重、血压等。采用平均水平和变异的统计指标。

2. 临床正常值范围，如血红蛋白、血糖、尿酸含量。多采用中位数法或平均数法。

3. 某现象发生的频率或比例，如人群中某肿瘤的发生率，采用频率指标，构成指标或相对比。根据具体研究资料可计算发病率、患病率、感染率、阳性率或构成，如人群中某病的患病率，患者中某病的构成。

4. 临床诊断方法效率评价，可分别计算各种诊断方法对某病诊断的准确度和可靠度，如 X 线对肺癌的诊断与鉴别。

5. 临床疗效分析比较，如几种药物疗效的比较，根据资料性质做显著性检验。

6. 现象间关联情况分析，如心脑血管用药不良反应与用药人群之间的关系，用线性相关与回归分析。

7. 人群的归类、评价，可选用判别分析、聚类分析、主成分分析等。

8. 其他，如病因研究、人群某特征比较，实验动物效应分析等，根据资料性质选择相应统计分析方法。

二、根据资料的性质决定统计方法

通过资料的性质按研究观察对象测定指标的多少，分为单因素资料和多因素资料。

1. 多因素资料是对每个研究对象测量多个指标同时进行综合分析。其分析计算过程复杂，临床资料的分析中应用较少。目前，在医疗卫生领域中采用的有回归分析（逐步回归、cox 回归、Logistic 回归、曲线拟合等）、相关分析（典型相关、偏相关与复相关等）以及判别分析、聚类分析、主成分分析、因子分析等。多因素分析多用于计量资料。

2. 单因素分析应用较多，按获取资料的方法，分计数资料和计量资料。

1）计数资料：求某现象的频率或比例，利用率或比的相应计算方法。如进行不同样本的比较，采用计数资料的显著性检验；样本率与总体率的比较，采用 u 检验；两个样本率的比较，可用 u 检验或四格表的 χ^2 检验；多个样本率的比较，用行×列的 χ^2 检验或 $2 \times C$ 表的 χ^2 检验。

2）计量资料：结合研究目的确定相应的统计方法。对于显著性检验通常有 t 检验和 F 检验。t 检验是用于两个均数间的比较，按研究设计与比较内容的不同又分为样本均数与总体均数的比较，两个样本均数差别的检验，配对资料的显著性检验。F 检验用于多个样本均数的比较，根据设计类型分完全随机设计的方差分析（单因素分析），随机区组设计的方差分析（双因素分析）和组内分组资料的方差分析。

等级资料多用计数资料方法分析，也可按计量资料分析，根据具体的情况而定。但对于临床疗效的等级资料（如控制、显效、好转、无效），因为计数资料的检验方法只能说明比较组的构成不同，不能说明对比各组效果优劣，Ridit 分析更适应这类资料。

三、严格把握统计方法适应条件

各种统计分析方法都有其适应条件，在选用统计方法时，应严格把握，充分考虑所分析的资料是否符合其条件。对于计量资料在计算均数或显著性检验时，其基本条件是正态分布、方差齐性。那么在资料分析时要通过图示或检验（正态性检验、方差分析）看是否符合这基本条件。若不符合则做相应的处理。计算集中趋势指标可使用中位数法（用于离散分布）或几何均数（对数正态分布）。做统计学检验可通过数据转换使其成为正态分布，常用的转换方式有对数转换、指数转换、平方根转换、角度转换等，或者非参数检验。计数资料各种方法均有其自身的适应条件，如上列举的方法其基本条件是某一事件概率不会太小，若发生概率太低，则改用小概率事件显著性检验。如某人群恶性肿瘤发生频率的测量，常用方法有二项分布、泊松分布、精确概率检验。

四、注意资料的样本含量

对样本进行抽象归纳的科学研究，没有足够的样本量就不能得出正确的结论。而且统计方法亦有其样本量的要求，如四格表的 χ^2 检验要求样本量大于 40。方格中理论数大于 5（$n \geqslant 40$，$T > 5$）。若不符合，则用校正 χ^2 检验或精确概率法。行×列表的 χ^2 检验要求理论数均大于 1 且小于 5 者不超过表中数的 1/5，若不符合，则改用其他方法（合理合并）。

五、控制混杂因素

任何一种现象的发生都不是单纯的，要受多种因素的影响。因此，分析比较不同人群某现象的发生或存在状况时，要考虑除研究因素以外比较组之间其他条件是否相同，内部构成是否一致，其他因素对研究现象的影响如何。例如，有人研究文化素质对生育水平的影响，按年龄分组，发现 50 岁以上年龄组比 20 岁以上年龄组生育水平高而文化素质低，因而结论是文化素质与生育水平呈负相关，这一结论的错误就在于作者缺乏资料的综合分析认识能力且未考虑混杂因素对研究现象的影响。进行科研试验时，试验条件之外的其他变量对试验结果的影响同样需要考虑在内。

混杂因素应在研究之前通过研究对象选择、设立对照、随机、匹配、双盲法等方式控制。但如果事先没有良好的设计，则需要通过统计方法进行控制。如果资料内部构成不同，存在混杂因素，简便方法是分组比较或标化处理。若样本量不允许分组，则对计数资料可用组内分组的 χ^2 检验，卡方值分割法，分表理论数合并法，加权卡方检验法等。计量资料的比较可用协方差分析。遇到这类情况可参考有关书籍的计算公式。

资料的统计处理并非是研究工作的最终目的，而是通过统计学分析为研究结论提供依据或线索。因此对资料做统计分析后，要正确把握统计学术语，对结论做科学的分析与解释。拒绝检验假设，习惯上称有显著性，不应误解为差别很大或在医学上有很显著的价值。统计学不能回答比较样本的总体一定相等或一定不等，因为统计推断是以一定的概率界值为依据的，说明来自同一总体可能性的大小。应用统计学分析的目的是通过研究样本推断总体，并将研究结论进行适当外延，这样的研究才是有意义的。

第三节　医学资料分析常用方法

一、Excel

首先，从不同来源获取数据：数据→导入外部数据→导入数据，对数据进行排序、查找、有条件筛选、分类汇总，然后利用函数进行分析。

（一）求和函数（SUM）

格式：SUM（number 1，number 2，……）。

功能：返回参数所对应数值的和。

（二）求平均值函数（AVERAGE）

格式：AVERAGE（number 1，number 2，……）。

功能：返回参数所对应数值的算术平均数。

说明：该函数只对参数中的数值求平均数，如区域引用中包含了非数值的数据，则 AVERAGE 不把它包含在内。

（三）计数函数（COUNT）

格式：COUNT（number1，number2，……）。

功能：统计参数列表中的数和包含数字的单元格个数。

这一类函数还有 COUNTIF（计算某个区域中符合给定条件的单元格数目），COUNTA（计算参数列表所包含的非空单元格数目），COUNTBLANK（计算某个区域中空单元格数目）。

（四）条件函数（IF）

格式：IF（logical-test，value-if-true，value-if-false）。

功能：根据条件 logical-test 的真假值，返回不同的结果。若 logical-test 的值为真，则返回 value-if-true，否则返回 value-if-false。

（五）逻辑与函数（AND）

格式：AND（logical1，logical2，……）。

功能：所有条件参数 logical1，logical2，……（最多 30 个）的逻辑值均为真时，返回 TRUE；否则返回 FALSE。如："＝AND（3＞5，7＞1，8＝4＋4）"，结果返回 FALSE，因为 3＞5 是假的。

其中，参数必须是逻辑值，或者包含逻辑值的引用。如果引用的参数包含文字或空单元格，那么 Excel 将忽略它的值。如果指定的单元格区域内包含了其他值，那么 AND 将返回错误值 ＃VALUE！（使用错误的参数或运算对象类型错误）。

（六）逻辑或函数（OR）

格式：OR（logical1，logical2，……）。

功能：所有条件参数 logical1，logical2，……（最多30个）的逻辑值只要一个参数的逻辑值为真时，返回 TRUE；否则返回 FALSE。其中，参数用法与 AND 函数相同。

（七）VLOOKUP

语法结构：VLOOKUP（查找值、数据区域、返回列数、逻辑值）。

1. 查找值：为需要在数据区域的第一列中查找的数值，可以为数值、文本、引用、或者是公式计算出的结果。

2. 数据区域：是包括查找值和返回值在内的区域，一般表示为 ＄A＄1：＄B＄10 的形式，也可以将区域定义为一个名称。当逻辑值为 TRUE 的时候，数据区域的第一列中必须按升序排列：……、−2、−1、0、1、2、……、FALSE、TRUE；否则，不能返回正确的数值。如果逻辑值为 FALSE，那么数据区域不必进行排序。

3. 返回列数：在数据区域的第一列找到查找值后，返回查找值对应的那一行的第几列的单元格的内容。

4. 逻辑值：指明函数返回时是精确匹配还是近似匹配。如果逻辑值为 TRUE 或 1 或省略，则返回近似匹配值。也就是说，如果找不到精确匹配值，则返回小于查找值的最大数值。如果逻辑值为 FALSE 或 0，将返回精确匹配值。如果找不到，则返回错误值 ♯N／A。

二、SPSS

（一）描述性统计分析

1. 基本描述性统计量的概念。

1）操作步骤：Analyze→Descriptive Statistics→Descriptives。

2）概念。

（1）集中趋势的统计量：平均值、中位数、众数、求和。

（2）离散趋势的统计量：方差、标准差、极差、最小值、最大值、标准误。

（3）分布形态的统计量：偏度、峰度。

2. 频数分析。

1）操作步骤：Analyze→Descriptive Statistics→Frequencies。

2）概念。

（1）频数（frequency）：变量值落在某个区间或者某个取值点的个数。

（2）百分比（percent）：各频数占总样本数的百分比。

（3）有效百分比（valid percent）：各频数占有效样本数的百分比。

（4）累计百分比（cumulative percent）：各百分比逐级累加起来的结果，最终取值是 100。

3. 探索性分析。

1）操作步骤：Analyze→Descriptive Statistics→Explore。

2）看懂以下图形：箱图、茎叶图、QQ 图。

特别注意：以下内容都与假设检验有关。不同的检验有不同的零假设，但基本上对检验结果的判断都遵循以下判别规则。①如果相伴概率值（P 值或 Sig. 值）小于或等于显著性水平 α，则拒绝 H0。②相伴概率值（P 值或 Sig. 值）大于显著性水平 α，则接受 H0。③相伴概率值在 SPSS 运行结果中查找。显著性水平可由用户自行设定，如没有特别要求可取默认值。

（二）两总体均值比较

1. 单样本 T 检验。

1）基本原理：检验样本均值与已知总体均值之间是否存在差异。

2）操作步骤：Analyze→Compare Means→One Sample T Test。

3）原假设 H0：样本均值和总体均值之间不存在显著差异。

4）关键结果标题和统计量：One Sample Test 表和其中的 t 统计量和 sig 值。

2. 独立样本 T 检验。

1）基本原理：检验两个独立正态样本的总体均值之间是否存在显著差异。

2）应用的条件：两个样本相互独立且满足正态分布，样本数量可以不同。

3）操作步骤：Analyze→Compare Means→Independent Samples T Test。

4）原假设 H0：两个独立样本的总体均值不存在显著差异。

5）关键结果标题和统计量：Independent Samples Test 表。

（1）利用 F 检验判断两样本的方差是否相同（方差齐性）。

方差齐性原假设 H0：认为两总体方差之间不存在显著性差异，方差齐性。

Levene's Test for…部分的 F 统计量和 sig 值。

（2）根据第一步结果，决定 T 统计量和自由度计算公式，对 T 检验的结论做出判断。

T Test 部分的 t 统计量和 sig 值。取 Levene's Test for…部分有 F 统计量和 sig 值的行所对应的 t 统计量和 sig 值。

3. 配对样本 T 检验。

1）基本原理：检验两个配对正态样本的总体均值之间是否存在显著差异。

2）应用的条件：两个样本配对且满足正态分布，样本数量一般相同。配对是指两组同质受试样本配成对子或同一受试样本分别接受两种不同的处理。

3）操作步骤：Analyze→Compare Means→Paired Samples T Test。

4）原假设 H0：两个配对样本的总体均值不存在显著差异。

5）关键结果标题和统计量：Paired Samples Test 表和其中的 t 统计量和 sig 值。

（三）方差分析

基本原理：检验两个以上正态样本的总体均值之间是否存在显著差异。找到影响因变量变化的主要因素，确定各因素对因变量变化的影响程度。

基本概念：因素（自变量）、水平、因变量、控制因素和随机因素。

应用的条件：总体正态分布、方差齐性，样本随机且独立。

1. 单因素方差分析。

1）操作步骤：Analyze→Compare Means→One-Way ANOVA。

2）原假设 H0：因素的不同水平下，因变量的总体均值没有显著性差异。或者 m 个样本的总体均值都相同，即 $\mu1=\mu2=\mu3=\cdots\cdots=\mu m=\mu$。

3）关键结果标题和统计量：Test of Homogeneity of Variances 表和其中的 Levene 统计量和 sig 值，做方差齐性检验。

ANOVA 表中的 F 统计量和 sig 值，判断多个样本的均值是否相等，从而判断可控因素是否是因变量的主要影响因素。

ANOVA 表中的 Between Group 值，判断组间影响的大小，即可控因素影响的大小。

ANOVA 表中的 Within Group 值，判断组内影响的大小，即随机因素影响的大小。

Multiple Comparisons 表，根据 Mean Difference 值上的正负号和 * 号，判断哪个水平最显著。

2. 多因素方差分析。

1）操作步骤：Analyze→General Linear Model→Univariate。

2）原假设 H0：不同因素的不同水平下，因变量的总体均值没有显著性差异。或者 m 个样本的总体均值都相同，即 $\mu1=\mu2=\mu3=\cdots\cdots=\mu m=\mu$。

3）关键结果标题和统计量：Levene'sTest of … 表和其中的 F 统计量和 sig 值，做方差齐性检验。

Test of Between-Subjects Effects 表中的 F 统计量和 sig 值，判断多个样本的均值是否相等。从而判断不同可控因素是否是因变量的主要影响因素，并且根据 F 值的大小可判断哪个可控因素影响更大。

Multiple Comparisons 表，根据 Mean Difference 值上的正负号和 * 号，判断哪个水平最显著。

（四）非参数检验

1. 卡方检验。

1）基本原理：检验样本观察值的频数与期望频数之间是否存在显著性差异。

2）基本概念：观测频数和期望频数。

3）操作步骤：以下两步缺一不可。Date→Weight Cases；Analyze→Nonparametric Tests→Chi-Square。

4）原假设 H0：样本来自的总体分布形态与期望分布（或理论分布）不存在显著差异。

5）关键结果标题和统计量：Test Statistic 表和其中的 chi square 和 sig 值，做卡方检验。

2. 二项分布检验。

1）基本原理：检验观测数据是否来自二项分布总体的一种检验方法。

2）基本概念：二分变量

3）操作步骤：以下两步缺一不可。Analyze→Nonparametric Tests→Binomial；Test Proportion 的设置与样本数据的第 1 个各案所处的分布区间有关系。

4）原假设 H0：样本来自的总体分布与指定的二项分布不存在显著差异。

5）关键结果标题和统计量：Binomial Test 表和其中的 Test Prop 和 sig 值，做二项分布检验。Test Prop 值必须和所处的类别行的期望分布值对应。

3. 单样本 K-S 检验。

1）基本原理：用于检验样本数据是否服从某一特定的分布（正态分布、均匀分布、指数分布和泊松分布等）。

2）基本概念：正态分布、均匀分布、指数分布和泊松分布。

3）操作步骤：Analyze→Nonparametric Tests→1-sample K-S。

4）原假设 H0：样本来自的总体分布与指定的理论分布不存在显著差异。

5）关键结果标题和统计量：1-sample K-S l Test 表和其中的 K-S Z 和 sig 值。

4. 两独立样本非参检验。

1）基本原理：对两组独立样本的分析来推断样本来自的两个总体的分布是否存在显著差异。

2）基本概念：独立样本、秩。

3）操作步骤：Analyze→Nonparametric Tests→2 Independent Samples。

4）原假设 H0：两独立样本的总体分布不存在显著差异。

5）关键结果标题和统计量：Ranks 表和其中 Mean Rank 值，表示每个分组的平均秩。Test Statistic 表和其中的 Z 和 sig 值，进行非参数检验。

5. 多独立样本非参检验。

1）基本原理：对多组独立样本的分析来推断样本来自的多个总体的分布是否存在显著差异。

2）基本概念：独立样本、秩。

3）操作步骤：Analyze→Nonparametric Tests→k Independent Samples。

4）原假设 H0：多个独立样本的总体分布不存在显著差异。

5）关键结果标题和统计量：Ranks 表和其中 Mean Rank 值，表示每个分组的平均秩。Test Statistic 表和其中的 chi square 和 sig 值，进行非参数检验。

6. 两相关样本非参检验。

1）基本原理：对两组相关样本的分析来推断样本来自的两个总体的分布是否存在显著差异。

2）基本概念：配对样本。

3）操作步骤：Analyze→Nonparametric Tests→2 Related Samples。

4）原假设 H0：两相关样本的总体分布不存在显著差异。

5）关键结果标题和统计量：Ranks Test 表和其中 Mean Rank 值，表示每个分组的平均秩。Test Statistic 表和其中的 Z 和 sig 值，进行非参数检验。

7. 多配对样本非参检验。

1）基本原理：对多组相关样本的分析来推断样本来自的多个总体的分布是否存在显著差异。

2）基本概念：配对样本。

3）操作步骤：Analyze→Nonparametric Tests→K Related Samples。

4）原假设 H0：多相关样本的总体分布不存在显著差异。

5）关键结果标题和统计量：Ranks Test 表和其中 Mean Rank 值，表示每个分组的平均秩。Test Statistic 表和其中的 Z 和 sig 值，进行非参数检验。

（五）相关分析

1. 基本原理：检验两个及以上变量之间是否存在相关性。根据散点图判断是否存在相关关系及正负方向。根据相关系数，判断总体相关的程度。

2. 基本概念：相关程度（完全相关、不相关、相关）、相关形式（线形、非线形）、相关方向（正负）。

3. 操作步骤：Graphs→Scatter/Dot 绘制散点图；Analyze→Correlate→Bivariate 计算相关系数。

4. 原假设 H0：两（或多）总体线性不相关。

5. 关键结果标题和统计量：correlation 表和其中的 correlation 和 sig 值，做相关性检验。Correlation 值上的 * 符号的个数也可以初步判断相关的程度。

第四节 医学临床标本检验结果利用

一、临床检验诊断的常用参数

（一）诊断灵敏度

指某检验项目对某种疾病具有鉴别、确认的能力，诊断灵敏度的数学式为所有患者中获得真阳性结果的百分数。灵敏度＝真阳性数/患者数×100％，换句话说就是患者的真阳性率。例如，甲胎蛋白诊断原发性肝癌的灵敏度为 $60\%\sim70\%$，也就是说 100 例原发性肝癌患者中只有 $60\sim70$ 例甲胎蛋白测定阳性。

（二）诊断特异性

指某检验项目确认无某种疾病的能力，所有非患者中获得真阴性结果的百分数。数学式为：特异性＝真阴性数/（真阴性数＋假阳性数）×100％，换句话说就是正常人的真阴性率。

（三）诊断准确度

某检验项目在实际应用中，所有检验结果中诊断准确结果的百分比。

（四）参考区间

检验的最终目的是衡量受检标本的结果是否异常，因此各种检验项目都应有判断标准，参考区间（又称参考范围或参考值）是对特定条件下健康人群的个体进行某项目抽样检测，采用统计学方法而产生。受健康人群的年龄、性别、体重、饮食、活动、体位、习惯、职业、地理、区域、气候、种族等因素的影响，其参考区间也不尽相同，故各实验室应建立自己的参考区间，供临床参考使用。

（五）医学决定水平

医学决定水平是指临床上必须采取措施的检测水平，通过观察检验结果是否高于或低于这些"阈值"，可在疾病诊断中起排除或确认的作用，或对某些疾病进行分级或分类，或对预后做出估计，以提示医师在临床上应采用何种处理方式或决定采取某种措施等。医学决定水平不同于参考区间，同一检测项目可以有几个医学决定水平。例如，当血小板计数值低于参考区间（100×10^9/L）时，并非说明该患者确有出血问题或出血倾向；但当血小板计数值低于医学决定水平（50×10^9/L）时，提示患者确有出血倾向，应予以高度重视。当血小板计数值低于医学决定水平最低界限值（10×10^9/L）时，则必须立即为患者输入血小板，以帮助患者增加循环血液中血小板的数量和增强止血能力。

（六）允许误差

由于标本采集、运送、仪器、试剂、人员操作等多种原因，任何实验室都存在试验误差，任何一个标本测定结果都会有误差。但检验结果必须保证在允许误差范围之内，并努力提高检验质量，将试验误差减少到最低。

二、临床常用危急值

危急值是指当某种检验结果出现时，预示病情严重，可能危及生命，是临床医师必须采取紧急措施的检验值。例如，当血清钙<1.6 mmol/L时，患者出现全身性痉挛的危险性极高，而>3.5 mmol/L时，患者出现高血钙危象的可能性很大，过高和过低都具有一定的危险性。因此，这两个数值可以看作血钙的高、低危急界限值。

危急值出现后，检验者应即刻告知有关医师或护士，并在"危急值结果登记记录"上详细记录，注明临床反馈信息。

三、检验结果应用评价

（一）同一项目检验结果前后比较

临床工作中为了诊断，有时对同一项目要进行动态观察，有些项目受生理影响比较大，如白细胞计数，清晨或安静时低，下午或活动后高，一天当中，不同时间、不同条件采血，生理变化最高值与最低值可能相差 1 倍。因此，只有在相同的采血条件下，前后检验结果才有可比性。

（二）不同医院检验结果的比较

同时采集多份标本，分别送往不同医院，这样的结果可比性较好。由于各医院测定方法和测定仪器不同，检查结果可能会有差异，应注意各医院的参考区间。

（三）关于假阴性与假阳性

由于试剂、仪器、技术操作及体内某些物质的干扰原因，检查结果不排除假阴性和假阳性的可能。例如，抗磷脂抗体阳性患者可出现梅毒假阳性，类风湿因子阳性患者可出现乙肝 HBc-IgM 假阳性，同一份标本在不同的实验室或采用不同的试剂盒检验可能会得出不一致的结果。因此，结果有争议时，应进一步采用确诊试验确认，并结合临床疾病情况做出合理解释。

（四）正确选择检验项目

选择检验项目时必须了解各项检验的临床价值，应选择对疾病诊断灵敏度高和特异性强的检验项目进行检查，做到有的放矢，避免滥用和杜绝浪费。

（五）检验结果解释与临床相结合

检验结果是静态的数据，而患者处于可变的生理或病理状态下，机体的反应性也因个体差异而不同，同一疾病的患者可能出现不尽相同的检验结果。因此，评价检验结果时必须紧密结合临床情况进行具体分析，才能恰当地得出合理的结论，指导临床防治工作。

第十三章　医学科研中伦理问题

第一节　医学科研伦理的含义及历史发展

伦理是从概念角度上对道德的哲学思考，其通过对人类行为的规则或准则进行分析和论证，以解决在新的境遇中不同价值冲突引起的道德难题。目前，伦理学范畴已远超传统伦理学的范围，涉及医学、生物学、人类学等众多学科。

医学伦理是伴随医疗职业而产生和发展的职业道德的思想体系和规范体系，大体经历了医德学、近现代医学伦理学、生命伦理学三个阶段。

中国古代医学伦理思想发展经历了医学道德的萌芽阶段、传统医学道德的形成与发展阶段。早在 5000 年前，传说中医药学的祖先神农"尝百草之滋味，水泉之甘苦，令民知所避就，当此之时，一日而遇七十毒"，这种医学道德随着医药学的产生而产生，但医学道德的观念还是零散的、朴素的与自发的。随着几千年中医药学的发展，传统医学道德也在不断进步，许多医药学家都进行了不同层面的论述与要求，这些都成为我们今天学习与借鉴的优秀道德资源。

中国近现代医学伦理思想是伴随着西方医学、医院和西方医学伦理学的传入、中国传统社会的现代化转型、中国近现代医疗实践活动而逐渐形成与发展起来的。新中国成立以后，我国的医学伦理学作为一门学科得到了快速发展，学科的理论体系不断完善，学科的教育手段不断更新、学科的实践功能不断增强，并走进与融入了世界医学伦理学的发展进程之中。改革开放以来，我国医学伦理学的学科理论与学科实践建设都取得了长足的进步，形成了具有中国特色的医学伦理学。

西方医学伦理学源自古希腊。古希腊人在摆脱了原始的神秘的蒙昧时代以后，开始进入人类文明时代，产生了古希腊的医学与医学道德理论。希波克拉底被公认为"西医之父"，也是西方最早的医学道德理论的创始者，代表作是《希波克拉底誓言》。1948 年世界医学会在《希波克拉底誓言》的基础上制定了《日内瓦宣言》，至今《日内瓦宣言》已进行了 5 次修正。

由于共同的职业特点和职业要求，中西方医学与医学道德的发展存在着许多共同之处，但同时受中西方文化和社会历史进程的影响，又具有一定的区别。

第二节　动物实验的伦理问题

一、实验动物及动物福利

医学离不开实验，动物实验对于理解疾病机制、探寻更为有效的药物是不可或缺的。据统计，全世界每年约有数十亿只动物为科研而献生，其中我国用于科研的实验动物约为 2 000 万只，大部分是用于医学研究。动物实验给受试动物带来不同程度的疼痛、痛苦、伤害是必然的，实验动物为人类的健康做出了巨大的牺牲。动物保护主义者提出了动物权利论、动物福利法。动物实验和动物保护是互补的，从伦理学的角度去思考善待实验动物的伦理原则，不仅保证生命科学研究的可持续发展的需要，也是社会文明和谐进步的表现。

动物福利是指让动物在健康快乐的状态下生活。有关动物权利的伦理学争论从未间断过。现代医学和行为学研究表明，动物与人类一样具有感情，特别是高等脊椎动物还具有情感、记忆、认知和初级表达能力，当它们在受到伤害或疼痛刺激时，一样会产生痛苦的表情和反应。

早在 19 世纪初，英国人就开始关注动物福利问题。1975 年辛格的《动物解放》一书的出版使动物保护运动进入巅峰。目前，全世界已有 100 多个国家和地区制定了禁止虐待动物法或动物福利法，动物保护团体达几千个。动物福利体现了一个国家社会文明的进步程度，是社会进步和经济发展到了一定阶段的必然产物。

动物实验需要在特定的条件下进行各种操作处理实验动物，以得到预期结果的过程，而动物福利是动物实验结果准确可靠的重要保证。动物实验结果的可靠性受到动物自身的健康和心理因素、饲养环境因素、营养因素以及动物实验技术因素等影响，必须使用真正标准化的实验动物，才能保证实验结果的准确性和科学性，而"身心健康"才是真正标准化的实验动物。

二、动物实验的伦理原则

在国际伦理规范中，动物实验一般需遵循以下 3 个伦理原则。

（一）3R 原则

1959 年，W. M. S. Russell 和 R. L Burch 首次系统地提出了"3R"原则，即减少（reduction）、替代（replacement）和优化（refinement）。即减少使用实验动物的数量（减少）、采用其他手段替代实验动物（替代）、动物实验技术路线和手段的精细设计与选择（优化），使动物实验得到良好的结果并减少实验动物痛苦。

（二）善待原则

在实验动物的运输、饲养和管理、使用过程中，都应该采取各种人道主义的措施维护实验动物的福利，避免、减少或减轻对实验动物造成恐惧、疼痛和痛苦。实验动物福利（laboratoryanimal welfare）的内涵可用"3H"加以简单概括，"3H"是指健康（healthy）、快乐（happy）、有益（helpful）。动物福利通常被定义为一种康乐状态，动物的基本需要得到满足，而痛苦被减至最小。

（三）伦理审查原则

随着国际上对实验动物福利和动物实验伦理的日益重视，越来越多的国家要求涉及实验动物的科研项目必须进行全程覆盖的实验动物福利与动物实验伦理审查。国外发表的论文往往都必须注明动物实验设计得到了动物实验委员会的许可。

第三节　涉及人的实验的伦理问题

人体试验是医学试验的最后阶段，是临床应用之前不可缺少的中间环节。任何准备使用在人类身上的药品、治疗器械或方法，都必须先经过动物试验与人体试验通过后，方可上市正式使用。涉及人的实验研究是指所有以人为研究对象的医学实验，也叫"人体试验"或"人体研究"，其是医学科学发展的基础和前提，人体试验是医学的起点和发展手段。由于人的特殊道德涉及研究者和受试者双方以及与社会、传统观念等各方面的关系，遵循一些最基本的伦理原则，建立伦理审查的机制，正确处理人体试验和人体受试伦理的矛盾对于促进医学科学的发展，维护人类自身利益，具有极其重要的意义。

人体试验和伦理道德之间产生矛盾有其必然性，人体试验内在的伦理矛盾可以表现为利与害的矛盾、动机和效果的矛盾、主动和被动的矛盾、自愿和强迫矛盾、科学社会利益和受试者利益的矛盾、安慰剂对照双盲法与知情同意的矛盾、科学利益与受试者利益、受试者无偿参加与研究者有偿回报的矛盾、受试者的知情同意自主权与医学科学发展的功利追求矛盾、发展中国家和发达国家的利益格局矛盾。

由于人体试验中存在着诸多复杂的伦理矛盾，就必须确立医学道德原则对人体试验行为加以规范，以减少这些矛盾带来的伤害。为此，国际社会和许多国家制定并通过了大量伦理法规文件。代表文件有《赫尔辛基宣言》《贝尔蒙报告》、世界卫生组织（WHO）的《涉及人的生物医学研究国际伦理准则》、我国的《药物临床试验质量管理规范》及《涉及人的生物医学研究伦理审查办法（试行）》。

涉及人的医学研究必须遵循"尊重""有利""无伤""公正"等共同原则，结合我国具体情况，在人体试验中应遵循以下伦理原则。

一、维护受试者利益原则

对人体试验进行伦理规范最根本的目的是为了保护受试者。需要客观严谨地进行风险利益的评估，避免伤害。需制订受试者入选和排除的科学标准，公平选择受试者，避免随意性。在以患者、犯人、儿童、孕妇等特殊对象为受试者的试验中，尤其要注意避免利诱、强迫和不正当的影响。

二、科学性和医学目的原则

人体试验方案设计应严谨科学，有确实可靠的动物试验数据，严密监督试验过程，并符合医学为人服务的目的。

三、知情同意原则

受试者有做出同意的能力，处在没有任何压力、胁迫、利诱、哄骗的情形下，并且不受隐瞒。需要告知研究的性质、目的、持续时间、程序以及可预见的风险和收益。告知可供选择的治疗办法、不便之处、附加代价、额外程序或是否需要住院等。还需要告知他们的资料将被保密，他们有权随时退出试验而不受任何影响。告知他们是否有不同的组、是否随机化和是否使用安慰剂等。

四、保密和保护隐私原则

在人体试验中，受试者的隐私需要得到很好的保护，避免对受试者产生不良影响。

五、试验对照原则

设置对照组进行研究对照，是正确判断试验结果客观效应、消除偏见的需要。但在危重患者和病情发展变化较快的受试者中使用安慰剂和双盲法存在伦理学问题。所以，要正确使用安慰剂对照和双盲法。

第四节　科研伦理审查委员会

任何涉及人的医学研究，包括生物制品、制药、医疗设备、医学影像及外科技术的临床研究、医疗记录、生物医学标本和信息的使用、心理学研究等，必须接受专门的伦理审查。为了确保人类受试者的权利和福利，必须对研究者、研究机构进行监督和审查，而进行伦理审查的专门机构主要是"机构审查委员会"。

机构审查委员会又称科研伦理审查委员会，一般定义为"建立在医学院校、学术期刊和医学科研机构中，由多学科人员组成的对医学科研选题、实施、结题、成果发表等进行审查的组织，以确定医学科研是否符合人类伦理和法律规定"。科研伦理审查委员会的审查完全是独立自主，医学研究的过程要接受委员会的监督，遇到有不良事件或不良反应应随时向委员会报告，如有研究计划改动，应及时向委员会报批。如有发现主要研究者有违反伦理的行动，委员会应及时加以制止和惩处。委员会还应审查研究者，尤其是主要研究者有无利益冲突。

科研伦理审查委员会成员需要有丰富的实际工作经验，在社会和群众中享有正直、公正的声誉、有良好的文化修养和维护受试者权益的公众意识，并有一定的分析、判断、研究以及处理伦理问题的能力。委员会成员最低 5～7 人，组成应多部门、多学科和多元化，年龄和性别分布合理，并有一定比例的非生物医学专业人员（如法律、伦理学、社会学、心理学等），必要时邀请患者代表、社区代表和特殊利益群体等外行人及独立顾问参与，以保持委员会的中立性、研究的公平性。委员会根据需要还可下设专门小组，要制定主席、委员的选择程序、任命方式及任命的相关事宜。

第五节　医学科研伦理实例解析

案例：男性，17 岁，骨髓活检及流式细胞学诊断为"急性淋巴细胞白血病"，给予常规治疗后效果不佳，症状缓解不明显。管床医生告诉患者家属目前无理想治疗方法，可尝试一种疗效不肯定、治疗也有一定风险的试验性药物。其家长表示愿意做这种试验性治疗，但没有履行正规的书面承诺手续。但患者在进行试验性药物治疗后 2 天，病情加重，经抢救无效而不幸死亡。此后，家属否认曾同意这种治疗方案，要追究医生责任，称是拿患者随意做试验，从而造成医疗纠纷，并将医生告上法庭。

问题：医学科学研究有什么重要意义？医生进行这种试验性治疗是否符合伦理？为什么？

解析：医学科学研究，尤其是人体试验，作为人类为防病治病、增进健康、提高生命质量而进行的探索性和创造性的实践活动，其目的是揭示生命运动和健康的本质规律，探讨疾病发生、发展的规律，这对提高人类的健康水平是必要的。但不可随意、不可滥施，在医学科研的实践中进行趋利避害的价值选择，发扬医学人道主义精神是医学伦理的必然要求。医学人体试验是医学理论研究和动物实验应用之后的必经阶段。

必须遵循知情同意原则、维护受试者利益原则和伦理审查原则。未成年人的人体试验都应在监护人家属同意和签字后才能进行。对于任何一项人体试验，都要预测试验过程中的风险。如果试验有可能对受试者造成身体上和精神上较严重的伤害，那么无论这项试验的科学价值有多大，无论这项试验对医学的发展和人类的健康具有多么重要的意义，这项试验也不能进行。以危重患者为受试者，不应停止传统特效药物的使用。伦理审查原则要求人体试验的设计、开展，必须接受独立于资助者、研究者之外的伦理委员会的审查，以保证涉及人的生物医学研究遵循维护受试者利益、医学目的性、科学性、知情同意和公平合理伦理原则的实现。

第十四章 医学论文撰写与SCI投稿

第一节 医学文献资料的收集使用

一、医学文献资料收集的意义

就科研活动（知识创新活动）而言，科学技术的进步与发展具有继承性。任何一项科学或技术问题都不是孤立存在的，都有其来龙去脉，都与其他相关领域有着千丝万缕的联系。因此，在科研创新思维活动中，需要以大量现有知识成果作为思维素材，借以启迪自己思路，遴选最佳方案，以便少走弯路，收到事半功倍之效果。

就科研选题而言，任何科研课题的提出和选定都不是凭空由头脑中产生的。一方面在充分地占有情报资料的基础上，在对情报资料的阅读、分析、比较、概括和综合的过程中，通过创造性的思维活动，以找出和发现学科领域的空白点与薄弱环节，进而形成选题意念，提出问题并确立研究课题。另一方面在实践中发现理论难以解释的现象或者是在原有课题探索中发现新问题，进而萌发意念，提出问题。然而，所提出的问题仍然需要文献信息的支持，并确立研究课题。

科技文献信息正是汇集、承载着前人和他人创造的知识和积累的经验。丰富、完备的文献信息资源是科学研究的依据和基础。只有通过不断学习前人和他人的知识、经验，积累和构建自己的知识结构，并结合自身的实践以提高自己的创新能力，才能独立钻研、丰富知识、取得成果。因此，文献资料的收集与整理工作是科学研究工作的重要组成部分，是科学研究的前期工作。

二、医学文献资料的收集

医学文献资料收集，就是从社会上流通着的大量文献信息中选择并获得那些与本人课题或工作有较高参考价值的医学文献的过程。

（一）收集原则

1. 针对性原则：依据医学科学的特点、当前动态和发展趋势，结合本人所从事的专业、承担的具体任务和需要，确定收集范围和重点，有的放矢地收集。

要做到针对性、避免盲目性，则必须做到：对所从事的专业背景资料要有充分的了解和掌握；对适合本专业的主要信息源要有充分的了解和掌握；掌握对口信息源的出版规律、发行范围以及获得方式。

2. 系统性原则：系统性原则也称文献信息收集的积累性，即随着医学科学的发展过程，用积累的方式，持之以恒，有系统地收集所需医学文献信息。只有切实做好医学文献信息的积累，才能充分发挥其应有的作用。

因此，对能够反映本课题国内外研究的基本情况，特别是对有关本课题的关键性信息，应坚持长期跟踪收集积累，力求做到系统、连贯和完整，切忌时断时续、支离破碎。

3. 科学性原则：一方面收集文献信息的方法要科学，即充分利用信息检索工具或数据库，采用科学的方法和手段收集文献信息。另一方面取舍文献信息的方法要科学，即在阅读鉴别文献信息的过程中要善于去粗取精、去伪存真、科学取舍，真正收集那些有价值的文献信息。

4. 预见性原则：即立足当前，预测未来。在收集文献信息时，既要针对当前科研和日常工作的需要，又要考虑未来发展的需要；不仅要密切注视本专业、本学科及相关专业、学科的研究水平、动向和发展趋势，而且要随时留心新兴学科、边缘学科的产生和发展，注意吸收医学预测学和医学情报研究的最新成果。确保自己的研究工作始终处于领先水平，并不断取得新的科研成果。

5. 计划性原则：即对上述几个原则的周密计划、统筹安排。做到有计划、有目的地进行知识和文献信息的积累储备。

（二）收集计划

收集计划包括收集的范围、重点，收集的方法及所需经费等内容。随着科学的发展和时间的推移，还应及时对计划中不适应的内容进行修改、补充和完善。

三、医学文献资料收集的方法

收集方法是指查寻文献信息的具体方法。选择科学有效的收集方法，对广、快、精、准地获取信息，提高收集效率，有着重要的促进作用。

（一）直查获取法

指直接从有关的一次文献中查找获取所需信息。该方法虽然可以较快地获取最新信息，能切实地掌握信息内容和实质，但面对大量无序的信息，存在着很大的盲目性、分散性、偶然性，很难查全，费工费时。

（二）引文追溯法

是从手头现有文献（特别是专著和综述）出发，以其后所附参考文献为线索，进一步追踪、查找相关文献。该法容易产生漏检和误检，需要读者更具鉴别力，才不致被引入歧途。

（三）检索工具法

这是科学的正规的文献信息检索方法，它节约查找时间，获取文献信息全面、系统。

四、医学文献的分类

1. 按照存储介质：印刷型、微缩型、机读型、声像型、光盘型。

2. 按内容性质：

1）一次文献：原始文献，以作者本人的工作成果或科研成果创作的原始论文，具有新意和创作性。

2）二次文献：对一次文献进行搜集、整理、加工，编制而成，以检索工具的形式发表，是情报的主体，包括目录、索引、文摘。

3）三次文献：在广泛利用二次文献基础上，对一次文献进行系统整理、概括、分析与综合而成。包括综述、评论、述评，以图书形式发行的教科书、指南、手册等。

4）零次文献：指形成一次文献之前的信息、知识，即尚未形成文字记载的知识或未公开发表的文字材料，或非出版性文献。

3. 按出版形式：图书（教科书、专著、会议文集）、期刊（学报、通报、综述杂志等）、专利文献、学位论文、标准文献、病案资料、内部资料。

五、收集医学文献资料的数据库

（一）Medline

Medline 是由美国国立医学图书馆（national library of medicine，NLM）编制的权威性、综合性医学文献书目型数据库。资料来源于 70 多个国家和地区近 3 700 种期刊。以光盘、网络数据库等形式提供服务。

（二）PubMed

PubMed 是 NLM 附属国立生物技术信息中心编制的生物医学文献网上检索系统，收录 1950 年以来 40 多个语种、近 4 600 种生物医学期刊文献。

（三）中国学术期刊全文数据库

中国学术期刊全文数据库是清华同方股份有限公司建立的网络期刊全文数据库，是目前最大的连续动态更新的中国期刊全文数据库，收录我国 1994 年以来的全部学术期刊全文。

六、医学文献资料的检索

（一）检索方法

1. 基本检索：在检索区输入框中输入任何具有实际意义的词语：自由词、关键词、规范主题词、著者名等。

2. 高级检索：利用检索界面下方的字段选择框、检索词输入框及逻辑运算符，进行二次或多次的复杂检索。

3. 主题词检索：应用 MeSH 主题词检索。

（二）计算机检索技术

1. 布尔逻辑检索：用布尔逻辑算符表达检索词之间逻辑运算关系一种检索方法。3种基本布尔逻辑运算符：OR（逻辑或）、AND（逻辑与）、NOT（逻辑非）。

2. 截词检索：用于检索词词根相同的不同单词检索。

3. 限制检索。

第二节　医学文献资料的整理

一、医学文献资料的阅读

查找收集到的医学文献只有通过阅读才能成为自己的知识储备。对于一个科学工作者来讲，阅读将伴随其整个科学生涯。阅读能力是其科学素质训练的一个重要组成部分。

（一）阅读的目的

不同读者或同一读者在不同时期，其阅读的目的有所不同。作为医学工作者，其专业性阅读活动的目的主要有如下几种。

1. 了解学科进展：为了了解和掌握某学科、某专业领域国内外发展现状和趋势而进行学习、充实性的阅读。这类阅读往往从最新的教科书、参考书和有关专著入手，进而扩大到一些重要的综述或述评，其涉猎的范围常较广泛。

2. 寻找和发现问题：通过阅读文献资料，寻找自己感兴趣的课题或探索知识空白点，作为自己研究的起点。这种阅读开始时不一定有明确的针对性，漫游在自己感兴趣的学科领域之中，涉猎范围广泛。经过一段时间才能逐步缩小范围，集中目标。

3. 解决特定的问题：在工作或科研过程中遇到新问题或新情况，需要通过有关信息资料寻求答案或得到启示。这种阅读针对性很强，需要阅读切题的专指性较强的文献资料。在多数情况下需要查阅叙述该问题最详尽的一次文献。

（二）阅读的范围

阅读的目的不同，其阅读的范围（文献类型的选择）也不尽相同。鉴于科技期刊是科研人员获取最新信息的主要来源，我们重点介绍医学期刊的特点与选择。

1. 科技期刊的特点。

1）内容新颖：科学的新发现、新成果、新思想、新见解、新问题一般都首先在科技期刊上发表。

2）时效性强：科技期刊出版周期短、报道迅速、能及时反映新成果、新动向。

3）内容广泛：凡人类的一切知识领域及每个学科领域的一切学科分支，都有相应科技期刊发行。

据统计，科技人员所需的新信息 70% 来自科技期刊。因此，它是重要的文献信息源。

2. 医学期刊常见文献类型。

1）原始论文：是指有周密科研设计方案且有研究成果首次公开发表的完整的第一手材料。它通常由摘要、材料来源、方法、分析讨论和结论等部分组成。世界医学的重大成果和进步，多以原始论文的形式首次报道。

2）综述文章：这类文献是对前人已发表论文的综合性述评或分析，是经过精选、整理和加工的三次文献，其引用资料丰富，知识信息密度大，指引读者了解学科研究的现状、水平和发展趋势，对于科研工作有拓宽、加深、启发和指导作用。

3）编者述评：属于三次文献，是专家对某一学科领域的一次文献进行全面分析的基础上，对科学的发展状况和趋势进行论证的概括性总结。其主要特点为有述、有评、有论，并同预测相结合。高质量的述评是确定学科发展方向等重大决策的依据，也是科研初步设计的基础。

4）病例报告：常见于临床医学杂志。刊登以前鲜有报道的病例、少见病例，刊登有关其病史、临床表现、体征诊断、治疗的新经验、新方法。它对临床医生扩大知识面，增长对新病种的认识，解决临床疑难病症具有一定的意义。

5）通信：大多数期刊中的读者来信都是对别人发表的文章进行批评或陈述己见。编辑部选登这类论文可造成学术讨论气氛。他们常利用这一栏目发表初步的研究报告，虽然在资料、方法及结论方面均不如原始论文细致成熟，但确能提前提供一些很有价值的信息。不少世界水平的突破性进展常在一些权威期刊的通信栏目披露。

6）其他文献类型：包括会议论文、会议消息、国际论文文摘、文献速报、书评等文献类型，各自从不同的角度以不同的特点传递信息。

3. 医学期刊的选择与利用：医学期刊的选择应遵循以下原则。

1）精选本专业核心期刊作为必读刊目。核心期刊是指在同类期刊中学术价值较高、信息含量较大、被引用率和文摘率较高、文献寿命较长、能够代表学科发展水平的期刊。掌握和利用好核心期刊，可以在较短的时间内获取较多的本专业信息。当然，核心期刊也不是固定不变的，还应密切关注其变化情况，及时调整自己选定的核心期刊阅读刊目。

2）以本专业及相关专业的重要期刊作为兼顾阅读刊目。学科发展往往会突破专业范围，涉及其他相关领域，例如研究心脏病，可能会涉及分子生物学、细胞生物学、遗传学、生理学、药理学、生物工程学、血液流变学、生物微量元素等，因而需要涉猎这些相关领域的重要期刊。

3）密切关注世界权威的综合性期刊。如 *Nature*、*Science*、*Lancet*、*JAMA* 等，因为一些重大的、最新的研究成果首先是在这些权威的综合性期刊上刊登发表。

通过上述方法来确定自己常规阅读刊目，同时还应密切注意学科的发展动态和期刊质量的变化，及时调整阅读刊目。

对医学期刊的阅读应首选原始论文、高度重视综述及述评文献，并注意其他类型的论文。同时还要与所从事学科研究及工作的性质，如教学、医疗和科研等相结合，以选择适当的文献类型作为阅读重点。

（三）阅读的方法

不同的读者或同一读者在不同的时期，因目的或需求的不同，可采取不同的阅读方法，以达到获取有用信息的目的。文献信息阅读主要有浏览、泛读和精读三种方法。

1. 浏览：以较快速度在短时间内了解文献大致内容的阅读方式称为浏览。其意不在于弄清细节，而在于从整体上把握住文献的主旨。更重要的是通过这一方式快速寻找到自己所需要的关键性内容，以便进一步阅读。如针对期刊文献，可浏览其标题、摘要、结论等；对于图书，可浏览其目录、简介、重要章节的细目等。

2. 泛读：也称粗读或略读，是以较快的速度，在相对较短的时间内掌握文献中心内容的阅读方式。是在浏览的基础上更进一层，但与浏览不同的是：浏览意在了解文献，而泛读旨在掌握文献。泛读并不一定一字不漏地通读全文，可以跳过自己不需要的部分，也可能在重要的地方细读、多读，以掌握文献的重要论点和结论。如果说浏览要解决的是知道自己需要或感兴趣的信息在哪里，那么泛读解决的则是急需或感兴趣的信息的具体内容是什么。

3. 精读：是指对重要的或经典文献的认真仔细的研读，不仅要吸收相关重点内容，而且要融会贯通，与已掌握的知识构建新的联系。

精读既是奠定某一学科专业、某一领域理论知识基础的必由之路，也是为了读懂弄通某些问题，使自己学有所精，学有所长。由于受时间的限制，精读不得不控制在小范围之内。

从阅读的内容上看，浏览和泛读的范围广泛，可以扩大知识面，开阔视野，以达到"博学"的境地，防止认识上的局限性。而精读可以避免浅尝辄止或杂而不专，保证获取知识和进行研究活动的深度。对于检索到的文献资料要快速浏览标题，必要时可阅读文摘，感兴趣的文献信息要泛读全文。对于那些与自己课题密切相关的权威性期刊论文、综述和编者述评一定要精读。精读文献的选择因人而异，可根据自己的专业及习惯，做到有序。一般先近后远、先国内后国外、先综述后其他。

二、医学文献资料的鉴别

文献资料的鉴别即在阅读文献资料的过程中，要善于质疑、善于辨真伪。根据研究课题的需要，对文献信息进行必要的鉴别、评价和筛选，采取去粗存精、去伪存真的原则，剔除无用和不相关的文献信息，浓缩有用和相关的文献信息。

文献资料鉴别的积极意义表现在：一是由于科学研究本身的局限性或缺陷而产生认识上的片面性或谬误，这在科学发展过程中是不可避免的，需要通过学术争鸣和反复验证来解决；二是科研活动中的弄虚作假和剽窃行为；三是由于网络的无序扩张，信息量的骤增，带来了质量的下降。

鉴别的指标主要是文献信息的可靠性、新颖性、实用性。

（一）可靠性判断

可靠性主要指文献信息内容的真实性和准确性，即对文献中提出的假设、论据和结论的鉴别。应审查假设的依据、论据的可信程度、结论是否符合逻辑推理的必然结果。

要善于利用可靠程度高的事实和数据做比较鉴别，看立论是否正确、论据是否充分、推理是否符合逻辑、实验数据是否可靠。对那些论据虚构、逻辑混乱的资料要坚决剔除，否则会影响研究和写作时对资料的利用。

可靠性可从以下几个方面进行判断。

1. 根据作者身份和单位判断：著名的科学家、学者、高等院校、科研机构等发表的文献，其科学态度严谨，一般来讲可靠性大。但对后起之秀的无名之辈也不能忽视，应实事求是地依据上述鉴别方法对其所著文献进行判断。

2. 根据出版机构判断：由国家、卫健委、高等院校、研究院（所）、学（协）会、著名学术专业出版机构等编辑出版的学术著作或期刊，一般经过"同行评议筛选程序和严密编辑加工过程"，其内容较为可靠。

3. 根据文献类型判断：一般核心期刊登载的文献，如期刊论文、专题报告较为新颖而可靠。内部资料、会议文献具有新颖性，但有的不够严谨。实验报告、学位论文等具有一定的科学性，但不够成熟完整。教科书、专著等图书虽不及时，但比较成熟可靠。

4. 根据引用情况和评价判断：如引用率和文摘率较高的期刊（核心期刊）刊载的文献较为可靠。某篇文献发表后被别人引用的频率高的文献，其可靠性大。

5. 根据应用情况判断：要分辨研究成果是处于研究阶段，或实验阶段，还是实际应用阶段。进入应用阶段的成果要比处于研究阶段，或实验阶段的成果可靠性大。

（二）新颖性判断

即文献信息内容的先进性判断。

1. 考察文献报道的科研成果是否为新理论、新概念、新方法、新应用等。

2. 与同类文献相比，该篇文献提出的理论、概念，是否有人提出过，或有什么新的发展。在实验手段、方法等关键问题上有无创新和改进等。

3. 看文献内容反映的是国际水平、国内水平，还是地区水平；看文献获奖情况是国际奖、国家奖，还是省部级奖等。

（三）适用性判断

即文献信息的可利用程度。可靠性是客观的，新颖性是相对稳定的，适用性则受到多方面因素的影响，如地域环境、科研发展水平、经济能力等。

具体可看文献阐述的理论、技术、方法等信息可利用程度是否切合国情与课题目的；是否能直接应用于课题还是给予参考或启迪；该项技术方法是处于发展阶段、探索阶段、研究阶段还是应用阶段。另外，还应从长远发展和综合利用等方面来考察，充分做好知识储备。

三、医学文献资料的整理

作为一名医疗、教学、科研工作者，不仅要善于收集、鉴别文献信息，还要善于采用科学的方法将日常收集积累的文献信息进行有序化的整理，建立个人资料库，以便需要时方便取出。

具体整理方法有以下 4 种：分类整理、数据整理、情况整理、观点整理。

（一）分类整理

即按照一定的划分标准将客观对象加以区别，使内容相近、性质相同的文献信息，形成一个有联系、有组织的系统。

1. 按学科进行分类整理：按所从事的专业及相关专业集中整理文献。可参照《中国图书馆分类法》设置类目，同时结合自己的实际情况、学科特点进行归类，类目划分可粗分或细分，原则是便于整理、方便利用。

2. 按专题进行分类整理：随着医学科学的发展，许多医学文献信息牵涉到好几个学科或多个专业的内容，这类文献信息以专题或主题进行分类整理比较合适，能使某专题的文献信息集中在一起。为了便于查阅、比较、分析和利用，还可将其分为若干个二级或三级主题，在相应的次级主题下，集中有关文献。个人可按情况建立多个专题文献信息库。

3. 按本学科的系统性进行整理：这种方法是将关于本学科的内容分成众多的方面进行整理。如方法学、理论研究、实验研究、临床研究等都可作为划分的标准，并以此组织整理文献信息。

（二）数据整理

"数据"在这里是一个广义的概念，它既包括各种数值，也包括各种非数值的各种概念和事实。数据整理就是从收集到的文献信息中抽取原始数据，并将它们按一定的方法排列组织成个人资料库，当研究中需要参考或使用时，可直接到资料库中查找利用，而不必查看原始信息或其他信息。

（三）情况整理

情况整理是将信息产生时的"一定环境、历史背景、产生的条件、实验设备"等作为附加信息进行整理，所以情况整理又称附加信息整理。它对信息收集者认识信息的价值、理解信息的内容、判断信息的可靠度都有很大的帮助。其目的就在于揭示被收集信息的每一个侧面，而不至于使信息"孤立地"存在于收集的手中，从而更好地利用信息。

（四）观点整理

观点整理就是以不同的学术观点作为关键词进行信息整理。可以把相同观点组织在一起，把持反对观点的信息组织在一起，然后进行比较分析、择优利用。

四、医学文献积累资料的注意事项

1. 积累资料要做到一个"勤"字（脑勤、手勤、笔勤，勤读、勤抄、勤剪）；要持之以恒，切忌"一曝十寒"。积累的时间越长，成效越显著，资料的使用价值越高。

2. 摘录文献信息时一定要注明其出处。如文献题名、文献著者姓名、原文刊载的刊（书）名、出版年、卷、期、起止页码等，以便今后引用时能迅速找到正确出处。

3. 平时收集积累的文献信息，必须按科学的方法进行编排组织，使其有序化，便于利用。切忌杂乱无章地随便排列，否则，一旦需要使用资料，无法及时准确地找到。

4. 积累资料的过程中要注意剔除陈旧过时、老化的信息，及时补充新信息，以便节省储存空间。

第三节 医学论文的撰写

研究论文是研究者经过严密设计、实验观察、统计分析后撰写而成的原始著作。研究论文包含了研究者自己的学术观点与创造性、真实性的学术贡献，不同于综述、评论、译文、病理报告等其他类型的论文。医学论文是探索疾病、病理、药物试剂或者新的医疗技术的一类有助于人类健康生活的论文。医学论文的特点包括科学性、创新性、实践性、学术性、规范性、可读性、应用性及再现性。医学论文的三要素包括逻辑一致性、以实验为依据、具有科学意义。

一、医学论文的分类

1. 根据医学论文使用资料的来源，分为原著和编著。其中，原著论文可分为调查研究性论文、观察研究性论文、实验研究性论文、总结经验性体会论文及整理资料性论文。

2. 按医学学科及课题的性质分为基础医学论文、临床医学论文及流行病学调查报告。

3. 按论文写作目的，医学论文分为学士、硕士、博士论文以及学术论文。

4. 按体裁形式，医学论文分为医学论著、病例报道、病例序列和医学综述。

二、医学论文的准备

论著做得好不好，要点在于提前准备。论著做前深思熟虑，全局在胸，充分打好论著腹稿，提起笔来，一气呵成，写出论著初稿后，放一段时间，反复吟读，千锤百炼。写作论著的良好准备应该有 3 个阶段。

（一）近期（做）准备

从实验结束到开始写书之间的准备阶段。应收集完所有材料，数据处理，图表准备和统计处理。然后写好论文的草稿，列出论文的要点，明确基本观点和主要结论。与导师和合作者讨论以达成共识。其中，写作的关键阶段是制作手稿。所有的工作和数据都应该在这个时候考虑。

（二）中期（写）准备

会写论文的人不会在做完实验之后考虑写作，而是在整个研究过程中考虑如何写一本好论文。论文的"题目"和"引言"是论证中各种思想的浓缩。"材料和方法"是在发现和建造方法的过程中形成的。写作论著时只要如实叙述就足够了。在实验设计、实验操作、阶段归纳、数据整理等过程中积累和整理"实验结果"。"讨论"是一个综合思维、与身边人讨论、查阅和分析文献等的过程，它以讨论的形式表达问题。"结论"只是对最终结果的总结。

（三）长期（学）准备

如果只关注论文的近期准备和中期准备，往往不能写出一篇好的论文，这取决于作者的长期准备，这是学习阶段的基本准备。这种准备是指对研究动态的整体把握程度、专业基础的积累、逻辑思维能力、文字表达能力、分析综合能力。

三、医学论文 (SCI) 撰写的基市格式

医学论文格式由以下 6 部分组成：论文题目；作者署名、工作单位和邮编；摘要（目的、方法、结果、结论）；关键词；正文（资料与方法、结果、结论）；参考文献。SCI 论文格式主要分成 3 个主要部分，即前置部分、主题部分和附录部分。

（一）前置部分

1. 标题 (title)：用一句话完整、准确、清晰地表达数千字的论文内容。

1) 简明扼要：在不损害词义的前提下，词语应措辞谨慎、简短，一般不超过 20 个词。标题使人们阅读清晰明了，一看就可以有一个明确的全文概念的含义。它是全文的重要内容，可以高度概括，体现了全文的精髓。

2) 准确规范：不仅概括性高，而且针对性强，能准确反映具体研究内容的范围和深度；规范是指按照医学词汇的标准使用词汇，不使用非传统的缩略语、文字和编码，以方便关键词的选择，书目、索引和文献索引的编制。

3) 清晰层次：层次是指文章研究范围的深度和广度，可分为 2～3 个层次。层次分明，能更恰当地反映文章的主题。

4) 原创性：原创性意味着主题应该是独特的和创新的。除了选题要有创新性外，命题的方法和技巧也要新颖独到。

2. 署名 (signature)。

1) 单位署名：指作者从事研究工作的机构。应注明作者所在省份或城市的全名，并用括号标明邮政编码。多个单位联合完成的项目，可按贡献大小，将第 2、第 3 署名单位列在同页脚注中。

2) 作者署名：参与论文的创作、实践和写作的人。具体指：①项目的提出者和设计者；②研究工作的主要完成者；③数据收集和统计工作的主要完成者；④论文的主要作者和修订者；⑤对论文内容负全部责任并能给出全面解释的人。

3) 指导者署名：指导老师包括研究生导师、专家和教授，他们在项目设计、实验研究观察和论文写作方面提供指导。

4) 通讯作者是实际处理投稿和回复评论意见的主要人员，通常是研究工作的负责人。通讯作者通常是指负责该课题的人，负责与编辑部的所有通信和接受读者的咨询等。

3. 摘要 (abstract)。

1) 完整内容：摘要的基本内容可以独立写出，简洁准确地反映主要成果、结论、新发现、新见解等最鲜明的内容和最独特的要点，为读者提供与全文同样的信息。

2) 文体简洁明了，不能以"论文"和"作者"作为主题开头，不能引用，没有柱状图和化学（或数学）公式，不能谈论研究过程，不能添加评论，不能缩写，语言表达要准确、简洁、规范。"致谢"等句子应该放在论文的结尾和参考文献之前，并用方

括号括起来。

4. 关键词（key words）：关键词必须能够表达全文的重要内容和特点，主要可以从标题、摘要、引言和讨论中提取和筛选。科学论文通常选择 3～5 个关键词。概念应该准确，并能紧密匹配论文的关键内容。

（二）主题部分

1. 背景介绍（introduction）：背景介绍要简明扼要，写作目的和意义要明确到位，引导读者的阅读兴趣。在描述国内外研究现状时，避免引用过多的文献或做过详细的历史回顾，只简略地提出与研究课题直接相关的内容，以及有待解决的问题，在阐述研究成果及其意义时，要实事求是，避免夸大其词，有一定的依据。不要夸大自己的成就，也不要贬低别人的成就。

2. 材料及方法（materials and methods）：材料一般包括实验对象、实验仪器、实验药品和试剂等。

1）实验对象：在临床资料中，应当介绍患者的性别、年龄、职业、病因、病程、主要症状体征、实验室检查等结果、临床诊断和病理诊断、病例选择标准（参考标明来源）、分组原则和总体情况等材料列出的要求性质简明、层次分明、内容准确、详细适当。应依据论证的主题决定取舍，而不是一次性列出所有材料。基础研究应列出所使用的细胞名称、来源，以及细胞培养的方法及所使用到的试剂耗材的具体公司及货号等。

2）实验仪器：临床实践中的特殊检验或治疗仪器，应注明重要、特殊仪器的名称、产地、生产厂家、国家、品牌、型号、批号和精密度。应该介绍它们的结构和性能。如果有必要，可以用示意图来解释。

3）实验药品和试剂：应注明药品名称、剂型、规格、纯度、生产厂家和国家、批号和型号等。

4）具体的实验方法：临床研究要具体列出所采用的具体实施方法，以确保同样条件下的实验重复性及结果可靠性。要逐个写明所采用的实验方法及实验细节，以及实验过程所使用到的试剂耗材的公司、货号等。在实验研究中，包括实验对象的选择和分组方法，实验仪器的操作要点和程序，实验样本、试剂和药品的制备（配）过程和方法，实验的步骤和流程，观察内容（指标）和方法，记录、收集、整理数据资料的方式和方法等都要记录清楚。

5）统计学处理：明确写明所使用的统计学方法以及统计软件，并明确具有统计学意义的 P 值。

3. 结果（results）：结果的记录应当绝对忠实于原始材料和表达，而不是其完整无序地列出来，而是必须经过分析处理、提炼、科学整理。研究结果可以用以下方式表达。

1）文字叙述：是记录和表达结果的主要方式。它要求对观察到的事实和统计分析数据以逻辑顺序进行简明扼要地描述，使结果一目了然，避免使用模棱两可的词语。

2）表格说明：表格是一种简洁、标准的科技语言，表达的结果可以使大量的数据和现象序列化，给人以简洁、直观、对比的印象，易于阅读、比较和显示统计结果。表格有很多种。常用的医学论文有统计表或非统计表。它们的结构包括表序、表主题、表主体和脚注项。要求表格内容准确、简洁，计量单位合理、清晰、准确、统一。

3）插图：是一种科技语言的可视化，可以直观地表现结果中各变量之间的关系，以及事物变化的特殊性和规律性，增强美感，易于理解和记忆。在医学论文中，常用的有线图、柱状图、百分比图、直方图、示踪图、示意图和照片，应根据统计数据的需要进行选择。虽然各种图形的绘制要求不一致，但它们的结构都是由图形序列、图形标题、图形体和图形注释组成的。

通常情况下，我们将以上 3 种方法联合使用，以使得读者更快捷方便地获取研究内容及结果。

4. 讨论（discussion）。

1）讨论应该从实验和观察结果出发，结合相关文献，以主题为中心，重点突出，层次明确。如果讨论的问题有几个方面，可以从时间、因果、重要性、复杂性、相似性和相反性等方面按照结果项的顺序加以考虑，从而使内容有组织、有联系。每个段落应该集中在一个论点，并解释一个问题，它不需要涵盖一切。

2）论点清晰、证据充分、论据逻辑严密、言辞谨慎、结果评价和确立论点留有余地。不要超出实际范围，提出一些不成熟的论点，得出没有自己数据支持的结论或难以接受的推测。避免使用未经证明的假设作为已经证明的科学理论。引用时，不要列出太多的文献，不要重复基本理论和基本知识。

3）讨论要公正，不能只报喜不报忧，避免回避相反理论和自己的缺点。如果在实验观察中有任何不足之处，都应该得到解释。在解释因果关系时，我们应该考虑偶然性和必然性。发现不正常现象而没有解决的，也应当指出，留待他人解决。在否认别人的观点时，应该特别小心。必须有充分有力的证据和严谨可靠的推理。

5. 致谢（acknowledgments）及声明（declarations）：在参考文献之前以及讨论部分之后，致谢赞助该研究的课题以及为该课题提供协助但未挂名的个人或单位。在声明部分，明确各个作者之间对本研究的利益无冲突，以及可否提供本研究相关的原始资料等。可根据不同的期刊做相应的调整，以符合相应期刊的格式。

6. 参考文献（references）。

1）与论文关系最密切相关的资料。

2）对科研工作和论文写作有启发的资料。

3）最新公开发表的文献主要引自近期（3～5 年）期刊，不得引用未发表的文章或内部资料；会议记录，由于交流范围小，读者不易查阅，一般不宜引用。

4）引用文献数目根据文章内容而定，不同的期刊有相应的参考文献格式，可使用 Endnote 软件插入相应期刊的参考文献。

（三）附录部分

图及图注（figures and figure iegends）：简洁明了地描述图的实验方法和结果。

四、医学论文（SCI）撰写的要点

在医学论文的写作阶段，根据英语的语言习惯，在阐述研究方法时，通常多使用被动语态；在解释实验结果时，多使用被动语态，并用过去时态。这部分要注意用词的精确性，文字提炼的工夫，可以多使用形式主语。SCI论文撰写的5个基本要求，即5C：正确（correctness）、清楚（clarity）、简洁（concision）、完整（completion）和一致性（consistency）。

（一）SCI论文写作时态

英文时态的原则是：①描述作者自己的工作时通常用过去时，如在 Material and Methods 部分及 Results 部分；②描述他人的工作时通常用现在时或现在完成时，有时也会选择过去时。

（二）SCI论文中最容易出现的用词

SCI论文并不要求写出的论文充满文采，关键还是要表述清楚作者的意思，让别人能看明白。SCI论文中常出现的用词包括动名词、动词、现在分词、不定冠词、代词及副词、介词等。所以，SCI论文用词与其他行文方式无较大差异。但是由于学术论文的学术性风格，论文中的用词是非常正式的。在行文过程中，非常避讳 don't、can't 及 won't 等词。此外，很多作者由于中文写作习惯，往往出现 and so worth 及 and so on 等，这些词在英文论文写作时也是非常忌讳的。

（三）句子和段落上下连贯与逻辑

意义相关的句子一定要通过衔接词进行衔接，否则句子间就会显得孤立。衔接词是论文中用以说明上下句或前后两个句子意思间关系的词或词组。

（四）背景介绍（introduction）

背景介绍是SCI文章最难写的部分之一。

1. 阐述自己研究领域的基本内容，要尽量简洁明了。

2. 文献总结回顾，要着重笔墨来描写。一方面要全面总结这一领域的过去和现状，不能有遗漏，特别是对过去经典文献的最新进展和参考；另一方面，文献引用和资料提供必须准确。

3. 分析了以往研究的局限性，阐释了他的研究创新点，这是整个背景介绍的高潮，需要客观公正地评价他人的工作，不要推高自己的研究价值，一定要遵循实事求是的原则进行分析。在阐述自己的创新点时，要紧紧围绕以往研究的不足之处进行描述，完整而清晰地描述自己的解决方案。要抓住重点进行深入的阐述。

（五）方法（methods）

方法部分可按实验对象、实验设备、实验材料、实验记录和实验分析方法等来组织行文。

（六）结果（result）

结果是研究的重要组成部分，必须清楚、准确。因此，我们应该尝试将所有的实验结果组织成图表，并尝试充分探索图表中的信息。在这个过程中，与尽可能多的不同研究人员讨论结果，因为不同的人对同一个图表或表格会有不同的看法。分析图表后，找出实验结果的主要论点（关键点）。确保关键点有新的或令人兴奋的内容。

（七）讨论（discussion）

讨论是一篇论文的精华所在，可以将讨论分为若干段落，可以是并列关系或者递进关系。但要保证每一段都有一个主题，即每一段讨论一个主要话题。

在加工、润色阶段，无文字性错误是最基本的要求。当然，在文章基本成型的基础上，文字错误已不多见。文章投稿之前，做到正确、清楚、简洁、完整、逻辑一致。

第四节　医学 SCI 论文的投稿

一、SCI 及其影响因子的定义

SCI 是美国《科学引文索引》的英文简称，其全称为 Science Citation Index，创刊于 1961 年，它是根据现代情报学家尤金·加菲尔德 1953 年提出的引文思想而创立的。影响因子（impact factor）是美国科学情报研究所（ISI）的期刊引证报告（JCR）中的一项数据。指的是某一期刊的文章在特定年份或时期被引用的频率，是衡量学术期刊影响力的一个重要指标。影响因子即某期刊前两年（S，T）发表的论文在统计当年（U）的被引用总次数 X（前两年总被引次数）除以该期刊在前两年（S，T）内发表的论文总数 Y（前两年总发文量）。公式为：$IFU = X (S, T) / Y (S, T)$。

二、医学 SCI 论文的投稿程序及注意事项

论文投稿前需要从以下方面审视论文：①研究结果是否能影响或改变医疗实践；研究是否可以加深度读者对疾病生物学原理的理解；②是否提供了丰富的信息；研究是否丰富了现有资料；研究结论是否提供了明确的方向，且结论是否根据研究数据而

得出；③研究是否开创了新领域或有新突破或者提出了新的治疗手段；④是否符合伦理学标准。

发表医学 SCI 论文要注重两点：一是文章的创新点，二就是文章的可读性。其中，前者是重点，而后者则是突出前者的必要手段。也就是说，一篇能发表的 SCI 医学论文，首先要具备良好的可读性。这对广大医学翻译工作者提出了很高的要求。一篇高质量 SCI 论文应该是原创内容、条理清晰、新颖创新、目的明确、方法可靠、结果可验且具有科研意义的。

（一）医学 SCI 论文的投稿程序

1. 选择合适的 SCI 期刊。

2. 下载读者须知。

3. 稿件及其相关材料准备。

4. 网上投稿。

5. 不定期关注稿件状态。

6. 修回稿的投递。

7. 校样。

8. 版权协议和利益冲突说明。

（二）选择审稿人的注意事项

1. 选择审稿人的途径：利用数据库检索和您研究相关的科学家；文章中的参考文献；以前发表的类似文章的审稿人等。

2. 注意事项：首先要了解一下审稿人与本文作者的关系，排除评审中的感情色彩。

3. 提供审稿人的信息：清晰说明推荐理由。如果论文内容涵盖了不止一个领域，则需要确保在每一个领域都推荐有至少一名审稿人。

三、SCI 期刊投稿状态

1. Submitted to Journal：刚提交的状态。

2. Editor assigned：是把你的文章分配给一个编辑处理了。

3. Reviewer（s）invited：找到审稿人了就开始审稿。

4. Under review：审稿人评审中。

5. Minor revision/Major revision：小修或大修。

6. Accepted：接受。

7. Reject：文章被拒。

8. Initial QC Started：编辑刚开始初审还没有提交给审稿人。

9. Editor assignment pending：等待责任编辑处理。

10. Decision pending：目前已外审结束，等待编辑决定（写评论意见）。

四、医学 SCI 论文投稿的经验总结

1. 正确选择对口的 SCI 期刊。

2. 不能进行一稿两投。

3. 应正确选择必须推荐的审稿人。

4. 礼貌地向编辑咨询稿件状态：尽量不要催稿件，除非有特殊情况，因为每个期刊有每个期刊的程序，况且到每一个评审专家手上需要时间去评审。如果一定要咨询，切记语气委婉，不要咄咄逼人。

5. 尽量提高一次投稿的成功率。

6. 版权协议和利益冲突表格要谨慎填写。

7. 尽可能参照投稿说明，认真修改手稿格式。

8. 要了解此刊是否需要审稿费和版面费：一般的杂志是需要版面费的，很少有杂志需要审稿费的。切记不要投那种网上不能检索到具体详细信息的杂志，这种杂志一般是需要审稿费的。另外，如果版面费过高，大家也要谨慎，很可能是"水刊"。

关于版面费，有的杂志可以在接收后申请减免，有的杂志必须在投稿时附信中即有希望能申请减免版面费的说明，如 EBM（experimental biology and medicine）杂志。相当一部分杂志不收版面费，但是可能要收彩图费。文章投稿过程用的彩图，接受后转给出版商处理，会有邮件就发表相关事宜进行商量，如清样有无问题；彩图费用多少及如何交付；是否需要将彩图转成黑白图；订购单行本的数量；是否开放获取。由于诸多科研工作者获取全文都是通过在线阅读 PDF 文献，而那些订阅纸质版的读者对你的文章图片十分感兴趣的话，也可以通过网上数据库获取，以进一步了解。由于彩图的电子版免费，纸质版收费，故对于彩图费用的问题，你完全可以跟出版商如实说明"我们选择电子版用彩图，纸质版用黑白图"。

9. 审稿周期：一般外文 SCI 杂志的审稿周期是 1～3 个月。

10. 处理审稿意见的注意事项（补实验、语言润色、重整数据、回复、统计方法、生存率作图、申辩、版面费和彩图费减免以及其他）：回复审稿人意见时，所有问题必须逐条回答；尽量满足意见中需要补充的实验；满足不了的也不要回避，说明不能做的合理理由；审稿人推荐的文献一定要引用，并讨论透彻。

第五节　医学 SCI 论文实例解析

一、标题页

标题、署名、通讯作者详细信息，几乎是所有期刊标题页不可或缺的信息。标题20 字左右，文字简洁，尽量不用英文缩写；单位写明全称，不简写，如"中南医院"，

应写"武汉大学中南医院"；其余部分包括眉题、关键词、资金支持等因期刊而异，有的期刊放在标题页后面，有的期刊放在参考文献前面。

标题：Tissue Determinants of Human NK Cell Development，Function，and Residence.

杂志：*Cell*.

作者及单位署名：Pranay Dogra[1]，Chiara Rancan[2]，Wenji Ma[3].

发表日期：2020，Feb，20.

DOI（digital object identifier）号。DOI：10.1016/j.cell.2020.01.022（相当于科技论文的身份证）。

PMID：32059780（在 pubmed 中的编号）。

二、摘要

300 字左右，要简洁，以填空方式"目的、方法、结果、结论"，不用第一人称（我、我们），不引用参考文献。几乎所有的期刊摘要均位于标题页之后，简练概括本论文的研究背景、所选方法、所得到的结论以及科学意义。

Immune responses in diverse tissue sites are critical for protective immunity and homeostasis. Here，we investigate how tissue localization regulates the development and function of human natural killer（NK）cells，innate lymphocytes important for anti-viral and tumor immunity.［详见 DOI：10.1016/j.cell.2020.01.022］。

三、背景介绍

这部分内容几乎均位于主题部分的首要位置，主要阐明研究的背景、相关研究的前沿及基础以及研究的意义，说明为什么要研究本课题，可以用参考文献加以说明。不用客套话，"才疏学浅""水平有限""抛砖引玉""恳请指导"等。

Natural killer（NK）cells are innate lymphocytes that can directly kill target cells without any prior exposure while not damaging healthy "self" cells. Unlike T and B cells that recognize antigen through clonally distributed，somatically rearranged receptors，NK cells recognize their targets through integrating signals from multiple germline-encoded activating and inhibitory receptors that recognize major histocompatibility complex class I（MHC class I）molecules.［详见 DOI：10.1016/j.cell.2020.01.022］。

四、材料和方法

很多杂志的材料和方法部分在背景介绍后面，也有些杂志将其放在讨论后面。这部分要清楚详细介绍所有的研究对象、所使用的各种试剂耗材及仪器以及各个方法的详细步骤；统计学处理，使用什么软件，什么统计学方法（卡方检验、秩和检验等），该部分可引用参考文献。有些杂志由于篇幅限制，该部分内容单独存放。

Any methods，additional references，Nature Research reporting summaries，source data，extended data，supplementary information，acknowledgements，peer review information；details of author contributions and competing interests；and statements of data and code availability are available at https：//doi. org/10. 1038/s41586-019-1897-5.

五、结果

结果部分是一篇研究论文的主要内容，需要逻辑清晰地呈现真实客观的实验结果，一般结合图表，并文字阐释清楚图表所展示的结果。清晰呈现整个论文的实验过程及设计思路。

RESULTS

Tissue-Intrinsic Distribution of Human NK Cell Subsets

To analyze human NK cell distribution，maturation，function，and transcriptional profiles across different anatomic sites and compartments，we obtained blood，BM，secondary lymphoid organs ［spleen，lung-draining lymph nodes（LLN），and mesenteric lymph nodes（MLN）］，mucosal tissues ［lungs，gut（small and large intestine）］，and tonsils from human organ donors as described previously（Figure 1A）. ［详见 DOI：10. 1016/j. cell. 2020. 01. 022］。

六、讨论

讨论部分也是一篇 SCI 论文的另一个重要内容，呈现整个论文的精髓及学术思想。重点讨论该研究论文的研究意义及结果的指导意义，并结合当前的研究现状，说明这一研究论文在该领域的突破与创新，若研究结果与其他学者不同，需要阐释清楚理由及可能的解决方案。还要指出该研究存在的不足，以及如何弥补不足，或如何拓展研究，对该领域做出贡献。

DISCUSSION

We reveal here the role of tissue localization in the development，function，and transcriptional program of NK cells，critical innate lymphocytes that mediate control of viral infections and tumors. Analysis of primary and secondary lymphoid organs as well as mucosal sites obtained from 60 organ donors shows that the tissue distribution of human NK cells and major NK cell subsets is a function of the tissue site and is unaffected by age，sex，and CMV serostatus. ［详见 DOI：10. 1016/j. cell. 2020. 01. 022］。

七、参考文献

参考文献必须是与该论文密切相关的，且呈现该领域相关的最新的其他研究以及对该研究的指导或参考意义。参考文献的格式因期刊而异，可使用软件导入相应期刊的规范参考文献格式。

Wang，W.，Erbe，A. K.，Hank，J. A.，Morris，Z. S.，and Sondel，P. M. (2015). NK

Cell-Mediated Antibody-Dependent Cellular Cytotoxicity in Cancer Immunotherapy. Front. Immunol. 6，368.

八、附录部分

这部分主要包含致谢、作者贡献、利益冲突和图解等。不同的杂志有不同的投稿格式。

ACKNOWLEDGMENTS

This work was supported by anXXX grant from the XXX Project.

AUTHOR CONTRIBUTIONS

XXX. designed the experiments，processed tissues，performed flow cytometry，collected the data，analyzed the transcriptomics data，and wrote the paper. XXX. performed and analyzed the high-dimension flow cytometry data.

九、图

要确保图呈现的清晰度，一般上传是用 TIFF 或 JPG 格式，不影响图的清晰度，但具体格式按照各个期刊的具体要求进行投稿。

Figure 7. High-Dimensional Flow Cytometry Profiling Identifies Tissue-Specific Patterns of NK Development and Maturation.

NK cells from blood，bone marrow（BM），spleen，lung，gut，lung-draining LN （LLN），and mesenteric LN（MLN）were stained with the high-dimensional antibody panel specific for multiple NK cell maturation and function markers（see STAR Methods）.［详见 DOI：10.1016/j. cell. 2020.01.022］。

十、表格

通常情况下，表格是插入正文中的，与所出现的位置相对应。但有些杂志也会要求将表格分开，作为单独的文件进行上传投稿。

第十五章　医学科技成果鉴定与奖励

第一节　医学科技成果的申报

医学科技奖励制度是我国一项重要的科技政策。通过医学科技成果奖可找出我国医学科学技术目前的发展方向和已经取得的进展，有利于指引医学科技工作者选择合适的科研方向，有利于推动国家发展的重大医学科研项目，也有利于产出符合国家和社会需求的医学科技成果，还可以激发科研人员的科研积极性。

医学科技成果还是评价医学科技成果水平和层次的一个重要指标，是检验研究水平的有效手段，是医学科技工作者创新、创造能力的客观体现，更是国家、社会尊重知识、尊重人才、尊重创造性劳动的重要体现。

因此，近年来，各科研院所、高校、企业、事业单位等都十分重视医学科技成果的申报。

医学科技成果一般分为以下几个类型。

1. 基础理论研究成果：为阐述自然的现象、特征或规律而取得的具有较高学术价值的科学理论成果。主要包括基础学科的理论研究成果；也包括应用基础的非定向理论研究成果；以及标准、计量、科技管理等方面对应用有普遍指导意义的理论研究成果。主要的表现形式有学术论文、学术专著等。

2. 应用技术研究成果：为解决某一科学技术问题而取得的具有较高新颖性、先进性和实用性的应用技术成果，包括新技术、新设计、新工艺、新材料、新产品和新生物品种等。

3. 软科学研究成果：指对推动决策科学化和管理现代化，对科技、经济与社会的协调发展起重大作用的理论研究成果，包括研究报告、学术论文和学术专著等。

4. 经过专门机构审查通过、被国家法律、法规所认可的科技成果。

第二节　医学科技成果的鉴定

医学科技成果鉴定是指科技行政管理机构聘请同行医学领域专家，按照既定的形式和程序，对已有的医学科技成果进行科学审查和评定，并给出相应的评价结论。

2017 年 2 月，我国科学技术部正式废止了原科学技术成果鉴定办法。此后，各科技行政管理部门的科技成果评定工作，由委托方交给专业科技成果评价机构进行。自此，我国科技成果评价机制便以市场为导向，由市场做"主角"，并且由行业组织或中介机构自律管理。

医学科技成果鉴定制度是第三方对现阶段医学技术成果科学性、先进性的客观评价，是应用技术成果推荐的重要条件。医学科技成果鉴定是科技成果申请的基础，也是顺利通过鉴定申请和评审的必经途径。医学科技成果鉴定具有权威性、严谨性和科学性。成果鉴定申请的准备工作亦是一个严谨漫长的过程。目前，医学科技成果鉴定材料的组织、撰写中存在的细节问题成为影响科技部门组织专家鉴定的主要因素。因此，申请人把握成果鉴定申请材料的原则与方法是顺利完成成果鉴定的关键。

以申请省级医学科技成果为例，承担省科技厅项目或自选项目完成的研究成果，申请鉴定时需由省科技厅审核审批。两个以上单位共同完成的科技成果应协商后由第一完成单位提出申请。

申请省级科技成果鉴定的科技成果应具备的条件包括（各省市有所差异）：①属于国家规定的科技成果鉴定范围；②已完成计划任务书制定或者合同约定的各项指标和任务；③科技成果完成单位或者人员名次排列异议和权属方面无争议；④相关文件和技术资料齐全，内容和格式符合有关要求；⑤发表相关论文3篇以上。

申请鉴定的科技成果，应提交下列技术资料。

（一）应用技术成果

1. 计划任务书或合同书。

2. 研究工作总结报告。

3. 技术总结报告。

4. 技术指标测试报告。

5. 用户使用报告。

6. 查新报告。

7. 经济效益与社会效益分析报告，或由推广应用单位出具的经济效益等相关证明。

（二）理论研究成果

1. 计划任务书。

2. 研究工作总结报告。

3. 发表的学术论文、专著。

4. 与本课题有关的国内外学术情况对照材料。

5. 论文、专著发表后的反应及被引用情况报告等。

（三）软科学成果

1. 计划任务书或合同书。

2. 总体研究报告。

3. 专题论证报告及有关背景材料。

4. 模型运行报告。

5. 国内外研究情况对照材料等。

第三节　医学科技成果的登记

医学科技成果登记是申报各级奖励的前提，因此，科研工作者应当重视医学科技成果的登记工作。

（一）医学科技成果登记范围

凡承担各级、各类科技项目所产生的科技成果，应当进行登记；各类自选课题项目所产生的科技成果、授权专利成果等也应当登记；涉及国家机密相关的科技成果应按国家科技保密规定进行管理，无须登记；凡申报各省市、国家科学技术奖的科技成果，必须先办理成果登记。

两个或以上完成人或单位共同完成的科技成果，由第一完成人或单位办理登记手续。

（二）科技成果登记需同时满足以下条件。

1. 登记材料完整、规范。

2. 已有持肯定性意见的评价结论。

3. 不违背国家的法律、法规和政策。

（三）科技成果登记所需材料

1.《科技成果登记表》（一份）。

2. 科技成果相关的技术评价证明（一份）。应用技术成果：评价证明（如鉴定证书、验收报告）或者知识产权证明（如专利证书、软件登记证书等）；基础理论成果：评价证书或论文、学术专著（需本单位科研部门的评价意见或论文、专著发表后的收录证明及引用证明）；软科学研究成果：软科学成果评价证书或验收报告等。

3. 电子文档（一份、由成果登记软件直接导出）：由"国家科技成果登记系统"软件所导出的文件。

第四节　医学科技奖励的类型

科技奖励制度是我国长期坚持的一项重要政策。实施数十年来，对调动广大科技工作者的积极性、创造性发挥了极大的作用，已成为推动科技进步和经济社会发展的重要力量。我国科技奖励主要有三大类型：国家科学技术奖、省部级科学技术奖、社会力量科技奖项。

一、国家科学技术奖

为奖励在科技进步活动中做出突出贡献的公民、组织，国务院设立了5项国家科学技术奖：国家最高科学技术奖、国家自然科学奖、国家技术发明奖、国家科学技术进步奖和中华人民共和国国际科学技术合作奖。

（一）国家最高科学技术奖

国家最高科学技术奖是这五项中级别最高、最受关注的奖项，每年不超过2名获奖者，每人500万元人民币奖金，由我国最高领导人进行颁奖。

国家最高科学技术奖授予在当代科学技术前沿中获得重大突破或者在科学技术发展中具有卓越建树，在科学技术创新、科学技术成果转化和高技术产业化中创造巨大经济效益或者社会效益的科学技术工作者。

（二）国家自然科学奖

国家自然科学奖为我国五大国家科学技术奖之一，是自然科学领域的最高奖项。国家自然科学奖奖励在数学、物理、化学、天文学、地球科学、生命科学等基础研究以及信息、材料、工程技术等领域的应用基础研究中，阐明自然现象、特征、规律和做出重大科学发现或创造的我国公民。此奖不授予组织。

（三）国家技术发明奖

国家技术发明奖授予运用科学技术知识做出创新性的产品、工艺、材料及其系统等重大技术发明的中国公民。此奖不授予组织。

国家技术发明奖授奖条件有：①此前尚未发明或者尚未公开；②具有较高的先进性和创造性；③经实际应用创造了显著的经济效益或者社会效益。

推荐参加国家技术发明奖评审的项目，应该经过一年以上较大规模的实施应用，取得良好的实用效果。产品、材料至少应已批量生产和应用，对工艺要求至少经过中试或相当于中试以上规模的实际生产实施。

（四）国家科学技术进步奖

国家科学技术进步奖授予在技术研究、技术开发、技术创新、推广应用先进科学技术成果、促进高新技术产业化，以及完成重大科学技术工程、计划等过程中做出创造性贡献的中国公民和组织。

国家科学技术进步奖的奖励范围涉及国民经济的各个行业和领域，是一项覆盖面广泛的科学技术奖。该奖从候选人、候选单位所完成项目的性质来讲，包括了新产品和新技术的开发和推广应用、高新技术产业化、企业技术改造及技术进步、技术基础和重大工程建设、重大设备研制中引进消化、吸收国外的新技术，或自主开发创新的技术等。

（五）中华人民共和国国际科学技术合作奖

国际科学技术合作奖是国务院设立的国家级科技奖励。该奖于 1994 年设立，1995年开始评奖。该奖旨在奖励在与中国科技合作与交流中，为推进科技进步，增进中外科技界合作与友谊，为中国科学技术事业做出突出重要贡献的外国科学家、工程技术人员和科技管理人员及组织。

中华人民共和国国际科学技术合作奖由国务院颁发证书，奖项不分等级，不发奖金。贝聿铭、丁肇中、杨振宁、李政道等均获过此奖。

二、省部级科学技术奖

我国各省部级科学技术奖基本参照国家科学技术奖的奖项设立，但名称、类别可能不同。

比如，湖北省科学技术奖包括自然科学奖、技术发明奖、科学技术进步奖和科学技术成果推广奖。

亦比如上海市科学技术奖包括 6 个类别：科技功臣奖、青年科技杰出贡献奖、自然科学奖、技术发明奖、科技进步奖、国际科技合作奖。

三、社会力量科技奖项

社会力量科技奖是指国家机构以外的社会组织或者个人（以下简称设奖者）利用非国家财政性经费，在中华人民共和国境内面向社会设立的经常性的科学技术奖。设奖者依据《国家科学技术奖励条例》及《关于进一步鼓励和规范社会力量设立科学技术奖的指导意见》（国科发奖〔 2017 〕 196 号）自发设立的社会科技奖励，无行政级别。承办机构是该奖的责任主体，评审结果由奖励承办机构负责解释。

20 世纪 90 年代以来，我国社会力量创设的科技奖取得快速发展。诞生了以"何梁何利基金科学与技术奖"及全国专业协会奖为代表的知名奖项。近年来，社会力量设奖日趋活跃，各地政府也把科技奖励作为调动科研人员积极性的重要举措，各类科技奖励蓬勃发展。"何梁何利基金科学与技术奖""中国青年科学家奖"等社会奖项无疑极大丰富了我国的科技奖励体系。

国家鼓励社会力量设立的科学技术奖健康、持续发展。鼓励具备一定资金实力和组织保障的奖项向国际化方向发展，逐步培育若干在国际上具有重大影响力的知名奖项。这不仅将改变长期以来，官方和半官方机构主导的科技评奖过多，而社会力量科技奖项"不足"的现状。而且这将大大地提高我国社会力量奖项的全球影响力，提高我国对国际创新人才的吸引力。

医学科技奖方面尤其以中华医学科技奖最具影响力。中华医学科技奖下设医学科学技术奖、卫生管理奖、医学科学技术普及奖、国际科学技术合作奖、青年科技奖等。

第五节　医学科技奖励的申报

以中华医学科技奖申报为例。中华医学科技奖下设的医学科学技术奖、卫生管理奖、医学科学技术普及奖、国际科学技术合作奖、青年科技奖接受以下两种渠道推荐。

一、单位推荐

各省、自治区、直辖市、计划单列市、副省级城市、新疆生产建设兵团医学会，部分高等院校、京内有关部委局、解放军、武警部队系统在京所属医疗、科研、预防机构等单位可作为推荐单位，推荐候选项目或国际科学技术合作奖候选人。推荐指标数额请登录"中华医学科技奖推荐系统"（以下简称推荐系统）查询。

二、科学家推荐

中国科学院生命科学和医学学部、中国工程院医药卫生学部及工程管理学部的中国国籍院士3人及以上可共同推荐1项本学科领域或所熟悉专业的1项候选项目或1位国际科学技术合作奖候选人。具有推荐资格的院士名单以中国科学院网站（http://www.cas.cn）和中国工程院网站（http://www.cae.cn）发布的名单为准。院士年龄不超过75周岁（1945年1月1日以后出生），每位院士每年只能推荐1项或1人。

中华医学科技奖推荐工作一般每年3月初开始，每年的具体要求也会依据情况做适当调整，具体可查询中华医学会网站（https://www.cma.org.cn/）。

第六节　医学科技奖励的答辩

医学科技奖答辩对于奖励的成功申报十分重要。一般来说，每一种医学科技奖励都会公开通知答辩的具体形式和内容等情况，包括答辩方式、时间和地点、答辩人员、答辩流程、项目（候选人）多媒体介绍材料等。

这里以国家科学技术奖的初评答辩为例进行简要阐述。

一、答辩方式、时间和地点

最高科技奖实行现场答辩；自然科学奖、技术发明奖、科技进步奖和国际科技合作奖实行视频答辩，按照属地化原则，答辩人在地方科技主管部门设置的视频答辩室进行远程答辩。

二、答辩人员

1. 提名者1人：提名单位（专家）应有1人，或书面委托1名项目前三完成人所在单位（最高科技奖候选人所在单位、国际科技合作奖候选人合作单位、科技进步奖创新团队主要支持单位）熟悉项目（候选人）情况的相关人员参加答辩。

2. 完成方不超过 4 人。自然科学奖、技术发明奖和科技进步奖前三完成人（创新团队至少 1 名带头人）原则上均应参加答辩，不能参加的须在初评答辩回执中说明原因，参加答辩的其他完成人排名不限；最高科技奖由候选人所在单位派人参加答辩，国际科技合作奖由合作单位派人参加答辩，候选人本人不参加答辩。

3. 答辩流程。

1）国奖办工作人员在评审现场播放项目（候选人）多媒体介绍材料。播放结束后，评审现场与答辩人所在视频答辩室连通网络视频。

2）评审专家与答辩人进行问答。关于专业科学技术内容和应用（引用）情况等方面的问题，由完成方回答；如有涉及提名书"客观评价"内容的问题，由提名者回答。回答提问过程中，如需引述多媒体介绍材料，答辩人可远程播放。

3）最高科技奖答辩时间不超过 40 分钟，其中播放材料不超过 20 分钟，问答不超过 20 分钟；自然科学奖、技术发明奖和科技进步奖答辩时间不超过 25 分钟，其中播放材料不超过 10 分钟，问答不超过 15 分钟；国际科技合作奖答辩时间不超过 20 分钟，其中播放材料不超过 10 分钟，问答不超过 10 分钟。

4）项目（候选人）多媒体介绍材料。最高科技奖：重点介绍候选人基本情况，主要科学技术成就和贡献（包括主要科学发现、技术发明或创新要点），科技界及社会对候选人的评价和反映等。自然科学奖：重点介绍研究背景、研究思路、科学发现及其在科学理论、学说或研究方法与手段上的创新，科研论文的引用情况等。技术发明奖：重点介绍发明背景、发明思路、发明点及相关技术内容（包括主要的技术参数、相关经济指标和国内外同类技术先进性的比较），发明的应用和经济社会效益情况等。科技进步奖：重点介绍立项背景、立项思路，创新之处及相关技术内容（包括主要的技术参数、相关经济指标和国内外同类技术先进性的比较），科技的应用推广和经济社会效益情况等；科普项目重点介绍科普作品内容的创新性、创作手法及表现形式的创新性，创作编辑新颖性，科普作品的科学性和普及程度等；企业创新工程项目重点介绍企业创新工程体制机制情况（系统性、创新性、有效性、带动性），工程实施过程中的科技成就，技术或产品国际竞争力和经济或社会效益方面的业绩等。评价类内容（含提名书"客观评价"内容）不在多媒体材料中介绍。创新团队重点介绍团队建设情况，创新能力与水平，学术影响与社会贡献，持续发展与服务能力等。

5）国际科技合作奖：重点介绍候选人（候选组织）基本情况，学术地位，与中国公民或组织开展科技合作取得的成果（包括合作研究开发、传授先进科学技术、培养人才、促进国际合作交流等方面）等。

6）多媒体介绍材料的内容应客观、真实、准确，与提名书内容保持一致，不得超出提名书范围，不得夸大成果水平和应用情况。

7）多媒体介绍材料的内容不得涉密或包含涉密标识。研究内容与国防安全相关的最高科技奖和创新团队，其介绍材料应符合脱密要求，并经相关保密委员会审查，出具不涉密证明。证明原件应在答辩前由专人送至我办。

4. 版本与格式：多媒体介绍材料分为自动版和手动版，两个版本的介绍内容应一致，均不得加入背景音乐。自动版包含配音，要求制作为 wmv 格式（建议使用 Microsoft PowerPoint 2010 进行格式转换），文件大小不超过 300mb，播放时长应严格遵守本通知第三部分"答辩流程"的要求；手动版不包含配音，不需自动播放，制作为 pptx 或 ppt 格式。

三、配音

最高科技奖和国际科技合作奖多媒体介绍材料的配音，由答辩人录制；自然科学奖、技术发明奖和科技进步奖，由项目前三完成人录制（创新团队由团队带头人录制，重大工程类和企业技术创新工程类项目由答辩人录制），不得采用专业配音。如插入包含专业配音的视频，累计不得超过介绍材料总时长的 10%。

四、提交方式

答辩前 5 天，使用提名号对应的用户名、密码登录国奖平台，上传项目（候选人）多媒体介绍材料自动版、手动版和初评答辩回执。

第十六章 医学专利申请

第一节 专利概述

一、专利概述

（一）背景介绍

中国属于发展中国家，由于建国初期实行了多年的计划经济体系，导致中国的专利制度实施较晚。自改革开放政策实施以来，通过国内外专利界专家和有关人士的共同不懈努力，《中华人民共和国专利法》于（简称《专利法》）1984 年首次公布施行，并于1993 年修订施行。

（二）定义

《专利法》的核心是专利权问题。专利权是一种财产权，是排他性的，即非经专利权人同意，其他人不得制造、销售和使用专利产品或方法。

二、专利的种类及保护期限

（一）专利的种类

《专利法》保护的对象有 3 种：发明、实用新型和外观设计。

（二）定义及保护期限

1. 发明：指对产品、方法或者其改进所提出的新的方案。其申请遵循早期公开、延迟审查的制度，其保护期限为自申请日起 20 年。

2. 实用新型：《专利法》所称实用新型，是指对产品的形状、构造或者其结合所提出新的实用的技术方案。它具有两个特征：必须是一种产品，制造产品的方法不受实用新型专利的保护；必须具有一定的形状和结构，没有固定形态的物质如气体、液体和粉末等不受实用新型专利的保护。实用新型施行初步审查制度，保护期限为自申请日起 10 年。

3. 外观设计：指对产品的形状、图案、色彩或者其结合所做出的适于工业上应用的富有美感的新设计。同实用新型一样，其实行初步审查制度，保护期限为自申请日起 10 年。

三、授予专利权的条件

1. 授予专利权的发明和实用新型的技术方案应当有新颖性、创造性和实用性。

2. 授予专利权的外观设计，不属于现有设计且没有任何个人及单位以同样的设计在申请日前向相关专利部门提出过申请并记载公告在申请日以后的专利文件中。

3. 发明在申请日的前 6 个月内有下列各项的，不丧失新颖性：在中国政府主办或者承认的国际展览会上首次展出的；在规定的学术或技术会议上首次发表的；他人未经申请人同意而泄露其内容的。

4. 有下列情形之一的，不予授予专利权：科学发现；智力活动规则及方法；疾病的诊断和治疗方法；动植物品种；用核变获得的物质；对平面印刷品的色彩图案或者其结合而提出的起标识作用的设计。

四、申请专利途径及所需文献

（一）申请专利的途径

1. 委托代理申请：申请人以委托人的名义委托合法的代理机构，按照相关的法律规定向国家知识产权局或其代办处办理专利申请。其程序包括与代理机构签订专利代理委托合同，提供申请所需的技术材料，缴纳委托费和申请费。

2. 自行申请专利：申请人直接向国家知识产权局邮寄申请或到其代办处办理专利申请。

（二）申请专利需提交的文件

1. 申请发明或实用新型专利应当提交请求书、权利要求书、说明书及其摘要（实用新型专利必须有附图）。

2. 申请外观设计专利需要提交请求书、外观设计的图片或照片等文件，请求书可以到国家知识产权局的网站下载。

3. 根据《专利法》及其实施细则的规定，有时还要提交其他文件，如委托代理申请则应该包括相关的委托书等，所有申请文件必须按国家规定的格式撰写或准备。

五、申请日的确定

国家知识产权局或专利代办处收到申请文件之日为申请日。专利申请受理机关对符合条件的申请给出申请号，确定申请日，发受理通知书。

六、授权

实用新型和外观设计申请经初步审查、发明申请经实质审查，若未发现驳回理由，则由知识产权局授予专利权，发给证书并予以相关登记和公告。申请人可以在被授予专利权之前任意时间撤回其申请。

第二节 专利申请文件的一般要求

一、采用书面形式

发明或实用新型专利申请文件各部分内容应按照请求书、说明书摘要及其附图、权利要求书、说明书、说明书附图或其他文件的顺序排列；外观设计专利申请各部分内容应按照请求书、图片或照片、简要说明的顺序排列。各部分用阿拉伯数字标号。专利申请书面性原则的唯一例外是涉及微生物的申请。

二、格式和纸张

1. 文件：申请专利的请求书、说明书及其附图摘要、权利要求书、摘要应一式两份，其他文件如无规定可提交一份。且相关文件必须使用国家知识产权局制定的统一表格或申请人自行印制的符合知识产权局所规定的格式。

2. 纸张：申请文件的纸张质量应当相当于复印机用纸的质量，各种文件一律采用 A4 纸。说明书及摘要、权利要求书应当打字，其他文件可手写，但字迹清晰不得涂改。

3. 格式：申请文件统一使用汉字，用宋体、仿宋或者楷体印刷，字迹黑色。申请文件不允许涂改，如有增减和删改，应当提出申请补正。相关图片应当用墨水或相关绘图工具或者软件绘制。各种文件都应在规定表格的正面自左向右横向填写，各种申请文件，应分别使用阿拉伯数字编写页码。

三、专利申请内容的单一性要求

一项专利申请内容应当限于一项发明、实用新型或者一种产品使用的一项外观设计。并且，申请的单一性要求也不能绝对化。若两项以上的发明或者实用新型是一个总的技术方案构思下几项技术上关联的不同实施方案时，我国《专利法》和国际上通常都允许将这样的几项专利合案申请。同样对于外观设计分类表中同一小类的不同产品，如有相同构思且在设计风格习惯上又同时出售或者使用，这种情况下可以放在一件外观设计专利申请中提出。

第三节　请求书的撰写

请求书是专利申请人向知识产权局所提出的要求授予专利权的书面申请。包括发明专利请求书、实用新型专利请求书、外观设计专利请求书三类。它们的栏目和填写要求基本相同，应当按照《专利法》规定，使用统一制定的表格，内容可以分为对发明创造的介绍和对申请情况的介绍两部分。

1. 要求：发明名称应当能简单明确地表明发明的技术主题。发明名称应当满足下列各项要求：①使用相关领域的通用术语，简要地表明发明的内容，一般不超过 25 个字，并与请求书中的名称一致；②清楚地反映发明的类型，以利于审查保护，而不要笼统地称为"……技术"；③全面地反映合案申请的各项发明；④不使用地名、人名和商品名称。

2. 发明人：发明人或者设计人，是指对发明创造的实质特点做出了创造性贡献的人。

3. 申请人姓名或名称：申请人是个人时，应填写本人真实姓名。如果是单位，应当是法人或者是可以独立承担民事责任的组织，单位应填写单位正式全称，名称应与所盖公章名称完全一致。

4. 专利代理机构名称或代理人姓名：专利代理机构是在国家知识产权局登记备案的代理机构。专利代理机构的名称，应当使用其在知识产权局所登记的全称，并且与加盖在申请文件的专利代理机构公章上的名称一致，还应当填写知识产权局给予该专利代理机构的编码。代理人姓名除应填写真实姓名外，还应填写在知识产权局登记的登记号，一件专利申请的代理人按规定不得超过两人。

5. 地址：发明人或设计人、申请人、专利代理机构地址应填写通信地址，应写明省、市、区、街道、门牌号及邮政信箱，不应使用单位名称作为地址，外国申请人地址应注明国家或地区名称，并附外文详细地址。

6. 菌种保藏：本栏目只有发明专利请求书上才有，当发明涉及微生物，并且需要对微生物进行保藏时才需要考虑填写本栏目。

7. 分案申请：当申请不符合单一性要求时，申请人除应修改术前使其符合要求外，还可以将申请中包含的其他对象按照一申请一发明的原则，重新提出一份或多份分案申请，分案申请享有原申请的申请日。

8. 要求优先权申明：我国《专利法》规定，优先权有两种，一种是外国优先权，另一种是本国优先权。申请人自发明或者实用新型，在外国第一次提出专利申请起 12 个月内，或者自外观设计，在外国第一次提出专利申请之日起 6 个月内在中国就相同主题提出专利申请，可以享有优先权。申请人自发明或者实用新型在中国第一次提出专利申请之日起 12 个月内又向国务院专利行政部门就相同主题提出专利申请的，可以享有优先权。若申请人要求优先权，则应在申请时提出相关书面声明，在 3 个月内提交第一次专利申请文件的副本。

9. 请求保密处理：只有发明专利请求书才有。按照规定，国防系统各单位涉及国家安全，需要保密的发明专利申请，应当向国防知识产权局提出申请，在非国防系统的产品及其方法的发明专利申请中，如果申请人认为该申请的技术内容可能涉及重大国家利益，不予公开，可以在本栏目打勾，要求进行保密审查，但是是否予以保密，由主管该技术的国务院主管部门决定。保密专利申请及批准的保密专利在解密以前不得向社会公开，也不得向国外申请专利。保密专利的申请、转让和实施除必须经专利权人同意以外，还须经原决定保密的部门批准。

10. 申请文件清单：由申请人在清单上填写每一种文件的份数、页数，申请人提交的文件或附件，清单上未列出的，可以补写在后面。由国家知识产权局核对，以证实申请文件的完整性，并检查申请文件是否还夹带或附有其他文件，国家知识产权局将核实情况填写在请求书上，并将其中一份连同受理通知书一起寄给申请人。

11. 申请人或代理签字或盖章：申请人是个人时，由本人签字或盖章，申请人是单位时，应加盖单位公章，单位代表人签字无效，委托专利代理机构时，则应加盖专利代理机构公章。

12. 请求书寄送栏目：请求书寄送栏目由申请人填写，它是受理通知书寄送的地址。申请人已经委托代理机构的，本栏目当填写专利代理机构的地址、名称以及代理人姓名；未委托代理机构自行申请的，应当填写申请人地址和姓名。申请人是单位时，应填写单位的地址、名称和联系人的姓名。

第四节 说明书的撰写

专利说明书是详细阐述发明技术实质的文件，主要有以下 3 种作用：充分公开申请的发明，使所属领域的技术人员能够实施；公开足够的技术情报，支持权利要求书要求保护的范围；作为审批程序中修改的依据和侵权诉讼时解释权利要求的辅助手段。

一、说明书的基本要求

1. 内容要求：说明书应清楚、完整地写明发明或实用新型的内容，使相关领域的普通专业人员能够据此实施发明创造。可以有化学式、数学式，插图应当附在说明书后面，不得隐瞒任何实质性的技术要点，使用该领域通用名词术语和国家计量部门规定的计量单位，不得使用"如权利所要求……所述的……"一类的引用词语，涉及外文文献或无统一名字的技术名词时要在译名后注明原文。

2. 附图要求：附图可以绘在一张图纸上，按照"图 1，图 2……"顺序编号排列。不可以在附图中出现说明书文字部分未提及附图标记，文件中表示相同组成部分的附图标记应当一致。

二、说明书的撰写格式

1. 扉页：扉页上应有专利文献和有关法律文献的著录项目，专利文献的项目可分为四部分。①号码：文献号、申请号、优先权申请号；②日期：包括申请日、优先申请日及公告日期；③名称：出版此专利文献的国家、地区或国际产权管理机构的名称、优先权申请提交的国家名称、与文献有关的人员的识别；④有关技术内容的情报：文献种类简述、国际专利分类、本国分类号、发明题目、不包括在叙述正文之内而单独列举的有关先前技术的文献目录、摘要或权项。

2. 正文。

1）发明或实用新型的名称：该名称应当与请求书中名称一致并居中。

2）发明或实用新型所属技术领域：指发明直接所属或者应用的具体的相关技术领域。

3）背景技术：即现有技术或者已有技术。应说明的背景技术是在申请日提交以前所公开的有关本发明所属技术领域的知识，尤其是要引用发明人所知的与发明最密切相关的背景技术，并注明文献出处。申请引用专利文献的，应注明国别、公开号和公开日期；引用非专利文献的，要注明其详细出处，客观指出存在的问题和缺点。

4）发明或者实用新型的目的：可用"本发明的目的是……""本发明的任务在于……"等方式引出说明发明所要解决的技术问题，发明的目的或任务应当针对背景技术中存在的问题，由对背景技术的描述合乎逻辑地导出，且发明的目的或任务取决于发明实际上所解决的问题，而不是依赖发明人事先的主观愿望。应当用正面的、简洁的语言，准确地描述发明所要解决的具体课题，而不应一概笼统地写成了"克服背景技术的缺点"。

5）发明的内容：清楚、完整地描述发明的技术特征。在内容中要对发明做出清楚详细的描述，说明为了解决背景技术中存在的问题或完成本发明的任务而采取的所有新的技术手段和措施，或一种具体的迄今未知的解决方案，阐明发明与现有技术相比的新特点，即新颖性和创新性所在，以便使所属领域具有一般专业知识水平的技术人员能够理解和实现本发明，完成发明所提出的任务。一般情况下，应当采用与独立权利要求特征部分尽可能一致的语言描述发明所有的必要技术特征，并说明其与发明相关积极效果之间的关系。

6）发明的积极效果：应当清楚地说明与现有技术相比，此发明所具有的优点和相关积极效果。例如效率的提高、耗时减少等，能量、原材料的节省，环境的保护以及其他有用性能的出现等。

7）图片说明：有附图时（实用新型必须有附图），应当简要说明附图的编号和名称。

3. 实施例或具体实施方式：实施例对于充分公开、理解和再现发明，解释和支持相关权利要求都具有举足轻重的作用。在这一部分应当采用举例的方式，尽可能详细地说明实施发明的最好的具体方式，有附图的，还应当对照附图做出详细的解释。其应当满足以下两项要求。

1）支持权利要求：其取值或所选方案应落入权利要求范围之中，而且其数量应当足以代表该范围。此外，还应至少给出一个优选或最佳的实施例，以证明发明的积极效果。

2）详细而具体：使所属技术领域普通技术人员可以重现，因此应当详细写明方案所需的一切条件、数据、原料、工具、设备等，以及它们必要的规格和型号，若其中使用了新的物质或自制的材料及设备，还应说明其来源和制备方法。

第五节 权利要求书的撰写

权利要求书是专门记载权利要求的文件，它由一项或多项权利要求组成。其任务和目的是以说明书为依据，说明需要专利保护的范围。《专利法》规定：专利权的保护范围以被批准的权利要求内容为准。因此一项发明专利申请被授予专利权后能获得怎样范围的法律保护，与其权利要求有直接的联系。可以说，权利要求书是专利和申请人切身利益的焦点，也是之后专利审查、撤销、无效及侵权诉讼程序的主要体现。因此对于权利要求的撰写应当给予足够的重视。

一、权利要求书的功能

权利要求书的功能是用技术特征的总和表明发明的技术实质，限定请求保护的范围或者专利权范围，反映发明与现有技术之间的联系和区别。

二、权利要求书的一般要求

应当以说明书作为依据，且文字书写、纸张要求与说明书相同，应当使用知识产权局统一的表格。权利要求书是一个独立文件，应当与说明书分开书写，单独编页。权利要求书中可以有化学式、数字式，但不可以有插图。为了表达清楚，权利要求书可以引用设备部件名称和附图标记。

一项权利要求用一句话表达，中间可有逗号、顿号、分号，但不能有句号。权利要求起始端不用书写发明名称，直接书写独立权利要求，它的从属权利要求按序号往下排列，若发明有两项及以上的独立权利要求，则各自的相关从属权利要求写在各自的独立权利要求之后。

权利要求应当清楚简要。满足《专利法》和细则规定的要求，以说明书为依据说明相关技术特征，清楚地表达请求法律保护的范围。

三、权利要求书的撰写

权利要求包括两种，即独立权利要求和从属权利要求。

1. 独立权利要求：应当从整体反映相关发明的技术方案，记载为达到发明目的的所有必要技术特征，其包括前序部分和特征部分。

1）前序部分：包括要求保护的主题名称，以及与一份最相关的对比文件相比，本发明所共有的、但由该现有技术已公开的相关技术特征。

2）特征部分：使用"其特征是……"或类似的用语，说明此发明区别于上述现有技术的特征。

独立权利要求之所以分两部分撰写在于使公众可以更清楚地看出所要保护的技术方案中，哪些是现有技术中已经存在的一致特征，哪些是发明人进一步改进后所提出的区别特征，以帮助人们客观地评价该发明的价值。这些前序和特征部分的技术特征合起来形成一个完整的技术方案，即要求专利保护的、能够完成发明任务的整体方案，同时限定其保护范围，中间不能出现句号。

当发明的内容不适合分为上述两部分撰写时，独立权利要求也可以不分为两部分，即将所有的必要技术特征写在一起，保护范围不受影响。例如下面这种情况：①开阔性发明。由于没有技术背景技术，所以不需要分为两部分。②组合发明。由于所有单个的技术特征均来自现有技术的不同文献，发明的要点是各个技术特征的组合，因此当不同文献的相关程度相当时，也可以不分写。③已知物质或方法的改进发明。如果其改进在于省去或替换了已知物质或方法的某几个组分、步骤或要素，整个技术方案可以不分为两个部分。④用途发明。由于用途的关系，独立权利要求只有一句话时，例如"物质在……方面的应用"，无法将其分为两个部分。

一项发明一般只有一个独立权利要求。

2. 从属权利要求：引用独立权利要求或者别的权利要求，并用附加的技术特征对它们做进一步的限定的权利要求称为从属权利要求。从属权利要求也可分两部分撰写，即引用部分和限定部分。

1）引用部分：包括被引用权利要求的编号及发明或实用新型的主题名称。其只能引用排列在前的权利要求。若引用两项以上的权利要求时，需使用"或"连接，例如"权利要求1或2所述的……装置，其特征是……"这样的权利要求称为多项从属权利要求。我国《专利法》实施细则还规定：引用两项以上其他权利要求的从属权利要求不得互相引用。

2）限定部分：写明专利附加的技术特征，它们是对独立权利要求的补充，以及对引用部分的技术特征的进一步限定，也应当以"其特征是……或者其特征在于……"等类似用语连接上文。

一项发明可以有多个从属权利要求，分别紧跟在其所直接或间接引用的主题类型一致的独立权利要求之后，而不应与合案申请的其他独立权利要求以及其从属权利要求相互混合穿插。合案申请的其他独立权利要求，有时也引用之前的独立权利要求，这种权利要求撰写方面的要求，基本上与前述对独立权利要求的撰写要求相同。

第六节　医学专利申请实例解析

一、案例分析

（一）案例1

1. 发明主题：一种盆底肌肉功能障碍的治疗方法。

2. 发明描述：本申请提供一种全新的盆底肌肉修复治疗方法，患者于手术台上，麻醉后……，确定盆底阴道及子宫卵巢固定情况，缝合切口。

3. 审查依据：《专利法》中规定以治疗为目的的外科手术方法，即使用相关器械对患者或动物体等实施的创伤性操作及治疗方法，不能被授予专利权。

4. 案例分析：该申请要求保护一种防治女性盆底功能障碍为目的的手术方法，以有生命弧人体为操作对象的外科手术治疗方法，包括创伤性的切开固定等步骤，按《专利法》第二十五条第一款第（3）项规定，不能被授予专利权。

（二）案例2

1. 发明主题：一种骨折术后康复方法和设备。

2. 发明描述：该康复方法使用的装置包括……，使用……，该方法使相关肌肉得到锻炼，可以促进骨折术后的康复。

3. 审查依据：《专利法》中明确规定，用于疾病诊断和治疗的仪器或设备，以及在这之中所中使用的材料物质可被授予专利权。

4. 案例分析：该方法是为了达到骨折术后康复的治疗目的，但按照《专利审查指南》第二部分规定，申请中涉及相关康复装置的制作使用方法，可被授予专利。

二、药物相关专利

在医疗相关的专利申请中，与药物有关的申请数量是最多的，虽然药物的用法用量及治疗方法实质上归属于对疾病的处理方法，按规定不能被授予专利权，但药物自身的制作方法即制药用途在实际上是通过有目的的加工所得到的有特定用途和组成的产品，可以被授予专利。

1. 发明主题：一种新型抗感染药物。

2. 发明描述：本申请提供了一种新型抗感染药物的具体制备，通过从……中……提取分离获得具有短时间内有效的抗感染杀菌作用的成分。

3. 审查依据：《专利审查指南》第二部分第一章第 4.3 节中规定药物可以被授予专利权。

4. 案例分析：该申请通过具体制备步骤，分离得到药物有效成分，虽然涉及疾病的治疗用途，但药物本身可以被授予专利权。

参考文献

[1] 国家知识产权局.专利申请须知[M].北京：知识产权出版社,2003.

[2] 张清奎.医药及生物领域发明专利申请文件的撰写和审查[M].北京：知识产权局,2002.

[3] 黄敏.专利申请文件的撰写与审查要点[M].北京：知识产权局,2005.

[4] 申静,张文龄.发明专利申请涉及疾病治疗方法的案例分析[J].河南科技,2019,(15):59-61.

[5] 魏保志.发明专利保护客体典型案例评析[M].北京：知识产权出版社,2012.

[6] 殷国荣,郑金平.医学科研方法与论文写作[M].3 版.北京：科学出版社,2015.

第十七章 医学基础研究模型

第一节 原代细胞模型

原代细胞培养 (primary cell cultures) 是指从供体取得组织后在体外进行的首次细胞培养，应用于多种实验研究中，所以尤其是医学及生命科学相关领域。因为原代培养的细胞刚从组织中分离出来，其生物学特性未发生明显改变，并且仍保留来源供体的遗传特性，所以尤其适用于敏感药物筛选、肿瘤癌变、分子遗传以及转移演变等转化研究。但是，原代细胞培养的实验条件要求高、成活率低且易受污染，使得原代细胞培养未能得到广泛应用。

一、常见原代细胞培养

目前，肿瘤原代细胞培养主要包括组织块培养法、酶消化培养法、物理机械法、条件性重编程技术、裸小鼠皮下肿瘤包埋法等方法。

（一）组织块培养法

组织块培养法是最常用且操作最为简便的方法，主要步骤如下：收集到供体组织后，用无菌眼科剪将组织周边多余的脂肪组织、血块等去除，并将组织块切成体积约为 $1\,mm \times 1\,mm \times 1\,mm$ 的小块，接种于培养皿或培养瓶中，翻转瓶身使瓶底朝上，于培养箱中静置 2~4 小时，待小组织块贴附瓶底后，翻转瓶身，正面朝上进行培养，期间保持组织块能够湿润，4~5 天后观察是否有细胞从组织块中爬出。该方法易操作、耗材需求少、实验成本低，但是在反复剪切过程中可能会对细胞产生影响。

（二）酶消化培养法

酶消化培养法的原理是采用胶原酶、胰蛋白酶、胰蛋白酶-EDTA 等将组织间质（基质、纤维等）除去，使组织细胞分散，以便细胞从培养环境中获取生长所需物质。与组织块培养法比较，酶消化法能够获得更多的原代细胞，并能有效地降低诸如成纤维细胞等杂细胞的污染，提高所需细胞的纯度。但是，因为不同组织的间质成分可能有较大的区别，使得不同组织对酶的种类、酶浓度、时间和温度等的需求差异较大，使得消化过程难以掌控。消化不充分将无法获取足够细胞，消化过度会对所需细胞产生化学损害。此外，操作步骤较为烦琐，易造成细胞污染。

（三）物理机械法

物理机械法主要是从供体获得组织块后，用无菌眼科剪将结缔组织、血管组织等去除后，将组织块剪成极小的组织块，期间注意添加培养基保持组织块湿润，然后用培养基冲洗剪碎的组织块，通过滤网过滤获得单细胞悬液，或者用注射器芯在钢网上轻柔碾压剪碎的小组织块，进而制成细胞悬液来培养。此方法没有经过酶类的消化，能够有效地降低对细胞的化学损伤。但是，机械剪切的时间可能会较长，物理机械损伤可能会影响细胞的活性。

（四）条件性重编程技术

条件性重编程技术是指从供体获得的组织块，经过 75％酒精快速浸泡消毒、PBS 清洗后，用无菌眼科剪将组织剪成小块，然后逐次用不同浓度胶原酶对组织块进行消化，用培养基将消化的细胞重悬，经过滤网过滤后，制备成单细胞悬液。将细胞悬液与辐射处理过的鼠成纤维饲养层细胞共培养于培养瓶中，待原代细胞克隆长出来后，根据原代细胞与饲养层细胞对酶敏感性的差异，通过对消化时间的掌控来分离原代细胞与饲养层细胞。

（五）裸小鼠皮下肿瘤包埋法

裸小鼠皮下肿瘤包埋法主要是将裸小鼠作为培养载体，将组织块切成约 1 mm×1 mm×1 mm 或 2 mm×2 mm×2 mm 的小块状，然后将其包埋在裸小鼠右后肢皮下，缝合皮肤后，将裸小鼠放回培养室继续饲养，并持续观察组织块生长情况。待组织块长大后按上述方法进行切割、剪碎后接种于其他裸小鼠体内，传代扩大培养，需要时取一只裸小鼠皮下的组织块，按前述如组织块培养法、酶消化培养法等方法进行体外细胞培养，其余包埋有组织块的裸小鼠则继续饲养，直至培养出所需细胞量为止。此方法需要进行长期的动物实验操作，耗时较长、步骤烦琐、不可控因素较多。

二、类器官模型

类器官（organoid）是将一群具有干性潜能的细胞接种于模拟三维空间中进行培养，使得细胞分裂、分化，形成在基因、结构和功能上与来源器官组织相类似的三维细胞团。与目前常用的二维细胞培养相比，类器官是不同类型或功能细胞的有机整合体，使其更贴近体内细胞生存环境、生长状态及功能作用等。2009 年，Clevers 课题组在《自然》（Nature）杂志上首次报道了肠道类器官的构建，通过从小肠隐窝分离肠道干细胞进行器官培养，获得了肠道类器官。其后，肺、膀胱、大脑、肝脏、胰腺、肾脏、卵巢、食道、心脏等多种正常或肿瘤组织来源的类器官模型被成功构建出来，2013 年和 2017 年分别被《科学》（Science）和《自然方法》（Nature Methods）杂志评为年度"十大突破"技术之一。相较于细胞系、基因工程鼠和人源化异种移植鼠等传统的研究模型，类器官模型不但能够取自正常组织和组织癌变过程中各个阶段的肿瘤组织，而且其培养体系简单易操作，成本较低，因而得到广大研究人员的青睐。目前，类器官技术已应用于药物筛选评价、个体遗传发育、疾病发生进展、生物医学材料及组织工程等方面研究。

（一）源自不同组织和细胞的类器官模型

1. 正常组织类器官：正常组织中存在一些具有自我更新能力和多向分化潜能的干细胞，分离这类细胞，并通过模拟干细胞培养微环境对其进行培养，可将这类干细胞增殖分化形成类器官。既往有研究报道 Wnt 信号通路相关激活因子、蛋白等如 Lgr5、R-spondin、Wnt3a 在上皮类成体干细胞的调控中起着重要的作用。2009 年，Clevers 等将 Lgr5＋小肠干细胞接种于含有 R-spondin1、EGF、BMP 抑制剂等干细胞维持因子的基质胶中，发现其可形成具有增殖隐窝和绒毛结构的类小肠组织块。Huch 等应用来源于人的胆管细胞成功培养出了人源胆囊类器官，并证实其后续的长期培养中能够维持基因组的稳定性。同时，还利用人胰腺导管组织培育出具有出芽囊状结构的类器官模型。最近，Prior 等报道了从新鲜或冷冻保存的人胰腺组织样本中分离出导管碎片，并将其置于 ECM 中，利用自制的一种无血清培养基建立了胰腺类器官，而且这些类器官能够在长时间内进行扩增，且具有持久的遗传稳定性。

2. ESC 和 iPSC 类器官：胚胎干细胞（embryonic stem cells，ESC）来源于胚胎囊胚期内细胞团的一类细胞，具有无限增殖、自我更新的能力和多向分化的潜能。无论在体外还是体内环境，ESC 能被诱导分化为机体内几乎所有的细胞类型。诱导性多能干细胞（induced pluripotent stem cells，iPSC）与 ESC 一样，也具有多向分化的潜能；不同的是，iPSC 是利用体细胞重编程而来的。已分化的细胞在特定条件下可被逆转恢复全能性的状态，或形成胚胎干细胞系，或进一步发育成新个体的过程即为细胞重编程。2006 年由日本科学家山中伸弥把 Oct4、Sox2、c-Myc 和 Klf4 这四种转录因子基因克隆利用病毒载体转入分化的体细胞中，使其重编程而得到的一种类似胚胎干细胞的细胞类型，即诱导性多能干细胞。随后世界各地科学家通过不断改良、优化上述方法来制备这类细胞。ESC 体外肺分化是通过添加包括活化素 A、BMP 及 TGF-β 信号通路抑制剂等多种细胞因子或小分子化合物模拟体内肺发育各阶段的过程。目前，国内外有多个研究团队建立了 ESC 来源的肺类器官分化平台，分化得到了包括纤毛细胞、杯状细胞、基底细胞等多种类型细胞；此外，Noguchi 等还利用小鼠 ESC 培养出了具有成体小鼠胃窦和胃体细胞特征的类器官。外胚层来源的类器官包括脑、垂体、内耳和视网膜等。通过在神经培养基添加不同生长因子，利用 ESC 或 iPSC 培养出了与 9～10 周胚胎大脑类似的"类大脑"。首个中胚层来源类器官是肾类器官，研究人员通过对 iPSC 中 Wnt 和 Fgf 等信号通路的调节，在体外将其诱导成肾脏祖细胞群，并可进一步分化得到肾类器官，成熟的肾类器官中含有众多的肾单位结构，包括肾小球、肾小管和间质细胞等。2019 年《自然》（Nature）杂志发表了一项来自美国和日本研究团队的科研成果，报道了世界上首次利用 iPSC 成功培育出了 3 种互相连接的类器官，包括肝脏、胰腺和胆管，这一成果有望让人们了解人类组织是如何协同工作的。

3. 肿瘤组织类器官：肿瘤类器官是指在 3D 培养条件下，将肿瘤组织来源细胞培养在添加有各类细胞因子的培养基中，使其长成类球体集落，并能够长期培养和传代；同时，还能保持与其来源肿瘤相同的基因表达谱、突变位点、肿瘤标志物、组织形态学特征等。2014 年《细胞》（Cell）杂志上报道了一项来自纪念斯隆凯特林癌症中心的研究成果，该研究首次将类器官技术引入肿瘤研究中，利用来自转移性前列腺癌患者的组织样本成功培育出了人类前列腺肿瘤类器官，其空间结构与来源转移灶样本高度相近，并且前列腺癌类器官的测序结果与来源肿瘤组织高度一致。可见，肿瘤类器官在探索肿瘤发生发展机制、筛选敏感药物及个体化治疗等方面具有广阔的研究及应用前景。

随后，肿瘤类器官研究迅速发展，目前已经成功构建出包括结直肠癌、乳腺癌、胰腺癌、前列腺癌、肝癌、胃癌等在内多种组织的肿瘤类器官。除了上述直接应用肿瘤组织构建肿瘤类器官，还可以通过 iPSCs 分化而来，但是，由于操作复杂、肿瘤微环境复杂性散失等因素，使得 iPSCs 来源的肿瘤类器官构建成功率较低，而不常被采用。

随着肿瘤类器官技术的发展及其在肿瘤精准诊疗研究中的巨大应用潜力，越来越多的科研团队开始构建多种肿瘤类器官及其对应的正常组织类器官，通过改良和优化类器官传代、冻存等方法，对类器官样本进行大规模建立和保存，并形成类器官库。通过从肿瘤组织来源、患者临床信息、基因型等多方面对类器官库中的类器官进行分类，使其有望成为共享的肿瘤研究资源，应用于药物敏感试验、靶标功能验证等临床转化研究中。

（二）类器官的应用

类器官作为一项技术，已被认为是生物研究的重要工具。目前，类器官在机体生长发育、疾病研究建模（如癌症研究模型）、药物筛选、疗效评估及毒理学评价、再生医学等研究中显示出巨大潜力。

1. 肿瘤药物治疗中的应用：在生物医药领域中，抗肿瘤药物研发一直是核心的热点问题，目前，新药研究主要依赖于体外培养的肿瘤细胞和啮齿类动物（如小鼠）等建立的肿瘤模型。肿瘤细胞来源单一、实验小鼠基因背景单一，使得实验结果无法有效反映临床患者的多样性；而且，肿瘤细胞或者小鼠模型只能反映疾病的某个阶段，无法从时间、空间上来体现肿瘤发生发展的过程。基于上述研究模型的局限性，研究人员开始利用临床肿瘤样本来构建药物研究新模型。

肿瘤类器官的遗传特征能够保持与肿瘤组织来源患者高度一致，对不同个体肿瘤类器官及正常组织类器官进行高通量测序对比分析，根据比对发现的特征分子开展敏感药物筛选，为肿瘤的个性化治疗提供潜在药物。在验证药物对肿瘤类器官杀伤作用的同时，可以利用正常组织类器官做对照，评估药物对正常组织的毒副作用，选择肿瘤杀伤性强、毒副作用小的药物；还能够根据药物对肿瘤类器官的杀伤效果，预测来源患者对肿瘤药物的敏感性，尤其是在免疫疗法的有效性评估上。Yao 等利用 80 例来自晚期直肠癌患者的肿瘤组织构建出了直肠癌类器官，通过分析抗肿瘤药物对肿瘤类器官的影响，成功预测了类器官来源患者对药物治疗的敏感性。

2. 类器官在肿瘤发生发展机制研究中的应用：肿瘤的发生常被认为是由于细胞基因突变的累积，以及年龄、生活环境、生活方式等外界因素共同作用的结果。肿瘤的发展过程中具体的微观体现形式是单细胞克隆，而肿瘤的生物学行为是所有异质肿瘤克隆生物学行为的一种集合体现。一项针对晚期肌层浸润性尿路上皮癌的研究发现，化疗后的癌组织突变负荷显著高于化疗前，且大部分新生突变符合顺铂诱导的突变特征，强烈提示铂类化疗在抑制膀胱癌细胞增殖、损伤癌细胞 DNA 之外，可能造成膀胱癌细胞的加速进化。以上可见，肿瘤的发生发展过程是一个进化的动态过程。肿瘤类器官以其遗传稳定性、可大规模长期培养、易基因修饰、处理因素可控、方便观察表型变化等优点，成为肿瘤基础研究中的重要模型。可利用正常组织类器官来观察各种可能的肿瘤诱发因子诱导健康组织向肿瘤演化的过程；通过类器官培养技术与基因修饰技术的结合快速建立肿瘤体外模型，研究肿瘤的发生发展过程。

3. 类器官在遗传性疾病研究中的应用：遗传性疾病是指由于遗传物质改变（如基因的突变或染色体畸形）而造成的疾病。目前，人类已发现的遗传病已超过 4 000 种，是严重危害人类健康的因素，也给家庭造成了极大的苦难。但是，有的遗传性疾病无法在非人类物种中建立研究模型，来源于遗传疾病患者的类器官给这些疾病提供有效的模型，为研究疾病的机制提供了可能。如 Kriegstein 等利用 iPSC 来源的类器官来研究无脑回畸形综合征（Miller-Dieker 综合征）这一种严重的神经发育障碍疾病。

4. 类器官在再生医学中的应用：再生医学是指利用生物学及工程学的技术方法创造出丢失或功能受损的组织或器官，并能使其具备正常组织和器官的结构和功能。目前，供体短缺问题日益严重，受体免疫排斥反应等是制约再生医学研究发展的重要原因。利用患者自身来源组织构建类器官，其与受体具有相同基因型或淋巴细胞抗原匹配，从而有望避免免疫排异反应。如在小鼠急性肝功能衰竭模型中，利用内皮细胞、间质细胞以及由内皮细胞诱导的多能干细胞共培养形成的小鼠肝脏类器官移植给小鼠后，能够有效地提高患病小鼠的存活率。

（三）类器官研究中的关键难题

类器官研究经过多年的发展，已取得了众多的研究成果，但是，相比于实体器官来说，类器官研究仍面临较多难题。体外培养的类器官缺乏有效的血管，随着类器官体积的增加，与外界进行气体交换和物质代谢就会受到限制，最终导致类器官培养失败，因此，类器官的血管化研究是类器官研究领域的难点问题。针对小肠类器官、肝类器官、肾类器官血管化方面取得了一定的进展，并找到了一些有助于类器官血管化的细胞因子及小分子化合物。目前，类器官培养多采用基质胶（matrigel）来模拟 3D 结构，这也是限制类器官生长的原因之一，为解决这一难题，研究人员也在通过使用更大空腔的海绵状、纤维网状、泡沫状等支架来替代常规基质胶培养。此外，针对类器官的评价主要基于形态学检测、基因检测等方式来进行定性分析研究，但是尚未建立对类器官活性进行定量分析的评价体系。

第二节　实验动物模型

一、概述

实验动物模型是通过诱导、手术或基因改变等方式使实验动物再现人类疾病发生、发展的部分或全过程的致病动物模型。在人类重大疾病研究和新药创制等方面具有不可替代的重要作用和价值。

实验动物模型的使用历史悠久，无论是现代医学、传统医学、中国、印度、还是埃及，都曾有过动物模型使用的记载。实验动物模型的优点如下。

1. 有助于更方便、更有效地认识疾病，探究其发生、发展的规律及防治措施。

2. 可以全部或部分模拟人类疾病的临床表型或发病机制，以克服疾病临床研究中的诸多困难和限制，如遗传性、免疫性、代谢性、血液病等临床发病率较低的疾病，以及放射病、毒气中毒、烈性传染病等疾病，在实验室可以根据研究需求在实验动物身上进行模拟。

3. 作为人体试验替代实验，避免了在人身上开展研究所面临的伦理道德和方法学上的诸多问题，根据研究需要可能损伤动物组织、器官或处死动物。

4. 实验条件可以控制且实验结果可以重复。

二、常见实验动物模型构建

实验动物模型种类繁多，按产生原因分类，可分为自发性疾病动物模型、诱发性疾病动物模型、抗疾病动物模型、生物医学动物模型、遗传工程动物模型、免疫缺陷动物模型等。本文主要针对肿瘤研究中常见实验动物模型进行介绍。

（一）自发性肿瘤研究模型

自发性肿瘤研究模型是指实验动物种群中不经有意识的人工实验处置而自然发生肿瘤的动物模型。与实验方法诱发的肿瘤模型相比，自发性肿瘤与人类所患的肿瘤更为相似。这类肿瘤遗传背景相对清楚，可通过细致观察和分析发现原先未被发现的环境及其他致癌因素，在肿瘤发生研究中具有重要意义。

自发性乳腺癌研究模型是最早被使用的乳腺癌动物模型，距今已有近百年的历史。C3H 小鼠是常用的乳腺癌高自发率小鼠，于出生后 10～15 天便可触及肿瘤，自发瘤率可高达 80％以上。此外，天津医科大学也成功培育出了一种高发乳腺癌纯系小鼠，即 TA2 小鼠，其最重要的优点便是能够反映乳腺癌的自然进程。自发性白血病小鼠模型，如 C58 小鼠生长至 6 个月龄后，白血病的发生率在 85％以上，多为淋巴细胞白血病；AKR 小鼠生长至 6～9 个月龄时，白血病的发生率可达 70％～90％，多为胸腺来源的淋巴细胞白血病。

自发性肿瘤研究模型的缺点主要包括肿瘤发生情况不一，难以在短时间内获得大量自发肿瘤材料，且观察时间较长、耗费较大。

（二）诱发性动物模型

指研究者通过使用物理、化学和生物等手段作用于实验动物，造成动物组织、器官或全身一定程度的损害及功能、代谢、形态等方面改变的动物模型。诱发性肿瘤研究模型是指利用外源性致癌物如放射线局部照射、化学致癌物（烷化剂、亚硝胺类、芳香胺类）、生物毒素（黄曲霉毒素）、细菌（幽门螺杆菌）感染等，引起细胞遗传特性的改变，从而出现异常生长及高增殖活性的细胞，进而形成肿瘤。

按诱发肿瘤的部位，可分为原位诱发和异位诱发两类，其中，原位诱发指将致癌物直接与实验动物靶组织或靶器官接触而诱发该组织或器官发生肿瘤；异位诱发指将与致癌物接触后的动物组织或器官埋置于该动物或另一正常动物皮下而产生的该组织或器官的肿瘤。

常用的致癌物给予途径和方法：①涂抹法。指将致癌物涂抹在动物的背部及耳部皮肤，主要诱发皮肤肿瘤。②经口给药法。指通过饮水、饲料或灌胃的方法将致癌物给至动物体内的方法，主要是诱发食道癌、胃癌、肠癌等。③注射法。将致癌物制成溶液，经皮下、肌内、静脉或体腔等途径注射至动物体内。④气管灌注法。常用于肺癌的诱发。⑤穿线法。将致癌物液化黏附于线结上，将此线穿入靶组织来诱发肿瘤。⑥包埋法。将致癌物包埋于实验动物皮下或其他组织内来诱发肿瘤发生。

常见诱发性肿瘤研究模型介绍如下。

1. 诱发性食管癌模型：甲基苄基亚硝胺（MBNA）诱发食管癌模型。选用至少 1 月龄的 Wistar 大鼠，MBNA 3.5 mg/kg 每周 2 次皮下注射，连续注射 10～15 周，可诱发大鼠食管癌；亦可将 1% MBNA 溶液加在少量的粉末状饲料中给予自由摄食，给药量为每天 0.75～1.5 mg/kg。MBNA 诱发的食管癌可见食管鳞状细胞癌组织，较少发生转移。其他如二甲基亚硝胺（NDMA）、二烃黄樟素（Dihydrosafrole）亦可诱发大鼠食管癌。

2. 诱发性肝癌模型：二乙基亚硝胺（DEN）诱发肝癌模型。用 0.25% DEN 水溶液（剂量为 10 mg/kg）给体重约 250 g 的封闭群大白鼠灌胃，每周 1 次，并将 0.025% DEN 水溶液放在水瓶中任其自由饮用，约 4 个月后可诱发肝癌。黄曲霉素诱发大鼠肝癌模型，每日在饲料中添加 0.001～0.015 ppm 黄曲霉素，连续 6 个月后，肝癌诱发率可达 80%。此外，还可用 2-乙酰氨基酸（2AAF）、亚胺基偶氮甲苯（OAAT）构建小鼠肝癌模型。

3. 诱发性膀胱癌模型：N-甲基-N-亚硝脲（MNU）诱发膀胱癌模型。每次 2 mg/只，通过大鼠膀胱灌注给药，每 2 周 1 次，共 4 次。利用该方法诱导的膀胱肿瘤在组织学形态及病理特征上均与人膀胱肿瘤相似。硝基呋喃噻唑甲酰胺（FANFT）为间接致癌物，可以通过口服给药的方式诱导膀胱癌，给药 8 个月以上成瘤率接近 100%。N-丁基-N（4-羟丁基）亚硝胺（BBN）可通过口服及膀胱灌注给药的方式，成瘤时间 5～8

个月，可诱导大鼠或小鼠形成膀胱癌，多为移行细胞癌。

诱发性肿瘤模型制备方法简单、实验条件可控、重复性好。但是，存在诱发时间长、动物间肿瘤发生时间和发展速度存在差异、诱发性肿瘤模型与人类肿瘤间存在某些差异等缺点。

（三）移植性肿瘤研究模型

移植性肿瘤研究模型是指将动物或人体肿瘤移植到同种或异种动物体内而形成的肿瘤。该类模型是目前肿瘤研究中应用最为广泛的模型，常用于抗肿瘤药物筛选。皮下接种部位常为右前肢腋下；肌肉接种常注射于大腿肌肉部；腹水型接种于实验动物腹腔内。

常用的移植方法如下。

1. 肿瘤悬液移植法：取瘤块组织去除坏死组织后，用无菌眼科剪将瘤块剪成小块，用玻璃匀浆器或机械匀浆器研磨均匀后放入无菌容器内，按照 1∶3～1∶4 的比例加入无菌生理盐水，将匀浆稀释成瘤细胞悬液 [细胞数至少为 $(1～2)×10^7$ 个/ml]；用酒精等消毒液消毒实验动物的接种部位，用注射器抽吸 0.1～0.2ml 细胞悬液注射于接种部位。

2. 培养细胞移植法：将培养的细胞用胰酶消化后，离心收集，制备成细胞悬液；在血细胞计数板上进行计数（可用 0.05％伊红或 0.1％台盼蓝生理盐水溶液将细胞悬液进行染色，染色者为死细胞，未染色者为活细胞）；按照计数结果将细胞悬液稀释至每毫升 $(1～2)×10^7$ 个细胞；用酒精等消毒液消毒实验动物的接种部位，用注射器抽吸 0.1～0.2 ml 细胞悬液注射于接种部位。

移植性肿瘤研究模型可实现一批实验动物同时接种相同数量的肿瘤细胞，生长速率较为一致，个体间差异较小；可在同种或同品系动物中进行连续移植，使样本能够长期保留；试验周期较短，试验条件易控。但是，这类肿瘤生长速度较快、体积倍增时间短、肿瘤性质单一，尤其是细胞系移植肿瘤与人类肿瘤存在明显差异。

（四）肿瘤转移动物模型

肿瘤患者的死亡常由于肿瘤发生转移及引起的并发症导致，因此，肿瘤转移一直被认为是肿瘤研究中的重点、难点问题，利用动物来模拟肿瘤转移过程对肿瘤转移研究至关重要。

根据肿瘤细胞接种方式，可分为以下几种转移模型。

1. 尾静脉注射：肿瘤细胞经尾静脉注射后，由于肿瘤细胞较为黏稠且易聚成团，一般会停留在小鼠肺部的微血管，形成肺转移，该方式主要用于构建肿瘤肺转移模型。

2. 左心室注射：肿瘤细胞经过左心室注射进入小鼠体循环，造成不同器官的转移，该模型较好地模拟了肿瘤的血行转移过程，多用于构建肿瘤骨或脑转移模型。

3. 爪垫皮下移植：将肿瘤细胞接种于小鼠爪垫皮下，因爪垫皮下有丰富的淋巴管，可用于模拟肿瘤淋巴转移的过程，多用于构建淋巴转移模型。

4. 原位注射：将肿瘤细胞接种于小鼠的相应器官，如将人乳腺癌细胞移植到裸鼠乳房垫上，将人肝癌细胞移植到裸鼠肝叶上。该模型可模拟转移的全过程，更接近人类肿瘤转移的过程，该方法主要应用于肿瘤转移和生长抑制药物的筛选。

5. 其他注射方式：还有如肾包膜下注射、肝包膜下注射、腹腔注射、脾脏注射等。

三、人源化肿瘤组织异种移植（PDX）模型

传统的肿瘤移植模型即人源性肿瘤细胞异种移植（cell-derived human tumor xenograft，CDX）模型，是将人体肿瘤细胞经体外筛选、传代培养建立稳定细胞系，然后再注射到免疫缺陷鼠皮下、肾包膜或原位而建立的模型。这种 CDX 模型使用经过人工纯化以及多代培养的细胞，其生物学特性与人类肿瘤的特性相比具有较大差异，从而使得筛选的药物药效评价结果较低。为了克服传统 CDX 模型的缺点，更好地反映人类肿瘤的特征，越来越多的模型技术不断地发展起来。1969 年 Rygaard 等将人类结肠癌肿瘤样本移植于裸鼠后，成功创建了首例人源化肿瘤组织异种移植（PDX）模型。PDX 模型指将从患者体内切除或者穿刺取得的新鲜肿瘤以组织形式移植至免疫缺陷小鼠体内，保持了肿瘤的异质性；同时因为并没有经过任何人工培养、筛选，所以其生物学特性保持得更加完整，从而与临床相似度更高，是更接近临床的肿瘤动物模型。目前，丰富的临床肿瘤样本来源、重度免疫缺陷小鼠（如 NOD-SCID 小鼠、NSG 小鼠）诞生等，为 PDX 模型的构建和优化创造了有利条件。

根据接种部位的不同，可将 PDX 模型分为如下类型。

1. 皮下移植 PDX 模型：包括皮下包埋和皮下注射两种造模方法，常将肿瘤接种于腋下。该模型造模操作简单、位于皮下易于后续观察，但是肿瘤会局限于皮下生长、较难发生转移。皮下移植成瘤率约 50%。

2. 肾包膜下移植 PDX 模型：由于肾包膜下血供丰富，为肿瘤生长提供了良好的环境，肿瘤细胞较少的样本适合用该方法造模，平均成瘤率在 70% 以上。但是，由于小鼠肾脏较小且肾包膜脆弱，对操作技术的要求较高，此外，成瘤后不易观察，需要通过触摸或者借助活体成像设备来观察肿瘤生长情况。

3. 原位移植 PDX 模型：是将肿瘤组织移植到小鼠体内与肿瘤同源的组织内，如将肝癌患者的肿瘤标本移植到小鼠肝脏中。与前两种移植部位相比，原位移植最贴近肿瘤生长微环境，尤其适用于肿瘤转移方向的研究，但是，原位移植对操作者的造模技术要求较高，且建模比较困难。

PDX 模型能够较好地反映来源肿瘤组织的生物学特性，但是，经过多次传代后，肿瘤组织原有的基质成分会逐渐被鼠源性基质所代替。模型通常选用严重免疫缺陷小鼠，缺乏免疫系统的小鼠体内环境会改变肿瘤的生长微环境。研究发现，PDX 肿瘤的克隆型分布与来源患者肿瘤间存在差异，PDX 的基因表达谱与转移复发灶有重叠，但是与原发灶之间有较大区别。此外，在 PDX 模型构建的过程中，肿瘤类型、肿瘤的恶性程度、组织中肿瘤细胞比例、组织离体时间、操作技术、移植部位等都会影响建模的成功率。

四、人源化肿瘤模型

目前，已有研究报道称通过构建人源化肿瘤模型（humanized patient-derived xenograft，Hu-PDX）可以较好地解决人与模型动物之间免疫因素差异性的问题。简要造模步骤如下：将人的造血干细胞（hematopoietic stem cells，HSCs）移植于通过低剂量 X 线全身照射的重度免疫缺陷小鼠中，然后再将肿瘤组织移植到该小鼠建立 Hu-PDX 模型。该模型具有与人相似的免疫环境，解决了以往肿瘤研究模型中出现的肿瘤生长微环境、肿瘤细胞生长基质等与临床来源肿瘤样本存在差异的问题。可以用来研究人类免疫系统与肿瘤之间的关系、探究免疫治疗耐药性的机制。

第三节　基础研究中常用生物信息学模型

高通量测序技术的快速发展，使得医学科学研究获得了海量的数据产出，包括基因组学、转录组学、蛋白质组学、代谢组学等多种组学数据。在生物大数据与健康问题之间搭起沟通的桥梁，了解并应用这些大数据，将为疾病的机制研究、诊断、分型、医药开发等提供新方向和新工具。生物信息学（bioinformatics）是研究生物信息的采集、处理、存储、传播、分析和解释等涉及生物数学、物理、计算机科学、信息科学等多领域、多学科的交叉产物。利用生物信息学技术来管理和分析生物数据具有重大意义，其研究成果不仅具有重要的基础研究价值，还有可能直接应用到医疗实践中。如人类基因变异数据库（HMGD）、在线人类孟德尔遗传数据库（OMIM）已广泛应用于搜寻病原体或人类疾病相关基因信息。

一、常用生物信息学数据库

（一）癌症基因组图谱计划

癌症基因组图谱计划（the cancer genome atlas program，TCGA）是由美国国家癌症研究所（national cancer institute，NCI）和国家人类基因组研究所（national human genome research institute，NHGRI）合作建立的癌症研究项目，通过整合癌症相关的各种组学数据，建立一个免费的癌症研究参考数据库，实现对癌症更好的认知，从而提高癌症的预防、诊断和治疗能力。目前共收录了 33 种癌症类型，包含 2 万例肿瘤患者样本及超过 2.5 个 PB 的数据，可通过以下网址进入数据库 https：//www.cancer.gov/about-nci/organization/ccg/research/structural-genomics/tcga，数据库主页如图 17-1 所示。

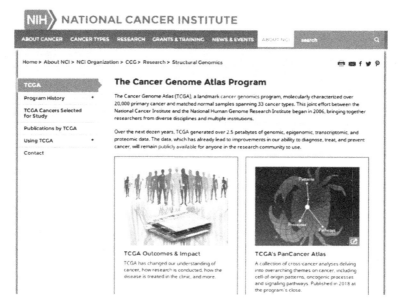

图 17-1 TCGA 主界面

TCGA 中包括 RNA sequencing、MicroRNA sequencing、DNA sequencing、SNP-based platforms、Array-based DNA methylation sequencing 等多种数据类型，涵盖了基因组、转录组、表观遗传、蛋白组等多个组学数据。可通过点击 TCGA 主界面下方的"Access TCGA Data"模块进入官方提供的数据下载页面（genomic data commons data portal，GDC）或者通过网址 https：//portal. gdc. cancer. gov/进入 GDC 查看和下载数据。

除了上述下载 TCGA 数据进行分析外，还可以通过基于 TCGA 数据的可视化数据库如 GEPIA（http：//gepia. cancer-pku. cn/detail. php）、UALCAN（http：//ualcan. path. uab. edu/）及基于 TCGA 数据的生存分析 OncoLnc（http：//www. oncolnc. org/）等对 TCGA 数据进行分析利用。

（二）Oncomine

Oncomine 是目前世界上最大的癌基因芯片数据库和整合数据挖掘平台，旨在用于挖掘癌症基因信息。该数据库已经收集了 715 个基因表达数据集，86 733 个癌症组织和正常组织的样本数据。该数据库针对学术性机构或非盈利性机构是免费的，需要使用非盈利性邮箱或 edu 教育邮箱进行注册后才可使用。通过网址 https：//www. oncomine. org/进入登录页面（图 17-2），可用于分析差异表达基因、寻找离群值、预测共表达基因等，并可根据肿瘤分期、分级、组织类型等信息分析基因表达与临床相关性。

（三）Cosmic

Cosmic 是世界上最大、最全面的肿瘤体细胞突变在线数据库，可用于查询多种肿

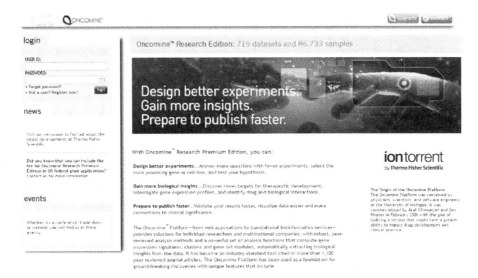

图 17-2　Oncomine 主界面

瘤细胞基因组中的拷贝数变异率（CNA）、甲基化、基因融合、单核苷酸多态性（SNP）、基因表达等信息。通过网站 https：//cancer. sanger. ac. uk/cosmic 登录数据库。该数据库的主要来源包括从文献中收集已知癌症基因的突变以及来自癌症基因组计划癌症样本的全基因组重测序数据。数据库提供的主要板块有："COSMIC"板块是该数据库的核心，主要提供癌症相关的体细胞突变数据；"Cell Lines Project"板块提供最常用的 1 000 多种肿瘤细胞系的深入分析的数据；"COSMIC-3D"板块能够展现基因突变导致的蛋白结构域的变化情况；"Cancer Gene Census"板块是癌症相关的突变基因列表，包括已被证实能够导致肿瘤发生的基因突变，以及在肿瘤中被大量检测到，但还没足够证据表明其与癌症发生相关的突变基因；其他还有"Drug Sensitivity""Mutational Signatures"等板块。

二、常用生物信息学模型

（一）加权基因共表达网络分析

加权基因共表达网络分析（weighted gene co-expression network analysis，WGCNA）是用来描述不同样品之间基因关联模式的生物信息学分析方法。该分析方法可用于鉴定高度协同变化的基因集，并根据基因集的内连性、基因集与表型间的关联性筛选潜在的生物标记基因或治疗靶点。

WGCNA 主要分析思路如下：在大样本基因表达数据中计算任意两个基因之间的相关系数（person coefficient），通过基因之间的相关系数来构建分层聚类树；基于基因的加权相关系数，将基因按照表达模式进行分类，具有相同表达模式的基因，在生物学功能上可能也有一定的相关性，因此，将表达模式相似的基因归为一个模块（module）；应用模块特征值（module eigengene）或者关键基因（hub gene）对模块进行区分，计算模块与模块之间的相关性以及模块与样本性状之间的相关性，筛选出与性状高度相关的模块；最后，对关注模块中的基因进行后续分析，如筛选核心基因、预测基因功能等。

因此，WGCNA模型构建步骤一般分为如下几步：①通过数据处理，将基因间的相互作用关系强度符合无尺度分布；②根据基因间的相关性对基因进行分类，把表达模式相似的基因归入一个模块；③分析模块，挑选研究关注的模块；④研究模块内基因之间的调控关系、功能富集等；⑤开展相关基因的基础实验。

实例分析。

1. 实验目的：筛选肾透明细胞癌进展和预后相关基因群。

2. 在GEO数据库中搜索到2个Microarray数据集（GSE73731和GSE53757），对数据进行过滤、预处理和质量评估。

3. 设定FDR<0.05和差异倍数（fold change，FC）≥2，对差异表达基因进行富集，如图17-3所示，共筛选得到2 370个差异表达基因，其中1 529个基因表达上调，841个基因表达下调。

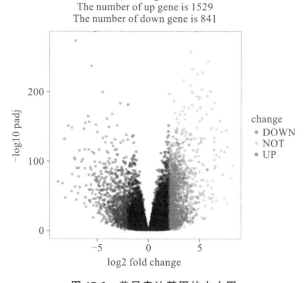

图17-3 差异表达基因的火山图

4. 选择一个软阈值（soft-thresholding powers，β值）建立临近矩阵，根据连接度使基因分布符合无尺度网络（图17-4）。

5. 检验选定的β值下记忆网络是否贴近无尺度（图17-5）。

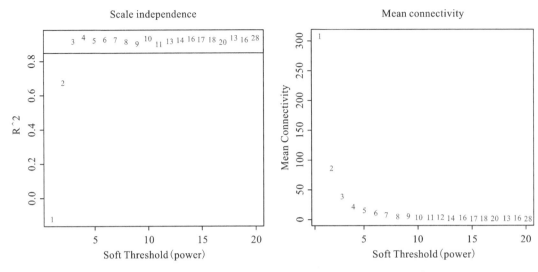

图 17-4　各种 β 值的无尺度拟合指数（左）和平均连接度（右）

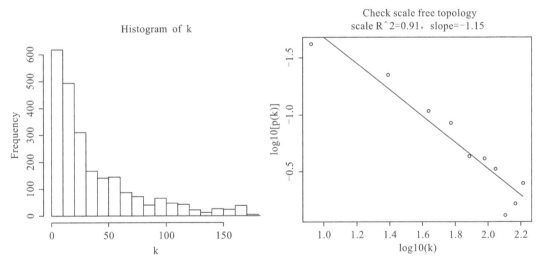

图 17-5　当 β 值设定为 3 时的连接度分布（左）和无尺度拓扑结构检测（右）

6. 构建加权共表达网络，对基因进行聚类，形成树形图，使用动态剪切法对树进行剪切成不同的模块（图 17-6）。

7. 分析共表达模块和样本特征的关系，并绘制可视化热图（图 17-7）。

8. 选择感兴趣的模块，开展模块基因的后续分析（如 PPI 网络、GO 分析、KEGG 通路富集等）（图 17-8）。

9. 挑选感兴趣的基因进行后续基础研究实验。

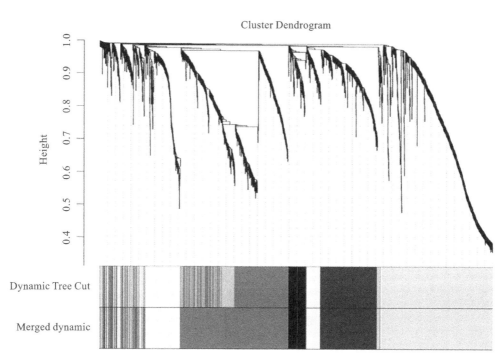

图 17-6 基于相异性测度的所有差异表达基因树形图

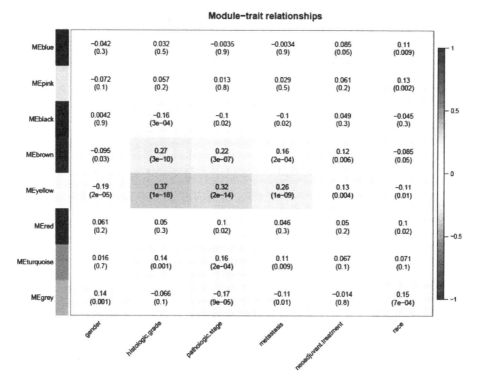

图 17-7 样本特征和模块的相关性热图

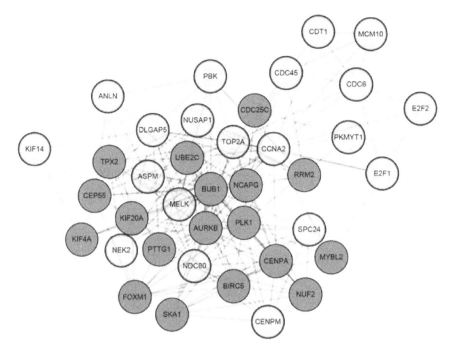

图 17-8　关注模块的蛋白互作分析图

（二）Cox 比例风险回归模型

Cox 比例风险回归模型（cox proportional-hazards model）是 1972 年由英国统计学家 D. R. Cox 提出的一种半参数回归模型，该模型以生存结局和生存时间为应变量，可同时分析多种因素对生存期的影响，并能分析带有截尾生存时间的资料，且不要求估计资料的生存分布类型。目前，该模型常用于肿瘤或其他慢性病的预后分析，也可用于列队研究的病因探索。

Cox 比例风险模型主要分析思路如下：根据临床样本测序数据或数据库下载数据，分析差异表达基因及与之匹配的临床信息（如生存时间、生存状态等）；应用差异表达基因及临床信息进行单因素 Cox 分析，以生存为因变量，评估每个基因与患者生存之间的关联；设定 P 值，筛选符合要求的基因；利用上述得到的关键基因进行多变量 Cox 回归和分层分析，得到风险值及高低风险分类；绘制生存曲线、ROC 曲线；针对分析所得预后或生存相关基因开展后续基础实验。

实例分析。

1. 实验目的：构建预测肾透明细胞癌预后的基因集。

2. 根据研究目的在数据库中下载数据集，进行差异表达基因富集。

3. 运用单因素 Cox 比例回归分析筛选与预后相关的基因群。

4. 将数据集随机分为训练集和内部验证集两部分，基于筛选所得预后相关基因群，在训练集中使用 LASSO Cox 回归模型通过对 lambda（λ）值进行 log2 变换和 10 倍交叉验证选择最佳的阈值，得到一个能够对肾透明细胞癌患者生存情况进行预测的 mRNA 特征集（图 17-9）。

5. 利用内部验证数据集及外部数据集对构建的特征集进行验证，进一步确定其预测肾透明细胞癌患者生存情况的能力（图 17-10）。

6. 挑选感兴趣的基因进行后续基础研究实验。

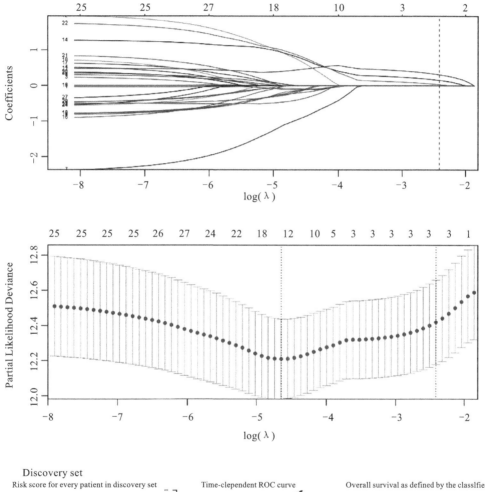

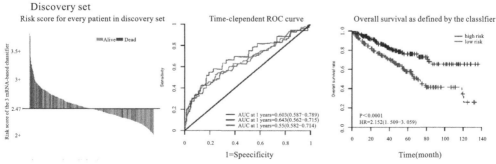

图 17-9 基于预后相关差异表达基因构建风险模型

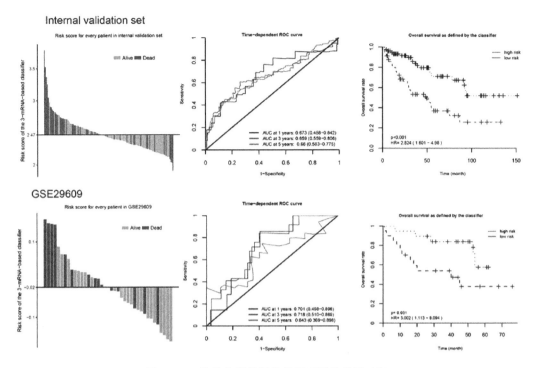

图 17-10　基于外部数据集的预后风险模型验证

参考文献

[1] 刘小珍,郑智国,凌志强.肿瘤细胞原代培养与保存[J].中国肿瘤,2015,24(4):276-283.

[2] 董研博,王健,郑梦竹,等.类器官研究进展及应用[J].中国药理学与毒理学杂志,2019,33(2):152-160.

[3] Byrne A.T,Alférez D.G,Amant F.,et al.Interrogating open issues in cancer precision medicine with patient-derived xenografts[J].Nat Rev Cancer,2017,17(4):254-268.

[4] Wang Y,Chen L,Wang G,et al.Fifteen hub genes associated with progression and prognosis of clear cell renal cell carcinoma identified by coexpression analysis[J].J Cell Physiol,2019,234(7):10225-10237.

[5] Chen L,Luo Y,Wang G,et al.Prognostic value of a gene signature in clear cell renal cell carcinoma[J].J Cell Physiol,2019,234(7):10324-10335.

第十八章　综述文献实例解析

综述，英文名为 review，是利用已发表的文献资料为原始素材撰写的论文，又称文献综述。综述包括"综"与"述"两个方面。综是指作者必须对占有的大量素材进行归纳整理、综合分析，使材料更加精炼、明确、层次分明、更有逻辑性。述是指评述，是对所写专题的比较全面、深入、系统的论述。因此，综述是对某一专题、某一领域的历史背景、前人工作、争论焦点、研究现状与发展前景等方面，以作者自己的观点写成的严谨而系统的评论性、资料性科技论文。

综述反映出某一专题、某一领域在一定时期内的研究工作进展情况。可以把该专题、该领域及其分支学科的最新进展、新发现、新趋势、新水平、新原理和新技术比较全面地介绍给读者，使读者尤其是从事该专题、该领域研究工作的读者获益匪浅。因此，综述是教学、科研以及生产的重要参考资料。本文主要从综述的类型、综述的组织与结构、综述的撰写步骤三个方面进行实例解析。

一、综述的类型

根据搜集到的原始文献资料数量、提炼加工程度、组织写作形式以及学术水平的高低，综述可以分为归纳性、普通性和评论性三类。

（一）归纳性综述

归纳性综述是指作者对搜集到的文献资料进行整理归纳，并按照一定顺序进行分类排列，使它们相互关联，前后连贯，从而撰写出更具有条理性、系统性和逻辑性的学术文章。它能在一定程度上反映出某一专题、某一领域的当前研究进展，但一般作者自己的见解和观点很少。

（二）普通性综述

普通性综述是指有一定学术水平的作者通过搜集较多的文献资料，撰写出的具有较强的系统性和逻辑性的学术论文，该论文中可以表达出作者的观点或倾向性。因此对从事该专题、该领域工作的读者，该论文具有一定的指导意义和参考价值。

（三）评论性综述

评述性综述是指有较高学术水平、在该领域有较高造诣的作者通过搜集大量资料，并对原始资料进行归纳整理、综合分析，撰写出的评论性学术论文，该论文反映当前该领域研究进展和发展前景。其有较多作者的见解和评论，逻辑性强。因此，对读者有普遍的指导意义，并对读者的研究工作具有导向意义。

二、综述的组织与结构

综述和一般科技论文不同。科技论文偏重研究方法的科学性和结果的可信性，特别强调阳性结果。而综述偏重主题（某一专题、某一领域）的详细情报资料，既要指出发展背景和工作意义，还应有作者的评论和观点，指出研究成败的原因；不但要指出目前研究的热点和争论焦点，并且还应指出有待于进一步探索和研究的空白领域；不但要介绍主题的研究动态与最新进展，并且还应在评述的基础上，预测发展趋势及应用前景。所以，综述的书写格式更具多样化，不仅包括题目、署名、摘要、关键词（这四部分与一般科技论文相同），还包括前言、主体、总结和参考文献四部分，其中前三部分系综述的正文，后一部分是撰写综述的基础。

（一）摘要（abstract）

摘要是文章的归纳与总结，是论文的高度概括，能使读者简单了解论文的主要内容，同时要吸引读者和将主要内容呈现给读者。

案例文章：

Abstract

Cytokines exert profound effects on the progression of hematopoietic malignancies such as acute myeloid leukemia （AML）. Critical roles of cytokines in the context of inflammation have gained special interest. While pro-inflammatory mediators such as IL-1β，TNF-α and IL-6 tend to increase AML aggressiveness，anti-inflammatory mediators such as TGF-β and IL-10 appear to impede AML progression. Dysregulation of the complex interactions between pro-and anti-inflammatory cytokines in AML may create a pro-tumorigenic microenvironment with effects on leukemic cell proliferation，survival and drug-resistance. This article summarizes current knowledge about the functions of pro-and anti-inflammatory cytokines in AML，their modes of action，and therapeutic interventions with potential to improve clinical outcomes for AML patients.

该摘要言简意赅地介绍了综述的背景知识、应用价值和主要内容，"This article summarizes current knowledge about the functions of pro-and anti-inflammatory cytokines in AML，their modes of action，and therapeutic interventions with potential to improve clinical outcomes for AML patients."是末尾的点睛之笔，总结了综述所要阐述的内容，让读者一眼就明白阐述的方向以及临床意义。

（二）引言（introduction）

和一般科技论文一样，引言部分是将读者引入论文主题，主要起叙述综述的目的和作用，概括主题的相关概念和定义，介绍所选择主题的历史背景、发展过程、研究现状、争论焦点、应用价值以及实践意义，同时还可通过限定综述的范围，从而使读者对综述的主题有初步的印象。这部分字数要求为 200～300 字。

案例文章：

Acute myelogenous leukemia（AML）is a clonal disorder of hematopoietic stem cells caused by acquired and occasionally inherited genetic alterations. FLT3 is a tyrosine kinase receptor that plays a role in proliferation and differentiation of hematopoietic stem cells. Constitutive activation of FLT3 by internal tandem duplication（ITD）mutation is a common molecular alteration in AML，occurring in approximately 20％ to 30％ of AML patients who have a comparatively poor clinical outcome and increased relapse rate…Clinically FLT3 mutated AML is associated with large disease burden（leukocytosis，packed bone marrow），and frequently seen in normalcytogenetic AML；as far as FAB subtype，it's clearly more common within the M3 subtype，and possibly M5 subtype，and has a fair distribution within the other FAB subtypes. A number of receptor tyrosine kinase inhibitors（TKIs）targeting FLT3 have been studied in AML patients as monotherapy or in combination with conventional chemotherapeutic regimes…Resistance to FLT3 inhibitors is challenging. Most patients treated with a single FLT3 inhibitor only had a transient and partial response because of resistance，which greatly limits the efficacy of FLT3-TKIs. Multiple mechanisms（point mutations，protective effect by bone marrow stromal cells，plasma inhibitory activity，high levels of FLT3 ligand）have been implicated in the development of drug resistance.

该引言首先简单介绍了 AML，提出 FLT3 突变是其常见的一种分子改变，进而介绍 FLT3 的一些背景知识，接着引出 FLT3 抑制剂的临床意义以及目前研究现状，最后还提出了 FLT3 抑制剂在应用过程中所出现的耐药性问题。过渡自然，逻辑清晰。

（三）主体部分

主体部分是综述篇幅范围最大的部分，短者 5 000 字左右，长者可达几万字，其叙述方式比较灵活，形式多样，没有必须遵循的固定模式，一般是作者根据综述的内容，自行设计编排。一般可根据主体部分内容的多少分成数个大部分，每部分配上简短而重点突出的小标题。每个部分的区分标准也形式多样，可以按年代、按问题、按不同论点以及按发展阶段编排。不管采用哪一种方式，都必须包括三方面的内容：历史发展、现状评述和发展前景预测。

历史发展：按时间顺序简单概括该主题的来龙去脉、发展概况及每一阶段的研究水平。

现状评述：重点论述国内外当前的研究现状，重点评述已经解决的问题，以及还没有解决的问题，提出可能有效的解决途径；讨论目前存在的争论焦点，比较各种观点的异同并做出理论解释，亮明作者的观点；详细介绍有创造性和发展前途的理论和假说，并且引出论据，指出可能的发展趋势。

发展前景预测：通过纵向和横向对比，肯定该主题的研究水平，并指出存在的问题，提出可能的发展趋势，指明研究方向，提示研究的捷径。

（四）总结（conclusions）

撰写总结时，可根据主体部分的内容，提出几条言简意赅的意见和建议。此外，也可对主体内容做出简要的概述，并提出作者自己的见解，表明作者赞成和反对的地方。对于篇幅较小的综述，可以不单独列出总结，仅在主体各部分内容论述完后，用几句话对全文进行高度概括。

案例文章：

Conclusions

Accumulating data suggest that ROS are involved in myeloid leukemogenesis. The action of ROS signaling，including intracellular redox state alterations and oxidative protein modififications，is critical in the AML process. Abnormal ROS levels are characteristic of AML and provide a platform for the development of antileukemic drugs. Key to the development of any successful therapy is an understanding of disease etiology and progression. Thus，targeting ROS as an antileukemic strategy is expected to provide a favorable clinical benefifit for AML patients.

靶向 ROS 作为一种抗白血病策略，有望为 AML 患者提供良好的临床疗效。该结论对全文所提出的问题进行了总结，为文章的精华所在。读者可以通过阅读此部分找到自己所需的信息。

（五）参考文献（references）

参考文献是综述的原始材料，也是综述的基础。因此，列出充足的参考文献十分重要。它除了表示尊重被引证作者的劳动，以及表明引用的资料有其科学依据以外，更重要的是为读者深入探讨该主题提供可查找的线索。

三、综述的撰写步骤

接下来我们就以综述 Dickkopf-1 is a key regulator of myeloma bone disease: opportunities and challenges for therapeutic intervention 为例，演示如何写出一篇优秀的综述论文。

第一步，进行综述的选题。综述的选题的原则：①选择的专题或领域应是最近几年进展甚快、内容较新、尚未涉及而研究报告积累较多的主题；或是主题的研究结论不一致、有争论，或是主题的新发现和新技术在我国具有应用价值。②选题和作者的关系：选择的主题应和作者从事的专业密切相关；或与作者从事专业交叉的边缘学科有关；或是作者下一步将进行研究的主题；或与作者从事专业关系不大，但乐于探索；或是科学情报工作者作为研究成果。③题目具体、明确，范围不宜过大，切忌无的放矢，泛泛而谈。④选题要有所创新，有实用价值。这对写出一篇好的综述选题是非常重要的，所选的主题应该是比较新颖，并且有临床使用价值的主题，这样在投稿的时候才更容易被杂志接受。

示例所选的主题是：Dickkopf-1 是骨髓瘤骨病的关键调节因子，Dickkopf-1 是当年研究的一个热点，得到了广泛的研究。一些临床前研究，如开发中和抗体的研究，已经显示了有希望的结果。基于这些，作者选择的主题就是 DKK1 因子，就 DKK1 的生物学功能、MBD 的可能机制以及针对 DKK1 的新策略进行综述。选题内容近年来发展快，比较新颖，具有临床使用价值。

第二步，搜集文献。这是写好综述的基础，题目确定后，需查阅和积累相关文献资料，要求搜集的资料尽可能齐全。在写作医学综述论文之前，每位作者都要积累阅读大量论文文献的经验。在我们搜索相关文献时，可以采用关键词搜索，示例中选取的搜索关键词就是 Myeloma bone disease；DKK1；antibody；proteasome inhibitor；vaccine。用关键词检索相关文献，检索的越全面越好。

第三步，阅读和整理文献。文献阅读是写好综述的前提。因此，在文献阅读时，必须知道其主要论点和论据，做好阅读记录，并制作文献摘录卡片，写出启示、体会和想法，摘录文献精髓，为撰写综述积累最佳的原始资料。制作的卡片和笔记便于加工处理，可以按综述的主题要求进行整理、分类编排，使之系列化和条理化。检索到的文献我们不用每篇都逐字逐句看，看下每篇文章的摘要，是否和我们的主题相关，记下相关结论，并选择一定数量的相关性很大的文章进行精读，模仿优秀综述，最终对分类整理好的资料进行科学分析，结合自己的实践经验，写出体会，提出自己的观点。

示例选取了相关性较大并且影响因子较高的 60 篇文章进行引用。引用文献多而全面，且都是最近年份的，比较有说服力。

第四步，撰写成文。

案例文章：

Introduction

Myeloma bone disease（MBD）is the most visible aspect of plasma cell myeloma（PCM，also known as multiple myeloma or Kahler's disease），which is characterized by the displacement of hematopoiesis and the formation of osteolytic bone lesions. MBD results from increased osteoclastic activity and impaired osteoblastic bone formation，which cause severe pain and pathologic fractures in PCM patients.

The complexity of the underlying mechanisms of MBD makes treatment very challenging. A central pathway for bone development and homeostasis is wingless-related integration site（Wnt）signaling. The Dickkopf（DKK）family of proteins（DKK1-4）is generally known to inhibit the Wnt signaling pathway and suppress tumor growth，but secretion of DKK1 by myeloma cells is a major factor in inhibiting osteoblast precursors and thus bone regeneration… This review will focus on the biological functions of DKK1，the possible mechanisms of MBD，and novel strategies targeting DKK1.

The structure and biological function of DKK1

Mechanisms of MBD

Roles of DKK1 in MBD

Recent advances in targeting DKK1 for treating MBD

Conclusion

DKK1 may play a key role in the development of MBD by directly interrupting Wnt-regulated differentiation of osteoblasts，whereas blocking DKK1 activity in myelomatous bones reduces osteolytic bone resorption，increases bone formation，and helps control PCM growth. Regulating DKK1 function or expression may have therapeutic significance in the management of low bone mass disorders. Ongoing，targeted therapies based on this mechanism have achieved some encouraging results in MBD.

　　示例中文章的主要内容分成了 5 个部分。首先是引言，介绍了 MBD 的背景知识以及引出 Dickkopf-1 是骨髓瘤骨病的关键调节因子。接下来分别从 DKK1 的结构和生物学功能、MBD 的机制、DKK1 在 MBD 中的角色、DKK1 靶向治疗 MBD 的最新进展这四个方面进行阐述，最后总结 DKK1 可能通过直接阻断 wnt 调控的成骨细胞分化而在MBD 的发展中发挥关键作用，而阻断骨髓瘤骨中的 DKK1 活性可降低骨溶解性骨吸收，增加骨形成，并有助于控制 PCM 的生长。调节 DKK1 的功能或表达可能对低骨量疾病的治疗有重要意义。逻辑清晰，脉络合理，层层递进。作者在写综述的时候不能泛泛而谈，而是应该结构清晰，脉络合理，让读者一眼就能看出来我们在阐明什么，在撰写的时候也不能全是他人的观点，要有自己的思考和总结。

　　第五步，投稿。选择目标期刊的关键因素是什么？需考虑很多因素，但是目标期刊的目标与范围最为重要。作者的研究成果一定要符合目标期刊的目标与范围，否则是不会被接受发表的。判断文章是否符合目标期刊的目标与范围应注意以下几点：研究成果的重要性是否符合目标期刊的影响因子；研究内容是否符合目标期刊网站上注明的科研领域；研究内容能否吸引刊物目标读者群；期刊近期是否发表过类似的文章。

　　具体在选择杂志的时候应该主要考虑下列因素：①期刊的概况。了解期刊是综合期刊（例如 *Nature*、*Science* 等）还是专业期刊（例如 *PRL*、*Blood* 等），专业期刊相对更容易接受本领域的文章。②期刊的定位。每种期刊都有自己的办刊宗旨，如有的期刊偏重理论研究性，就很少发表技术应用的文章。就是属于同一学科的期刊，发表论文的侧重点也有所不同，有的侧重于理论研究，有的重视应用实例、实验改进，有些理论与应用兼收并用，有些只录用科研性的论文。因此选择一个适当专业期刊并且收综述类型文章来投稿是很重要的，以避免稿件因不符合所投期刊的范畴而被退稿，从而耽误 SCI 论文发表的时间。慎重选择一个适合自己论文内容的期刊来投稿，是顺利发表论文的关键一步。③期刊每年刊载的文章数目。这是一个很重要的参数，相对来说，刊载多的期发表可能更容易。④期刊的收费情况。⑤不同刊物可能有不同的固定格式和版式特点。投稿前要先搞清楚期刊的格式要求，并严格按其要求书写，避免因自己的论文格式与所投刊物要求不相符而被退稿，耽误 SCI 论文发表。而文章与其所投期刊要求明显不同，短时间又不能完成改变，就应该选投其他期刊。尽量选择审稿周期短而明确，且发表周期短的文章。这样做一方面有利于退稿后改投他刊，另一方面保证文章的创新性。示例中所引用的文献大部分来自 *Blood Review*，且本文内容满足此杂志的投稿范围。故选择了 *Blood Review* 投稿。

　　第六步，修稿和发表。准备投稿之前应该对目标刊物详细了解，是否有类似文章发表过，并对有关内容进行仔细的对比研究。投稿之后会受到来自审稿专家或主编的审稿意见。如果完全拒绝就可以放弃了；如果有修改建议，那这个建议十分重要，一定要对每一条批评和建议认真分析，并据此修改论文。在再次投稿时，必须让审稿人看到他让你改的地方你有做改动，并且是按照他的建议或要求改的。至少，是向着他要求的方向努力的，这一点非常重要。

　　总的来说，医学综述论文的撰写是一个非常锻炼人的过程。需要六步：进行综述的选题，搜集文献，阅读和整理文献，撰写成文，投稿，修稿和发表。每一步都很关键，每一步都需要认真对待。

参考文献

[1]　Binder S,Luciano M,Horejs-Hoeck J.The cytokine network in acute myeloid leukemia（AML）:A focus on pro-and anti-inflammatory mediators[J].Cytokine Growth Factor Rev,2018,43:8-15.

[2]　Hassanein M,Almahayni MH,Ahmed SO,et al.FLT3 Inhibitors for Treating Acute Myeloid Leukemia[J].Clin Lymphoma Myeloma Leuk,2016,16(10):543-549.

[3]　Zhou F,Shen Q,Claret FX.Novel roles of reactive oxygen species in the pathogenesis of acute myeloid leukemia[J].J Leukoc Biol,2013,94(3):423-429.

[4]　Zhou F,Meng S,Song H,et al.Dickkopf-1 is a key regulator of myeloma bone disease:opportunities and challenges for therapeutic intervention[J].Blood Rev,2013,27(6):261-267.

第十九章　SCI 文献实例解析

《科学引文索引》（science citation index，SCI）是美国科学信息研究所（ISI）的尤金·加菲尔德（Eugene Garfield）于 1957 年在美国费城创办的引文数据库。SCI（科学引文索引）是除 EI（工程索引）和 ISTP（科技会议录索引）外的世界著名的三大科技文献检索系统之一，也是目前国际公认的进行科学统计与科学评价的主要检索工具。如何撰写好 SCI 文章，将研究者最新的研究成果及时、准确地报道出来，是广大科研工作者最为关心与重视的工作。本文主要从 SCI 文章的特征、SCI 撰写前期的工作、SCI 文章的组织和结构、SCI 文章写作要领和 SCI 文章投稿后处理等方面进行实例解析。

第一节　SCI 文章的特征

一、问题专一，主题突出

1. 文章只有一个主题，主题不能太广、太多。SCI 文章的写作是为了分享科学知识和专业知识经验，一篇 SCI 文章最好只有一个主题，如果主题宽泛或者过多，会导致内容松散，主题不明确，从而失去了 SCI 文章的可读性。

案例文章：

> **Objective**：To provide a basis for the choice of anterior surgery procedures in the treatment of cervical spondylotic myelopathy（CSM）through long-term follow-up.

在该文摘要目的（objective）中，用一句话概括了文章的主题，简明扼要，一目了然。

2. 文章清晰地定义了要解决的问题、阐述问题的重要性、与国际同行关心的问题的关联性，使文章的主题突出且易懂。

案例文章：

> In this study，nHAC/PLLA composite scaffolds loaded with the BMP-2-related peptide or with rhBMP-2 were prepared to produce two new composite biomaterials，namely，P24/nHAC/PLLA and rhBMP-2/nHAC/PLLA. The objectives of the present

study were to test the dose-effect relationship between P24 and BMP-2 and to eval-uate whether the P24/nHAC/PLLA composite could be a superior bone substitute material similar to rhBMP-2/nHAC/PLLA，both structurally and functionally，that may be used in the surgical treatment of bone defects.

在该文引言的最后一段中，作者直接用"The objectives of the present study were to test"来清晰地表达文章需要解决的问题是什么，重点是什么，同时指出了本研究的意义所在，让读者阅读起来一目了然。

二、主题新颖，具有创新性

主题具有创新性，即新颖性，思路或方法也是新的。

案例文章：

We synthesized and investigated the effects of a novel peptide B，RRFSLLRY as a novel PAR-2 antagonist. Peptide B decreased calcium levels in HaCat cells stimulated with trypsin and PAR-2 activator（SLIGKV）and cytokeratin 14 and PCNA was decreased by peptide B. Peptides B also reduced the expression of in-flammatory cytokines such as TNF-αand interleukin-6. Significant increase of ox-azolone-induced transepidermal water loss（TEWL）was decreased by the addition of peptide B in hairless mice. These findings suggest that the anti-inflammatory effect of peptide B is due to inhibition of PAR-2 signaling. Skin safety of peptide B was demonstrated by performing MTT assay and human repeated insult patch test. Our findings indicate that peptide B might have potential as an anti-inflammatory a-gent without irritating skin for use in cosmetics and medical treatment of dermato-logic disorders.

在该文摘要中，第一句话"We synthesized and investigated the effects of a novel peptide B，RRFSLLRY as a novel PAR-2 antagonist."即表明了文章的主要研究内容，同时用两个 novel 强调了研究内容的新颖性，使读者一开始即能紧扣文章的主旨，可读性较强。

三、论证透彻，以理服人

文章应具有科学性，论证透彻、以理服人。

科学性是 SCI 文章在方法论上的特征，也是它与文学、美学和神学等文章的不同之处。SCI 文章不仅论述的是关于科学和技术领域的论题，而且更重要的是论述的内容具有科学性。SCI 论文写作不能凭主观臆断或个人喜好随意地取舍素材或得出结论，它必须根据足够可靠的实验数据或观察现象作为论据。所谓"可靠的"是指整个实验过程是可以重复验证的。

1. 对科学问题的提出和阐述要有理有据。

案例文章：

> An ideal candidate bone repair agent produced by our bodies is parathyroid hormone（PTH），a peptide hormone secreted from the parathyroid that is a key factor in maintaining the balance of serum calcium and phosphorus，activates both osteoblasts and osteoclasts，and also has proangiogenic properties. While many sophisticated bone tissue repair strategies combine osteogenic agents（such as bone morphogenetic protein；BMP）and angiogenic agents（such as vascular endothelial growth factor；VEGF）to better meet repair demand，PTH can play both roles.

对于科学问题的提出和论述不能凭空臆断，应有出处或者说应该用现有的参考文献佐证与说明。该文中可以看到每个科学的论述均有参考文献支撑，有理有据，说服力较强。

2. 文章思路的阐述亦要有道理。

案例文章：

> In this study，a PTH derivative，PTHrP-2，is developed that can be applied to local bone defects. First，a modified peptide with a calcium-binding repeat glutamine tail undergoes controlled local release from a ceramic material and is In this study，a PTH derivative，PTHrP-2，is developed that can be applied to local bone defects. First，a modified peptide with a calcium-binding repeat glutamine tail undergoes controlled local release from a ceramic material and is shown to be a better fit for the repair process than the unmodified peptide. Second，the modified peptide is shown to have strong pro-osteogenic activity due to mineralization and its facilitation of serine（Ser）phosphorylation. Third，the modified peptide is shown to maintain the pro-osteoclastogenic and proangiogenic properties of the unmodified peptide，but its pro-osteoclastogenic activity is reduced compared to that of the unmodified peptide.

该文在摘要中用 first、second、third 阐述了文章的思路和层次，每个论点均在文中有大量的实验和数据作为支撑，有理有据，可信性强，有利于说服每个读者。

3. 方法的选择、研究对象的选择和实验的设计均要有科学性。在这一方面往往是利用相关领域的知识和前人的工作来做选择和为自己的选择辩护。

案例文章:

In recent years, the biomimetic mineralized collagen biomaterial, widely known as the nanoapatite/collagen composite prepared by various methods, has drawn the attraction of many researchers. Because of its excellent biodegradation properties and superb biocompatibility as a biomimetic component and exhibiting nanostructure of natural bone, it is desirable for the stimulation and regeneration of new bone formation. The results of scanning electron microscopy, energy dispersive X-ray spectroscopy and X-ray diffraction techniques showed the HA crystal formation on the surface of P24/TBC/collagen I composite, which revealed that the BMP-2- related peptide can mediate the deposition of calcium and phosphorus on the surface of P24/TBC/collagen I composite, resulting in mineralization and formation of HA crystal.

该文利用了其他研究人员所观察到的现象为自己的实验结论进行佐证,双重论证,更具有说服力。

4. 实验结果的验证和讨论应科学、客观、全面和合情合理。实验结果的验证是科学研究中不可或缺的一个重要环节。任何从观察中发现的现象和从实验中得出的结论与结果都必须经过科学验证后才具有真正的科学意义。

案例文章:

The success of applying biomaterials composed of collagen and HA as scaffolds for generating a new bone tissue was related to the fact that this combination was biocompatible and formed a favorable three-dimensional matrix for human osteoblast cells to adhere and spread, associating the advantage of collagen to the superior bioactivity and osteoconduction of HA. In our in vivo study, by combination of the excellent osteoinductivity that resulted from locally delivered bioactive peptide, along with the advanced TBC/collagen I composite, we constructed a biomimetic substitute for bone repair. The radiographic and histological observations showed that the bioactivity of repair of P24/TBC/collagen I composite was greater than that of TBC/collagen I composite and TBC alone. True bone ceramic and collagen I, both as carriers of the BMP-2-related peptide, could make up the shortages of both carriers.

上文将实验结果与前期其他研究团队的结论结合起来进行讨论,既指出了它们的相关性,又进一步验证了上文实验结果的可靠性。表述合情合理,说服力较强。

5. 他人能重复你的实验,即实验的可重复性。科学文章的发表应进行周密的实验设计、预实验、实验、重复验证,然后进行数据统计学分析与实验现象分析与讨论,所有环节和结论必须可靠,即具有可重复性。一旦无法重复,即失去了实验的本身科学意义，也会导致后人浪费更多的时间和科研经费。每个科研工作者均应该在发表文章后，保证能让他人重复你的实验。

第二节　SCI 撰写前期工作

一、扎实的科研是撰写好文章的必要条件

科研来不得半点虚假，也没有捷径可走。只有扎扎实实的科研态度，才能做好科研，发表好的文章，也才能经得起后续的检验。下面以研究生来举例说明 SCI 撰写前所需做哪些工作。

（一）开题报告

开题报告是指研究人员对拟开展的科研课题的一种文字说明材料，它是一种新的应用写作文体。随着现代科学研究活动计划性的增强和科研选题程序化管理的需要，开题报告这种文体应运而生。

开题报告是用文字来体现的论文总构想的说明材料，通常包括综述、关键技术、可行性分析和时间安排四个方面，其内容包括题目、报告提纲、立项依据（选题的目的与意义、国内外研究现状）、研究方案（研究内容、研究目标、研究方法、拟解决的关键问题、特色与创新点）、现有研究基础、工作条件（仪器设备、合作单位及分工和人员配置）、课题负责人、起止时间等。开题报告一般为表格式，它把要报告的每一部分内容转换成相应的栏目。这样既可以避免遗漏，又便于评审者一目了然，把握要点。

（二）研究设计

研究设计是整个课题研究的设计蓝图以及实施方案，对课题研究的成功与否起着重要的保障作用。科研工作者要知道一份合格的研究设计需要包含哪些内容，这是课题研究开始前最基本的常识问题。不同类型的科研课题研究，对研究设计有着不同要求。但基本会包含以下内容：研究问题、研究背景、研究内容、研究目标、研究方法、研究条件和技术路线。

目前来说，课题设计主要分为实验研究性课题、调查研究性课题和新技术、新材料、新方法的开发应用三大类型。实验研究性课题注重的是实验研究的内容，通过实验所得数据阐明其发生的机制，具有探索性；调查研究性课题注重研究的现实意义和社会收益；新技术、新材料、新方法的开发应用对研究者的学识要求更高，并且还要同时跟其他学科进行合作才可能达到预期效果。

（三）开展研究

开展研究，也就是课题的实施阶段。一般是按照既定的研究方案进行实验或研究。

如果遇到问题，应及时查阅文献，与课题组成员反复分析与讨论，最终保证实验的顺利开展。它具有两个比较明显的特征：第一，验证性，检验研究方案的可行性，证实或验证研究假设。这是课题研究的基本特征。第二，探索性，发现和寻找各种新的可能性，并加以佐证。

（四）结果分析与总结

结果分析与总结是课题的重点，也是文章的精华。开题报告、研究设计、开展研究是结果分析与总结的前提。如果没有严谨的开题和实验设计以及实验过程中实事求是的态度和反复验证的科学精神，实验结果将会变得不再可靠，结果分析也将成为"笑话"。严谨的结果分析及总结，将会凸显研究本身的价值，也会为后续的研究提供一种有效的思路和指导意见。

二、了解所投杂志

当完成一项科学研究后，撰写并发表的文章成了传播科学经验或现象的媒介。如何选择合适的杂志也是一件很重要的事情。首先要定位所开展研究的档次或者说其重要性，然后根据目前该研究所在领域的杂志影响力进行排序，最后选择对应的杂志进行投稿。投稿前，应仔细阅读该杂志接收文章的领域和文章类别，并根据该杂志的稿约和格式进行修改，真正做到有的放矢。

第三节　SCI 文章的组织和结构

一、题目

题目（title）是论文的点睛之笔，是文章的门面，也是吸引读者眼球的关键。论文题目的书写力求准确、简洁、清楚，目的就是让读者在点击查看文章标题的几秒钟之间，明确作者研究的内容和思路。论文题目切忌"范、杂、空"，即涵盖知识点宽泛、逻辑杂乱无章、叙述实验空洞乏味。

二、摘要

摘要（abstract）是论文的一个独立部分，它是文章的归纳与总结，也是论文呈现在读者面前的第一道"门户"。能否吸引读者，引起读者的注意，摘要显得至关重要。摘要主要由目的、方法、结果和结论四部分组成，其中重点是结果与结论部分。摘要的主要功能包括：①摘要是论文的高度概括，能让读者简单了解论文的主要内容，同时担负着吸引读者和将主要内容呈现给读者的任务；②摘要为科学引文索引数据库的建设和维护提供了方便。论文摘要书写的好坏与质量高低，直接影响着论文的被检索和被引用频次。

案例文章：

Objectives：A large number of healthcare workers（HCWs）were infected by SARS-CoV-2 during the ongoing outbreak of COVID-19 in Wuhan，China. Hospitals are significant epicenters for the human-to-human transmission of the SARS-CoV-2 for HCWs，patients，and visitors. No data has been reported on the details of hospital environmental contamination status in the epicenter of Wuhan.

Methods：We collected 626 surface swabs within the Zhongnan Medical Center in Wuhan in the mist of the COVID-19 outbreak between February 7-February 27，2020. Dacron swabs were aseptically collected from the surfaces of 13 hospital function zones，five major objects，and three major PPE. The SARS-CoV-2 RNAs were detected by reverse transcription-PCR.

Results：The most contaminated zones were the intensive care unit specialized for taking care of novel coronavirus pneumonia（NCP）（31.9%），Obstetric Isolation Ward specialized for pregnant women with NCP（28.1%），and Isolation Ward for NCP（19.6%）. We classified the 13 zones into four contamination levels. The most contaminated objects were self-service printers（20.0%），desktop/keyboard（16.8%），and doorknob（16.0%）. Both hand sanitizer dispensers（20.3%）and gloves（15.4%）were the most contaminated PPE.

Conclusion：Our findings emphasize the urgent need to ensure adequate environmental cleaning，strengthen infection prevention training，and improve infection prevention among HCWs during the outbreak of COVID-19.[6]

该摘要是典型的四部分摘要，objectives 引出论文的亮点或将要阐述的问题 "No data has been reported on the details of hospital environmental contamination status in the epicenter of Wuhan."，然后通过 methods 部分指出论文的研究方法，得出相应的 results，最后加以总结，以期给读者提供帮助。也有一部分摘要并不会明确地标示 objectives、methods、results 和 conclusion，但是摘要的内容顺序仍会延续上述内容。

三、引言

引言（introduction）是论文的开场白、正文前的一段短文，也是论文的开始。它通常以简短的篇幅介绍论文的研究背景和研究目的、目前国内外有关本研究相关的研究现状与进展，指出相关研究的瓶颈、存在问题与不足之处，同时说明本研究与前期研究和/或其他研究者研究内容的关系，最后引出本研究的工作意义，并结合本论文的主题给读者加以引导。它的作用是通过引出问题、阐述问题（问题的重要性和研究的创新性），将读者引入文章的主题。

案例文章：

Introduction

Exosome as an extracellular nanoscale vesicle with the lipid bilayer membrane plays a pivotal role in cell communication and manipulates many biological processes involving cell proliferation, difffferentiation, tumorigenesis, angiogenesis, and wound healing. Recently, exosome has been verifified to exhibit the huge potential in the field of regenerative medicine due to the instructive supplement between advanced cell therapy and conventional drug therapy. On the one hand, exosome derives from cells but itself is not a real cell and so it can bypass several issues of traditional cell therapy involving cell source, therapeutic time, immunological risk and medical cost. On the other hand, exosome not only contains many genes, proteins and bioactive contents to exhibit similar therapeutic potential compared with cell therapy, but also shows a preferable multifunction compared with the single protein or gene medicine. Despite exosome employs the aforementioned innate advantages, there still exists several drawbacks of low yield, instable effiffifficiency, targeted issue as well as administration route that extremely affffect the application of biomolecular vector. Consequently, in this study we apply a novel exosome-mimetics（EMs）with high yield, similar structure and biomarkers in comparison with the routine exosomes to construct an engineered gene-activated matrix（GAM）for local therapy.

　　该引言由 exosome 所扮演的角色及作用入题，接着回顾目前研究现状，最后引入到本研究中来，过渡自然，逻辑清晰，是论文引言的典型代表。

四、材料与方法

　　材料与方法（materials and methods）部分是论文的关键组成部分，是研究设计是否合理的直接反映，所以这部分内容应尽可能详细描述。这部分的目的主要有两点：①描述实验或研究方法，提供尽可能多的研究细节，以便同行能重复论文所描述的实验。②为读者提供足够的研究信息，以便判断论文研究方法是否合理，从而判断研究结果是否有效，进而判断研究结果在什么情况下具有意义。部分读者因为对实验相关内容比较熟悉，从而跳过材料与方法部分，可能是没有意识到实验细节的重要性。稍微的细节偏差，可能会导致结果完全相反。作者应该意识到，把这部分内容详细描述出来是非常重要的，因为对科学研究实验方法的首要要求就是科研结果具有可重复性。要让读者认为论文结果可重复，就必须提供能让他人重复该实验所要采取的基本试验步骤。如果实验不能被重复，论文结果就不可信，也就偏离了科学研究的轨道。所以论文必须给出能复制出同样或类似结果的研究方法，否则论文就不是真正意义上的科技论文。

案例文章：

Materials and methods

Cell culture

Human foreskin fibroblasts（HFFs）supplied at a low passage number（p3-p5）were purchased from Merck Millipore（Billerica，MA，USA）. HEK293T cells were obtained from Guangdong Institute of Gastroenterology and the Sixth Affiliated Hospital，Sun Yat-sen University（Guangzhou, China）. Both cell lines were cultured in Dulbecco's modified Eagle medium（DMEM，Gibco Life Technologies，Carlsbad，CA，USA）supplemented with 10% inactivated fetal bovine serum（Gibco），100 U/ml penicillin and $100\mu g/ml$ streptomycin（Gibco）at 37℃ in a humidified atmosphere with 5% CO_2.

Reagents

Polybrene（Sigma-Aldrich，St. Louis，MO，USA）was dissolved in 0.9% NaCl solution to a concentration of 10mg/ml and stored at $-4℃$. Horse serum，B-27，insulin-selenium-transferrin，blasticidin S HCL and hygromycin B were purchased from Gibco. Matrigel matrix and PE-Cy™ 7 mouse anti-human CD90（THY1）were purchased from BD Biosciences（Bedford，MA，USA）. Antibodies against GATA4，MEF2A＋MEF2C，TBX5，NKX2-5，ISL1，cTNT，α-actinin，tropomyosin1，CD31，SM-MHC，α-SMA，FSP1（S100A4），MEIS1，MEIS2，MEIS3，phosphorylated CHK1 at serine296，CHK1，E2F1，STAT3，phosphorylated STAT3 at Y705 and H3K4me3 were purchased from Abcam（Cambridge，MA，USA）. Antibodies against HAND2 and tropomyosin were purchased from Sigma-Aldrich. Antibody against CD34 and β-catenin were purchased from Thermo Fisher Scientific（Waltham，MA，USA）. Antibody against GAPDH was purchased from GeneTex（Irvine，CA，USA）.

该部分重点描述的是实验的过程或具体方法以及实验中所用到的仪器、试剂等具体信息，以供其他研究者验证实验结果。

五、局限性

局限性（limitations）是作者对于自己所著论文从课题设计思路、内容以及实施方案过程中的不足之处的自省与反思。任何一项实验设计都存在一定程度的不足，不论从实验研究人员的人为因素还是仪器设备的客观因素考虑，都没有完美的设计思路与方案。只有明确自己本次论文研究过程中存在的不足，才能为后续的论文设计和实验研究奠定基础并做出进一步完善修正。

六、结果与讨论

结果与讨论（results and discussion）部分是科技论文的核心。根据杂志要求，有时候将这两部分分开来写，有时候将这两部分作为一个整体来写。结果是实验实施后的最后反映，一般通过图片定性反映或通过数据以及统计图表定量反映，是实验的高度概括与凝练。而讨论的重点在于对研究结果的解释和推断，并说明研究者的结果是否支持或反对某种观点，是否提出了新的理论或新的观点。

案例文章：

Results and discussions

Preparation and characterization of the composite hydrogel particle

As previously reported, cationic superabsorbent hydrogels were first prepared via free radical polymerization (Fig. 1A). As shown in Fig. S1, the water adsorption decreased as the cross-linking degree increased; thus, the molar ratio of 1.5% was selected for future study, named CSHMS0, and fifirst characterized by FTIR (Fig. 1B). It can be seen that CSHMS0 has characteristic peaks at 1 727 and 1 482 cm^{-1}, which are assigned to the stretching vibrations of the carbonyl group and the bending vibrations of quaternary ammonium group, respectively, demonstrating the successful synthesis of cationic superabsorbent hydrogel particles.

该文将结果与讨论糅合在一起，根据结果讨论和分析现象，有理有据，具有较强的说服力。

七、总结

总结（conclusions or summaries）就是对全文的概括和总的描述，一般包括 3 个方面：①研究手段和方法的总结；②主要结论；③注意事项。好的总结能让读者迅速地掌握文章的主旨以及有用的结论，同时也便于检索和分类。

案例文章：

Conclusions

The boundaries between the classic inflflammatory response, the processes of tissue remodeling and organ development, and the tissue adaptive response to implanted biomaterials have become increasingly blurred. It is clear, however, that the macrophage plays a crucial and potentially determinant role in the outcome in each of these cases. The timely modulation of macrophage phenotype, in particular, appears to be a crucial event in the tissue remodeling process. Indeed, inappropriate polarization towards either an M1 or M2 extreme may have unintended and deleterious consequences. An increasing number of studies in the field of regenerative medicine have begun to apply these paradigms and concepts，and have shown that macrophage phenotype can be modulated by biomaterials with improved tissue remodeling and long-term functional outcomes as a result. This suggests that strategies which provide control of macrophage phenotype may meet with greater success in regenerative medicine applications. A better understanding of the context specific biological mechanisms which underlie the macrophage response and macrophage polarization switching is essential for the development of strategies which promote site-appropriate constructive and functional tissue remodeling responses as opposed to deleterious persistent inflflammation and scar tissue formation.

该结论对全文所提出的问题进行了总结，为文章的精华所在。读者可以通过阅读此部分找到自己所需的信息。

第四节　SCI 文章写作要领

一、段落与文章

写 SCI 文章就好比讲故事，它不仅是由 Introduction、Materials and Methods、Results and Discussion 和 Conclusions 构成，更是由上下关联、逻辑严谨的段落构成。一个段落只能有一个主题，切忌过多主题，从而造成重点不突出。段落之间的关系常见有并列关系、因果关系、总分关系、转折关系以及承接关系。文章的段落关系体现了作者的思路发展和文章的层次关系，也反映了故事发生发展的具体走向。所以写好段落，合理安排文章的层次关系至关重要。

作为科学文章的组成部分，段落的第一句或最后一句往往是整段内容的主题句，体现段落的主题或中心思想，段落其余部分均是对主题句展开的阐述。这一点在 SCI 文章中，一般都会得到充分体现。段落中主题句的关联度和逻辑性直接决定了文章思路清晰度与层次性；而各段落具体阐述的内容所围绕主题句的程度、阐述内容的逻辑性和层次性又决定了文章的易懂程度。

二、表达

段落构成文章，是文章的组成部分，而句子则构成段落，是文章的构成单元。句子表达的好坏与用词的是否准确直接影响文章的可读性。关于句子的写作要把握以下几点：①简单句要直截了当，且清晰易懂；②句子所反映的内容要重点突出，切忌漂移；③思路要顺畅，不要存在跳跃性思维，让人摸不着头脑；④句子表达的逻辑应严谨、明确，不应拖泥带水，不要让读者感觉你还没有把话说完，从而去猜测、揣摩你的意思；⑤句子所反映或体现的结论要有依据，不能随便说说，应有充分的文献、数据支撑，或是公众所熟知的常识。

三、短句子与长句子

对于科学论文写作，到底是写长句子好还是写短句子呢？写短句子，表达的内容简单，不容易出错；如果要表达复杂一些的逻辑关系，写长句子，从句套从句的方法写起来似乎也很容易。但是，这些长句子会让读者读起来很吃力，经常要读几遍才明白其中的意思。生物学期刊 *BioEssays* 主编 Andrew Moore 曾写了一篇社论，呼吁大家在科学论文写作中尽量用短句子。作者认为包括期刊主编在内，写短句子其实并不容易（it's not easy for any of us to write really short sentences，editors included）。但是为了便于读者的阅读和理解，科学论文中也需要尽量写短句子。所以，我们建议广大科技工作者应根据读者的阅读习惯调整自己的写作习惯，尽量用短句子来表达科学内容。因为写论文的目的就是为了给人阅读，如果读者无法读懂，那就等于没写。也就是说，你几年的科研工作也就等于没做。

第五节　SCI 投稿后的处理（如何处理审稿人的评语）

一、语气要诚恳、态度要谦虚

有些审稿人的评议比较尖刻，甚至是故意的。如果遇到这种情况，尽量不要跟审稿人怄气，而是应该给出合理的解释，最重要的是要逐条回答，语气要诚恳、谦虚。我们要知道，审稿人即使想接收你的文章，总还是要提出一些不足之处的。此外，我们还应学会揣摩审稿人的态度强硬程度，其他审稿人的好评程度以及编辑的倾向性。

实例：

Regarding the risk-benefit ratio of the loaded scaffolds, I have serious concerns due to the unspecific immobilization of the PTHdP peptide based on electrostatic interactions against the background of the delicate balance of anabolic and catabolic effects of PTH, which is strongly dependent on local concentration and dosing interval. How will the authors ensure adequate local PTHdP concentrations to stimulate osteogenesis if release is affected by a variety of external factors? This is the major critique I have for the study and should be further analyzed before publication.

在上述审稿意见中，审稿人尽管肯定了文章的思路，但是对骨平衡的机制和外在影响因子表达了不解。尽管在文章中，作者已经对部分内容进行了证实与阐述，可能审稿人未完全理解。此时，我们应耐心阐述，举例说明，有礼有节。毕竟审稿人最后给出的意见是修回，说明总体来说还是认可了文章。仔细修回，则接收的可能性更大。

二、阐述理由要有礼有节

当审稿意见返回时，如果你不同意审稿人的意见，应委婉地阐述理由，最好能引用已发表的文章中的观点或已有数据和结果来支撑自己的观点，切忌与审稿人正面冲撞。同时，还应感谢审稿人提出的宝贵意见。

实例：

That is the real and same problem for all implants: getting vascularisation to enter, for resorption and deposition of new bone. It even seems that real bone (true bone) has insufficient porosity for this to be achieved. (even with small sized implants!)

在审稿意见中，审稿人对文章的结果表示了怀疑：It even seems that real bone (true bone) has insufficient porosity for this to be achieved. 这是作者所不能接受的，可以通过引用已发表的文献加以阐述，如：A related reference (Zheng QX, Liu SN. J. Biomed. Eng. 2005; 22 (1): 95-98. In Chinese.) showed that the diameter of the pore of TBC was 200~850 μm, and the rate of the porosity was over 75%. Hollinger, et al. showed that new bone would grow into the porous material when the diameter of the pore of biomaterials was greater than 100 μm (Hollinger JO, Battistone GC. Clin. Orthop. 1986; 207: 290). So we hold that that TBC should have sufficient porosity for this to be achieved. 最后审稿人接受了作者的观点，文章也得以顺利接收。

三、审稿意见应逐条修改

大多数情况下，审稿人会对文章提出较多的问题，既有肯定的意见，可能又有不同的见解。在这种情况下，我们应尽量按照审稿人的意见逐一回答，逐一修改。因为能走到这一步，基本上都是给出的修回意见，所以我们应好好把握这次机会。

实例：

Mineralization means mineral forming, you mean here elemental analysis of the mineral components? HA does not have a characteristic "image" but a typical X-Ray powder diffraction pattern. "obviously, the adherence of cells, etc" I see nothing so obvious (the percentages of cells overlap within the standard deviation!)

上述审稿意见包含了多条审稿意见，且还有对结果的怀疑。所以我们应逐条回答，耐心解释，不能笼统、敷衍审稿人，否则可能会导致文章最后被拒。该审稿意见可分3个问题进行回复：①Yes, we mean here elemental analysis of the mineral components. ②HA does not have a characteristic "image" but a typical X-Ray powder diffraction pattern. It has been changed. ③About the cell adhesion rate, the percentages of cells attached to P24/ TBC/ collagen I composite were 83.3％, 73.5％, 86.3％, 69.4％, 78.8％, 80.5％, 88.5％, 75.1％, and the percentages of cells attached to the TBC/ collagen I composite were 70.0％, 67.0％, 78.6％, 63.9％, 74.3％, 82.1％, 78.2％, 61.3％. Using SPSS software analysis, $P = 0.047 < 0.05$. So we said "obviously, the adherence of cells, etc".

四、修改内容应有标注

根据审稿人的意见逐一修改后，应将修改的内容以及修改内容所在的位置在回复中明确指出，以方便审稿人和编辑查阅，既节约了审稿人和编辑的时间，也便于审稿人和编辑对修改文章的前后比较，所以这一环节也至关重要。例如：Thank you for your kind letter on August 16th, 2019. We revised the manuscript in accordance with the reviewers' comments. The revised parts of this manuscript were marked in red. 在文章中明确说明修改的部分用红色做出了标记。

总之，对于审稿人意见的回复，我们应做到如下几点：①所有问题必须逐一回答，不能对不好回答的问题视而不见或故意漏掉；②尽量增加审稿人提出的需要补充的实验；③满足不了审稿人的意见也不要回避，应给出不能做到的合理理由；④审稿人推荐的文献一定要引用，并阐述讨论透彻；⑤修回后的稿件一定要核对初稿中改正的地方，包括作者的基本信息、标题、摘要、图片编号、数值、cover letter 等。一句话，认真的态度、谦虚和务实的作风，会让文章接收得更容易。

参考文献

[1] Jingfeng Li, Qixin Zheng, Xiaodong Guo, et al. Anterior surgical options for the treatment of cervical spondylotic myelopathy in a long-term follow-up study[J]. Arch Orthop Trauma Surg, 2013, 133: 745-751.

[2] Jingfeng Li, Jijun Hong, Qixin Zheng, et al. Repair of rat cranial bone defects with nHAC/PLLA and BMP-2-related peptide or rhBMP-2[J]. Journal of Orthopaedic Research, 2011, 29(11): 1745-1752.

[3] Bora Kim, Hyun-Soo Kim. Novel peptide inhibits inflammation by suppressing of protease activated receptor-2[J]. Eur J Pharmacol, 2018, 832: 25-32.

[4] Jingfeng Li, Zhenyu Lin, Qixin Zheng, et al. Repair of rabbit radial bone defects using true bone ceramics combined with BMP-2-related peptide and type I collagen[J]. Materials Science and Engineering C, 2010, 30: 1272-1279.

[5] Bryan N. Brown, Buddy D. Ratner, Stuart B. Goodman, et al. Badylak, Macrophage polarization: An opportunity for improved outcomes in biomaterials and regenerative medicine[J]. Biomaterials, 2012, 33: 3792-3802.

[6] Andrew Moore. The long sentence: A disservice to science in the Internet age[J]. Bioessays, 2011, 33: 893-895.